改訂版

ロコモに負けないために

知っておきたい、予防と治療法

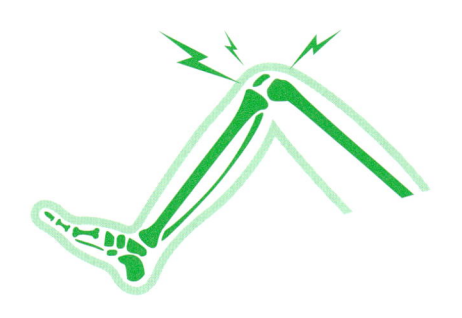

医療法人翠清会会長
梶川 博

高知大学名誉教授
森 惟明

幻冬舎MC

改訂版
ロコモに負けないために
知っておきたい、予防と治療法

改訂の序

　厚生労働省「2018年簡易生命表」によれば、我が国の国民の平均寿命は女性87.32歳、男性81.25歳でした。そして今後も、2020年度、2025年度ではそれぞれ87.64歳と81.34歳、88.72歳と82.39歳と長寿化し、2050年では90.40歳と84.02歳にまでなると推測されています。

　また、後期高齢化率（後期高齢者数）は2015年では12.9％（1,641万人）なのに対し、2025年では16.7％（2,026万人）にまで延びると予測されています。このことからも分かるように、いよいよ人生100年時代が到来しようとしており、健康長寿化の実現、それに向けての保健・医療・介護・福祉の充実が必要という認識が浸透されています。

　平均寿命の驚異的な延びは我が国が勝ち取った金メダルですが、病気を抱えた長寿では噛んでみると鉛メダルだった、ということにもなりかねません。

　本シリーズ書では、健康寿命延伸を目標として、高齢社会のコモンディジーズ（common disease）である「脳梗塞」「認知症」「ロコモ」についてそれぞれ「負けないために」シリーズ書を上梓させていただきました。

　またそれらに続いて、日本老年学会・日本老年医学会でも中心的なテーマになってきているフレイルとサルコペニアについて『活力低下を感じていませんか？ 知っておきたい高齢者のフレイル』『サクセスフルエイジングへと導く50の答え』『高齢期を若々しく過ごすために知っておきたい予防と対策　サルコペニア』も刊行して参りました。

ロコモは「運動器の障害によって、移動機能が低下した状態」と定義されており、超高齢社会に突入した我が国においては早急に対策を取るべき非常に重要な課題になっています。本書は、そのロコモについて、発生原因、神経症状、ロコモ度の評価・診断・高齢者総合機能評価、ロコモと関連する病態（フレイル、サルコペニアなどの老年症候群）、予防、リハビリ、治療などについて解説しています。

　ロコモは要介護状態の原因としてはすでに約4分の1を占めており、脳血管障害、認知症と同様に重要なものでありますが、今後も高齢化率の上昇とともにその比率は増加していくと推測されます。

　本書の改訂にあたっては、各章について病態生理から診断・治療まで年々増加する情報や文献を土台にして再整理し、ブラッシュアップしながら、浅くなりがちな知識を補いつつも、あくまで著者が理解し得た内容にとどめることを心がけました。また、重なり合う面が少なくないロコモ、フレイル、サルコペニア、老年症候群・加齢症候群、生活不活発病などの概念について、その整理を試みました。本書によって、皆さんにロコモをさらに理解して頂き、これを予防し、改善し、進行を防ぐ手立てを講じて頂きたいと願う次第です。

　一方、ロコモを地域医療・介護・行政・地域包括ケアという観点から見ると、ロコモは要支援・要介護の高齢者の2〜3割（男性＜女性）に見られるようになっており、ロコモの介護に際してどのような事態に直面するか、どのような介護サービスが利用可能かなどの予備知識と、それを踏まえた上での適切な対策が必要になります。

　そこで、本書においてはロコモの介護の章を追加いたしましたが、ロコモの場合に限らず、高齢者の心身の障害のタイプや要支援・介護状態は十人十色であり、それぞれに対応しなければなりません。

　さらに本書では、「高齢社会の三大疾患に負けないシリーズ」「フレイル」「サクセスフルエイジング」「サルコペニア」にも共通した保健・医療・看護・介護・福祉・リハビリテーション関連について随所に記載していますので、アクティブエイジング（元気に年を重ねる）に向けて、是非これらも併読していただいて、ご自分および周囲の人の質の高い長寿を目ざした健康管理を進めていく上での参考にしていただければ幸甚に存じます。

　改訂版では難解な用語が多くなりましたので、末尾に用語・略語一覧表を付けましたので活用して下さい。

　本書の改訂、編集に際しては、幻冬舎ルネッサンス新社の渡邊真澄氏と近藤碧氏に大変お世話になりました。ここに改めて深謝申し上げます。

2019年（令和元年）10月吉日

梶川　博

森　惟明

はじめに

　本書はロコモティブシンドローム（locomotive syndrome：ロコモティブ症候群、略称：ロコモ、和名：運動器症候群）をテーマにしています。2007年日本整形外科学会は、運動器の障害のために移動機能の低下した状態をロコモと定義しました。

　ロコモは加齢をベースにした病態で、身体運動を司る筋肉や骨・関節からなる運動器自体の疾患と加齢に伴う運動器の機能低下を主体としています。フレイル（虚弱）やサルコペニア（加齢性筋肉減少症）など加齢に伴い現れるロコモと密接な関連のある他の症候群の意味合いはそれぞれに使い分けされていますが、いずれも高齢のフェノタイプ（表現型）であり、これらの新しい用語（ロコモ、フレイル、サルコペニア）の登場は「生活習慣病（がん、循環器疾患、糖尿病、慢性閉塞性肺疾患、その他）」に次いで新しい健康阻害概念をさらに細分化・具体化するとともに、やがては練り直されて統合・再編されていくことも予想されます。

　ロコモ、脳血管障害、認知症は要支援・要介護状態となる主要3原因とされ、健康寿命を短縮するれっきとした国民病となっています。

　厚生労働省においても「介護予防の推進に向けた運動器疾患対策（2008年）」検討会が立ち上げられ、介護予防力のアップとして「骨・関節・脊髄の痛みによる身体活動低下の防止、運動器疾患対策の推進」に向けて様々な取り組みが行われて現在にいたっています。

　本シリーズの前2書（脳梗塞・認知症）は著者の専門領域で

すが、ロコモは整形外科医の専門領域です。しかしこれら3疾患は高齢者に共通して深く関わる病態であるため、この機会に、専門書や啓発書を渉猟し、専門各位のご指導を仰ぎながら、執筆に取り組んできました。高齢者のロコモ対策に少しでもお役に立てば望外の幸せです。

改訂版　ロコモに負けないために
知っておきたい、予防と治療法
目次

改訂の序　*3*

はじめに　*6*

序文　*19*

謝辞　*22*

第1章

ロコモとはなにか？

ロコモとはなにか？　*26*

運動器とは？　*27*

ロコモの社会的概念　*30*

COLUMN 日本学術会議　運動器領域の対策を提言　*32*

ロコモの頻度　*34*

ロコモの原因（総論）　*35*

ロコモの原因（各論）　*37*

◎骨粗しょう症（osteoporosis）　*37*

骨粗しょう症の予防　*43*

骨粗しょう症の治療　*44*

COLUMN 高齢者の骨が脆くなるのはどうしてか　*52*

◎脊椎圧迫骨折（脊椎椎体骨折）　*54*

脊椎圧迫骨折の原因と症状　*55*

脊椎圧迫骨折の経過と診断　*58*

脊椎圧迫骨折の治療　*60*

◎大腿骨近位部骨折　*62*

◎関節の変形　*67*

①変形性膝関節症　*67*

COLUMN　変形性股関節症　*75*

②関節リウマチ　*77*

COLUMN　痛風（高尿酸血症）と偽痛風　*82*

◎椎間板ヘルニア（intervertebral disc hernia）　*83*

◎腰部脊柱管狭窄症　*86*

◎脊髄腫瘍　*94*

◎脊髄損傷　*98*

COLUMN　ロコモを来す主な疾患　*101*

◎外傷性頚部症候群（頚椎捻挫、むち打ち損傷）　*104*

ロコモの神経症状　*105*

◎しびれ（しびれ感）（numbness）　*106*

◎末梢神経障害（ニューロパチー）によるしびれ　*108*

①内科的疾患による末梢神経障害　*109*

②神経圧迫性の上肢の末梢神経障害（絞扼性神経障害）　*112*

③神経圧迫性の下肢・腰部の末梢神経障害　*119*

◎中枢神経（脳、脊髄）障害によるしびれ　*120*

◎電気生理学的検査　*121*

◎間欠（間歇）性跛行（intermittent claudication）、間欠跛行　*123*

◎慢性疼痛（chronic pain）　*126*

①侵害受容性疼痛（nociceptive pain）　*126*

②神経障害性疼痛（neurogenic pain）　*128*

③心理社会的疼痛（psychogenic pain）　*130*

COLUMN　アロディニア（異痛症）　*131*

◎神経痛（neuralgia）　*132*

①坐骨神経痛　*132*

②肋間神経痛　*133*

③後頭神経痛　*133*

> COLUMN　三叉神経痛（顔面痛）　*135*

第2章

ロコモ度の評価・診断

ロコモをどのように評価・診断するの？　*140*
ロコモ度テスト（ロコモの判定法）　*140*
◎立ち上がりテスト（下肢の筋力を調べる）　*142*
◎2ステップテスト（歩幅を調べる）　*144*
◎ロコモ25（身体の状態・生活状況を調べる）　*146*
◎「ロコモスキャン」　*150*
運動器不安定症　*150*
◎ロコチェック（ロコモの簡便自己チェック法）　*152*

第3章

ロコモを評価するに際して高齢者の健康度を
調べるための総合的機能評価を知ろう

◎高齢者総合的機能評価の必要性　*156*

> COLUMN　高齢者総合的機能評価を用いた退院支援　*158*

> COLUMN　高齢者総合的機能評価の実際　*159*

◎生活機能低下のスクリーニング　*160*

COLUMN 高齢者の日常生活自立度判定基準　*162*

◎生活習慣病（lifestyle related disease）のチェック　*165*

高血圧症　*166*

糖尿病　*168*

脂質異常症　*172*

肥満・肥満症　*174*

メタボ（メタボリックシンドローム metabolic syndrome：Mets）

177

第4章

ロコモと関連する病態を知ろう

◎老年症候群（加齢症候群）（Geriatric Syndrome）、

　老化症候群（Aging Syndrome）　*182*

◎フレイル（Frailty）　*183*

◎サルコペニア（加齢性筋肉減少症）（Sarcopenia）　*188*

◎生活不活発病（廃用症候群）

　（Torpidity or Inactivity Syndrome, Disuse Syndrome）　*192*

◎ロコモ、フレイル、サルコペニアはどう違うの？　*194*

COLUMN フレイルとロコモとの今後の融合　*197*

COLUMN 厚生労働省・日本医師会　フレイル総合対策実施へ　*200*

◎ロコモと認知症は関係があるの？　*202*

◎ロコモ・認知症・メタボは厄介者トリオ　*203*

第5章

ロコモはどのように予防するの？

ロコモはどのように予防するの？　208
健康づくりのための身体活動　209
ロコモ予防のためにどのような運動をすればいいの？　212
　◎適切な筋トレ（ロコトレ）とは　212
　◎開眼片脚立ち（開眼片脚起立運動）　215
　◎スクワット　216
　◎その他のロコトレ・ロコトレプラス　218
　　カーフレイズ　218
　　フロントランジ　218
　◎下肢を中心とした筋力維持は、全身健康にも大切　220
　◎下半身や下肢の筋肉を鍛えるためには？　221
貯筋運動とは？　224

　COLUMN　「リハビリテーション栄養」とは　230

普段の生活でのロコモ対策　232
　◎ロコモの危険信号を見逃さない　232
　◎＋10（プラス・テン）から始めよう！　232
　◎「ながら運動」のすすめ　233

　COLUMN　「運動器の10年」世界運動って何？　234

　COLUMN　いきいき百歳体操　236

ロコモ予防のためにどのような食事をすればいいの？　239
　◎1日3回の食事からバランスよくエネルギーと栄養素を摂る
　241

◎献立に変化をつけたり、大勢で食卓を囲んだり……楽しく食べる工夫を 243

COLUMN 望ましい食生活 245

COLUMN 食生活の合言葉 〜さあにぎやかにいただく〜 246

オーラルフレイル（口腔ロコモ：歯・口の機能の虚弱）とは？ 249

◎口腔ケア（口腔健康管理） 250

◎摂食・嚥下障害のリハビリ、口腔体操をしよう 252

COLUMN 口腔訓練用具 254

COLUMN オーラルフレイルを予防し健康寿命を延ばそう 257

第6章

ロコモで高齢者が転倒するのを防ぐにはどうすればよいの？

◎高齢者の転倒防止にはどのような具体策があるの？ 263

転倒の主な外因性危険因子 264

転倒の主な内因性危険因子 265

COLUMN 転倒防止 268

◎高齢者の転倒防止のための筋トレ 273

◎歩くこと（ウォーキング） 275

COLUMN ノルディックウォーキング 277

COLUMN 転倒に関与する薬の副作用 279

第7章

ロコモの痛みの治療

ロコモの痛みにどんな治療法があるの？ 282
ロコモによる慢性疼痛（慢性痛）の治療 282
◎内科的治療 283
◎心理社会的疼痛に対する心療内科的治療 285
◎ペインクリニック 285
◎外科的治療 287

COLUMN がんロコモ ～がんが影響したロコモ～ 290

第8章

ロコモの介護体制 ～ロコモになったら～

◎地域包括ケアシステム（Community-based Integrated Care System）構築 294

COLUMN 地域包括ケアシステムを支える
自助・互助・共助・公助とは？ 297

地域医療構想 299
かかりつけ医 301
◎地域包括支援センターの主な事業 302
介護予防ケアマネジメント業務 303
総合相談・支援業務 303
権利擁護業務 303
包括的・継続的ケアマネジメント 304

COLUMN アウトリーチとは？ *305*

◎介護支援専門員（ケアマネジャー）、居宅介護支援事業者、居宅サービス事業者 *306*

◎加齢が原因とされる16種類の病気（介護保険における特定疾病） *307*

◎介護保険で利用できるサービス *308*

居宅サービス（居宅介護支援） *309*

①訪問サービス *310*

②通所サービス *311*

③短期間の入所 *311*

④その他の居宅サービス *311*

地域密着型サービス *312*

①定期巡回・随時対応型訪問介護看護 *312*

②夜間対応型訪問介護 *312*

③認知症対応型通所介護 *312*

④介護予防認知症対応型通所介護 *313*

⑤介護予防小規模多機能型居宅介護 *313*

⑥認知症対応型共同生活介護（高齢者グループホーム）（要支援2は利用可） *313*

⑦地域密着型介護老人福祉施設入所者生活介護 *313*

⑧看護小規模多機能型居宅介護（複合型サービス） *313*

⑨地域密着型通所介護 *314*

施設サービス *314*

①介護老人福祉施設（特別養護老人ホーム／略して特養）（入所） *315*

②介護老人保健施設（略して老健）（入所）　*315*

③介護療養型医療施設（介護療養病床）（入院）　*316*

④介護医療院（入所）　*316*

COLUMN レスパイトケア　*318*

◎人生会議／アドバンス・ケア・プランニング（ACP）　*319*

おわりに　*321*

主要参考文献（発行年順）　*324*

むすび　*332*

用語・略語一覧表　*335*

序文

　医療関係者は病気に対処・治療しなければならない立場にあるため、その治療に焦点を合わせます。その病気への罹患が患者さん本人の落ち度によるものかどうかは普通重要視されません。一方、患者さんの多くは、本人の落ち度に基づく病気と、不可抗力による病気とは区別してほしいと考えるようです。自らの落ち度による発病には、周囲から遠慮を示す姿勢を求められているように感じて、そのように身を処すけれど、不可抗力による病気ではそこまでしたくはない、と考えるようです。

　しかし、昨今、病気や衰えによる心身の不都合に対して、社会の見方は大きく変わってきています。従来のように、「迷惑をかけている」という捉え方を一律にはしなくなっているのです。高齢であるが故の不都合については、恥じることではない、と認識されるようになっています。けれども、不都合な心身は、本人はもちろん、周囲にとっても辛いことに変わりはありません。そして、この発症をできるだけ抑えたり、遅くしたり、軽くしたりすることは、ご自身でも可能なのです。

　総務省人口推計（2018年10月）では、総人口は約1億2644万人、65歳以上人口は3558万人（28.1％）、70歳以上人口は2621万人（20.7％）、75歳以上人口は1798万人（14.2％）でした。そして冒頭に述べましたように国民の平均寿命（2018年）は女性87.32歳、男性81.25歳でした。

　課題となっているのは健康寿命と平均寿命との間に男性で約9歳、女性で約12歳もの開き（ギャップ）があることです。健康寿命とは、介護を必要とすることなく、日常生活ができる期間のことで、WHOが2000年に初めて唱えたことから注目され

始めました。健康寿命に着目すると、その後に続く9年ないし12年に及ぶ「支えを必要とする／要支援・要介護」生活の期間の存在が浮かびあがってきます。その要支援・要介護期間の存在を考えると、日本は確かに長寿国ですが、必ずしも健康長寿国とはいえなくなるのです。寝たきり・要介護の期間が長期にわたることは、本人はもとより家族・社会にも様々な問題を引き起こします。

　この現状を受け、どのようにすれば「健康寿命」を延伸できるのか、これを主なテーマとして本書を書き進めます。文中に普段は聞きなれない言葉、例えば、ロコモ、サルコペニア（加齢性筋肉減少症）、フレイル（虚弱）など老化とともに退行する体の状態を表す言葉や、生活習慣病予防、アンチエイジング、ダイエット（糖質制限食）など、それに対する予防策を表す言葉が出てきますが、それらは今後なじみ深い日常語になるはずです。

　高齢社会の先頭に立つ我が国では、高齢者について、種々の老年症候群をはじめ、交通事故・自然災害で犠牲になりやすいこと、さらに孤独死など、課題が山積しています。国は、これらへの対策として、介護改革、地域包括ケアシステムの深化・推進など、国規模のプロジェクトとして総合的でハイブリッドな新オレンジプラン（認知症施策推進総合戦略）を策定しました。

　いま、寝たきりの原因となる三大疾患は、脳梗塞・認知症・運動器疾患（ロコモティブシンドローム、通称：ロコモ）です。これらの疾患が重篤であれば、高齢者への社会的支援（医療・介護・福祉）の出番になります。けれどもそこにいたるまでの中間地帯として、高齢者のフレイル（虚弱）と呼ばれる脆弱症候

群があります。自立健常者と軽度・中等度の要介護者との間に
あるこの領域にいるときは、適切な運動によってフレイルの進
行を予防したり遅らせたり、健常な状態に戻したりすることが
まだ十分に可能です。このことを知ってもらいたいという気持
ちが、本書を執筆する動機になりました。

　フレイルを予防したり罹患期間を短縮できたりする手だてが
あるなら、まずはやってみましょう。わずかな気働きで、あな
たのこれからが明るく開けてきます。1日1500歩の散歩（ウォー
キング）、1日3回のスクワット、3分間のストレッチ、10秒間
の片脚立ちから始めて、自分のペースで、決してストレスを感
じない範囲で少しずつ増やしながら、3カ月→1年→3年と続
けてください。こうした運動は日常の生活リズムにいつしか取
り込まれ、内容はおのずと充実したものになっていきます。さ
あ、さっそく始めましょう！

謝辞

　共著者の森　惟明先生は、いたって気さくな清新の気に富まれた方で、著者にとって大学の2学年先輩にして辱知の間柄です。本書は、森先生が脳神経外科の専門医としての長年の経験によって培われ、積み上げてこられた豊富な知識と高い見識なしに上梓されることはありませんでした。先生は私の人生の黄昏時（と言いつつ実はまだ青春時代真っ只中と本気で思っております）に、新しい領域に関心を持つように誘ってくださり、時宜を得た企画の3部作の書籍を出版する機会を与えてくださいました。そのうえ、労をいとわずご校閲を何度もしてくださいました。このような特別のご厚情を賜ることになろうとは最近までは夢にも思っておりませんでした。このような素晴らしいご縁をいただきましたことは、私にとって光栄至極であり、臨床医として生きてきた証を、広汎な方々に知っていただく機会にもなりました。言葉では言い尽くせませんが、心からのお礼を申し上げる次第です。

　末筆になりましたが、本書の執筆過程でご指導いただきました諸先生をはじめ、ご協力、ご尽力くださいました当医療法人の医師（現・旧在籍者を含む）および職員の方々に心より感謝を申し上げます。順不同（敬称略）にて、中村重信、松本昌泰、越智光夫、黒岩敏彦、栗栖　薫、濱　弘道、井野口千秋、梶川咸子、川口三郎、濱脇純一、大石陽介、清水　徹、児玉　治、梶川　學、谷　二三生、湯浅　隆、中西保二、三森康世、三森倫、神尾昌則、片岡　敏、加世田ゆみ子、岡本泰昌、永野雄三、佐藤　元、弘田直樹、母里　誠、山村邦夫、小川竜介、小畑仁

司、田中英夫、多根一之、田伏順三、山田圭一、若林伸一、田村陽史、辻　雅夫、藤井省吾、相原　寛、浮田　透、和田　学、井川房夫、新井基弘、松川雅則、川西昌浩、近藤　進、住岡真也、高瀬卓志、出口　潤、山下拓史、井門ゆかり、若林千恵子、児玉隆浩、勝岡宏之、中野由紀子、池田順子、溝上達也、北村健、野村栄一、高橋哲也、鳥居　剛、岐浦禎展、須山嘉雄、杉江　亮、長尾光史、古瀬元雅、磯野直史、市岡従道、川上　剛、村田芳夫、池永　透、大下智彦、竹原幸人、田路浩正、森野豊之、和泉唯信、松井和子、Kittipong Srivatanakul、東森俊樹、青木規子、野島崇樹、越智一秀、牧野恭子、奥田泰章、松田文孝、織田雅也、仲　博満、本浄貴絵、寺澤英夫、松岡直輝、岡田朋章、白井拓史、石井洋介、日地正典、池田直廉、田中秀一、近藤啓太、山形桂司、大西宏之、山下太郎、末田芳雅、三好美智恵、横山葉子、青木志郎、高橋賢吉、今村栄次、櫛谷聡美、河野智之、根石拡行、北村樹里、向井智哉、中森正博、佐伯吉弘、大貫英一、林　有紀、松島勇人、太田陽子、河野道裕、梅本かさね、石川賢一、蛯子裕輔、前谷勇太、金子　聡、大仲佳祐、立山佳祐、上村鉄平、百田武司の諸先生、最後に恩師・太田富雄先生に深甚なる謝意を表します。

　本書の編集に際しては、幻冬舎ルネッサンスの留場菜月氏、近藤　碧氏、渡邊真澄氏に大変お世話になりました。ここに改めて深謝申し上げます。

平成28年5月 吉日
令和元年9月 吉日
梶川　博
医療法人翠清会会長

第1章

ロコモとはなにか？

ロコモとはなにか？

　ロコモ（ロコモティブシンドロームの略称、和名：運動器症候群）とは、超高齢社会・日本の未来を見据え、2007年に日本整形外科学会が提唱した概念であり、運動器の障害によって移動機能（歩行、立ち座り）が低下した状態で、進行すると介護が必要になるリスクが高くなる症候群とされています。運動器症候群もロコモティブシンドロームも難があるとかで新しくロコモが正式名称として定着しています。同じように、「脆弱症候群」「加齢性筋肉減少症」の病態もそれぞれ新しくカタカナ名称の「フレイル」「サルコペニア」となっています。

　ロコモは、骨・軟骨、関節・椎間板、筋肉・神経系といった運動器のいずれか、もしくは複数に老化、障害（骨折など）、疾患（骨粗しょう症、変形性関節症、変形性脊椎症、関節リウマチなど）が起き、「立つ」「歩く」「走る」「座る」「階段昇降」など自力移動機能が低下し日常生活に何らかの障害を来している状態をいいます。

　2007年、厚生労働省は介護予防の推進に向けた、介護予防力のアップを目指して「運動器疾患対策の推進、骨・関節・脊椎の痛みによる身体活動低下・閉じこもりの防止」を発表しました。日本整形外科学会は、広くロコモを啓発し、ロコモに負けない社会を作るために、2010年に「ロコモチャレンジ！　推進協議会」を立ち上げました。また、2013年、〔健康日本21（第二次）〕では運動器の重要性が取り上げられ、さらに運動器不全（疾患や障害）の早期発見と予防、健全な発達、促進を目指して、小学校、中学校、高等学校の児童、生徒に対して、2016（平成28）年度から学校健康診断では運動器検診が始まりました。そ

して、「ロコモチャレンジ！ 推進協議会」の今後の活動方針として、健康日本21（2022年終了）までに、ロコモ予防の国民運動化（ロコモ検診）の実現を目指しています。

　ロコモとは上述のように、「運動器（骨・軟骨、関節・椎間板、腱・筋肉・神経系の総称）の障害により、立つ、歩く、階段昇降などの移動機能が低下した状態」で、増加の一途にある要介護状態と密接な関係にある状態です。別の言い方では、「運動器疾患の罹患、加齢による運動器機能不全によって、既に要介護状態にあるか、または要介護になるリスクの高い状態」とされています。ロコモティブ（locomotive）は「運動の」という意味の他、機関車（牽引車）という意味があり、蒸気機関車はスティーム・ロコモティブ（steam locomotive）（エスエル：SL）といい、蒸気機関車に牽引される列車のことはスティーム・トレイン（steam train）といいます。また、歩行分析をする上で、体をパッセンジャー「乗客：上半身（頭部・頚部・体幹と骨盤）」とロコモーター「機関車：骨盤と下半身」とに分けた考え方を用いることがあります。また、ロコモーションは移動や運転などの意味があります。

運動器とは？

　人間は二足歩行の動物であり、移動手段としての歩行に使用する下肢や、体を支える骨盤、脊柱はきわめて大切な器官です。「運動器」という用語は、骨（大人で206個）、関節（265個）、骨格筋（筋肉）（400本）、腱、神経など体を動かす（運動を司る）器官の系統を指す総称として用いられ、1936年に前田和三郎氏（元・慶應義塾大学整形外科学教室教授）が初めて導入し

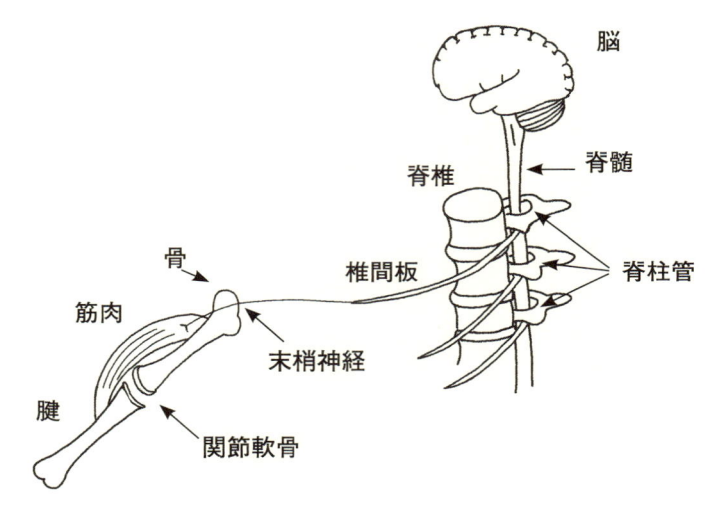

図1　運動器の仕組み
骨、関節軟骨、腱、筋肉、末梢神経と脳、脊髄、脊椎、椎間板の関係。脊髄が通る、骨で囲まれた管を脊柱管という（「日本ロコモティブシンドローム研究会」による）

たとされています。

　運動器は、

1）身体支持機構の中心となる骨

2）骨をつなぎ動く部分である関節軟骨、脊椎の椎間板など
　　関節内の組織・器官

3）実際に動かしたり制御したりする働きの筋肉、靱帯（骨
　　と骨を結ぶ帯状の組織）、神経系の総称で、さらに脈管系、
　　リンパ管などの身体運動に関わる組織、器官

によって構成されています[図1]。脊柱管は背骨の中の頸椎から仙骨まで連なる管腔で径は15〜20ミリメートルほどです。

　運動器といえば、骨、関節、筋肉といった、建物でいえば

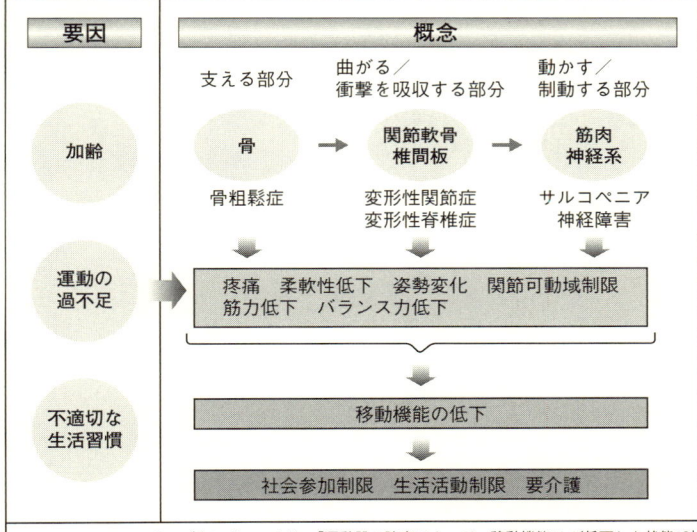

要因	概念		
	支える部分	曲がる／ 衝撃を吸収する部分	動かす／ 制動する部分
加齢	骨 →	関節軟骨 椎間板 →	筋肉 神経系
	骨粗鬆症	変形性関節症 変形性脊椎症	サルコペニア 神経障害
運動の 過不足	疼痛　柔軟性低下　姿勢変化　関節可動域制限 筋力低下　バランス力低下		
	移動機能の低下		
不適切な 生活習慣	社会参加制限　生活活動制限　要介護		

ロコモティブシンドロームは、「運動器の障害によって、移動機能*1 が低下した状態*2」
　　　　　　　　＊１：歩行、立ち座りなどの移動に関わる機能
　　　　　　　　＊２：進行すると介護が必要になるリスクが高くなる
厚生労働科学研究補助金（循環器・糖尿病等生活習慣病対策総合研究事業）
生活習慣病予防のための運動を阻害する要因としてのロコモティブシンドロームの
　　　　　　　　評価と対策に関する研究（研究代表者：中村耕三）

図2　ロコモティブシンドロームの概念図
（中村耕三：日本医師会 生涯教育シリーズ 88. 中村耕三，田中 栄監修：ロコモ
ティブシンドロームのすべて. 日本医師会雑誌 第144巻・特別号（1），6月号：
S2,2015. より引用）

　建材に相当するものに関心が向けられがちですが、運動を支配、
調節している神経にも注意が必要です。
　車でいえば、骨格をなす車体はもとより、エンジン系統、ハ
ンドル、アクセル、ブレーキ、タイヤなど、どのパーツが故障
しても車が動かないのと同じです。

人が自分の意志で活用できる唯一の組織・臓器が運動器なのです。人は運動器による身体活動を介して、生活の全般を行っています。例えば、起立する、歩く、手足を動かす、といった基本的な動作の他、ものを作ったり、食事をしたり、スポーツをしたり、楽器を演奏したりするような複雑な運動を行います。

　運動器では、骨、関節軟骨、椎間板、筋肉、腱、神経が複雑かつ精緻につなぎ合わされ、相互に連動して動作をしています。人間が長生きするようになるとこれらのいずれか、あるいは数種類が脆弱となり、結果として骨折や転倒を引き起こしやすくなり、運動や移動、ひいては日常生活万端に支障を来すことになります。

　高齢社会となった現在、生活の質（Quality of Life: QOL）の低下防止は重要課題となっています。運動器の機能が衰えると寝たきりや要介護状態になりやすく、誰かの介助に頼らざるをえなくなります。そうなると、個人としての尊厳を維持することが難しくなります。

　それぞれの疾患や脆弱化にいたる仕組みを理解して、予防や治療に役立てることが大切です。

ロコモの社会的概念

　厚生労働省の提唱する健康寿命延伸政策においては、運動器の機能維持は非常に重要視されています。健康日本21（第二次）においても、ロコモの啓発や足腰の痛みに関する具体的な目標が示されている今、ロコモのサインである手足の痛みやしびれの発生メカニズム、適切な対処について理解することは、より一層重要です。

　医療、介護に関係する言葉の周知度についてアンケート調査したところ、「認知症」は88％、「メタボ」は98％でした。これに比べて「ロコモ」は、2012年度17.3％、2013年度26.6％、2014年度36.1％、2015年度44.4％（言葉も意味も正しく分かっている理解度は18.3％）、2018年度48.1％（理解度20.3％）と上昇中とはいえ、まだ高いとはいえません。厚生労働省〔健康日本21（第二次）〕は、2022年までにロコモの周知度を80％にすると目標設定をしています。

　ロコモの医学的、身体的概念とは別の視点の社会的概念は、「要介護の前段階（要支援あるいは要介護のリスクのある状態）」のみならず、「要介護となった状態」の人々への対応が考慮されています。

　具体的には、「ロコモチャレンジ！推進協議会」を中心に、「ロコモメイト」および「ロコモコール」のプログラム（ロコモチャレンジ！のウェブサイト参照　https://locomo-joa.jp）の運用などで、要介護の前段階の対策としてロコモに対する啓発活動が推進されており、それによって健康寿命の延伸という国の健康目標が達成されることが期待されています。

　また、既に要介護状態になった人に対しては、日常生活活動（動作）（ADL）を1人で行うことが困難な状態への支援が必要となるため、保健、医療、介護、福祉を含めて社会参加支援、多面的かつ包括的な介入が必要です。

日本学術会議　運動器領域の対策を提言

超高齢社会における運動器の健康

―健康寿命延伸に向けて―

平成26年9月1日　日本学術会議（臨床医学委員会運動器分科会）

この提言は、日本学術会議臨床医学委員会運動器分科会の審議結果を取りまとめ公表するものである。

現状及び課題（要約）

(1) 運動器の健康に関する社会の認識

運動器の健康の重要性に関する社会への啓発活動をすめるべきである。国は、国民一人ひとりに運動器の健康の重要性を啓発し、人々の行動変容を促すための施策を講じる必要がある。

(2) 運動器学の現状

運動器学に関する学問の推進をはかるべきである。研究者は、包括的研究を推進するために、医学、薬学、看護学、スポーツ科学、栄養学、疫学などの広範な連携によって運動器学を確立していく必要がある。

(3) 運動器の健康に関する研究支援

健康寿命の延伸に向けた運動器学の総合的研究支援体制を構築すべきである。国は、厚生労働省内に「運動器疾患対策室」を設け、運動器疾患・障害に特化した総合的研究事業を実施すべきである。

(4) 運動器の健康の維持・増進に向けた人材育成

　運動器の健康の指導を実践する人材の育成につとめるべきである。国は、指導を実践する人材の候補となる医師、看護師、理学療法士、保健師、養護教員などに対する運動器教育を充実し、人材の育成につとめるべきである。

（5）運動器の健康の維持・増進に向けた検診体制

　運動器の主な疾患である変形性膝関節症、変形性腰椎症、骨粗鬆症は、有病率が高く、慢性の経過であり、また主な治療介入が可能であるなど、検診が有効であるための基本的な要件を満たしている。運動器検診に関するエビデンスを構築し、その実現を目指すべきである。国および地方自治体は、運動器検診の実現を目指すべきである。

（6）運動器障害者（肢体不自由者）の身体活動低下に起因する健康障害

　運動器障害者は生活活動や運動が制限され、慢性的に身体活動量が低下しがちで、肥満、メタボなどの健康障害を引き起こすことが多い。国は、運動器障害者の身体活動低下による健康障害の予防体制を構築すべきである。

ロコモの頻度

　厚生労働省国民生活基礎調査（2013年度版）では、要支援の原因は上位から、関節疾患、高齢による衰弱、脳血管障害、骨折・転倒、心臓病、認知症であり、要介護の原因は上位から、脳血管障害、認知症、高齢による衰弱、骨折・転倒、関節疾患、心臓病です。要支援・要介護の原因は総合して、運動器障害（ロコモ）（25.0％）、脳血管障害（18.5％）、認知症（15.8％）、虚弱（13.4％）、その他（27.4％）で、ロコモが4分の1を占めています。

　地域コホート研究（ある地域在住の集団を対象とした長期間追跡調査）によると、変形性腰椎症、変形性膝関節症、骨粗しょう症の推計患者数は、それぞれ3790万人、2530万人、1710万人で、このうちいずれか1つ以上ある人は4700万人と推計されています[表1]。

　これらの疾患は高齢者では複合していることが多く、上記の3つのうち2つ以上が重なっている人の推定数は2470万人、3疾患すべてが該当する人は540万人です。中高年者の運動器疾患の特徴は、その数が膨大で、複合していることです。

　最近の科学的裏付けのあるロコモティブシンドロームスクリーニングツールである「ロコモ25」を用いたインターネット調査によると、40代から70代までのロコモ該当者は650万人程度であり、この数はロコモ悪化防止策を提示すべき対象者が多く存在することを示すとともに、予防政策推進上対応可能な範囲内の数であることをも示しています。

表1　我が国のロコモティブシンドローム推計患者数

疾患名	総数	男性（上段） 女性（下段）
変形性腰椎症	3,790万人	1,890万人 1,900万人
変形性膝関節症	2,530万人	860万人 1,670万人
骨粗しょう症（腰椎）	640万人	80万人 560万人
骨粗しょう症（大腿骨頚部）	1,070万人	260万人 810万人
上記3疾患のいずれか1つ以上	4,700万人	2,100万人 2,600万人
上記3疾患のいずれか2つ以上	2,470万人	990万人 1,480万人
上記3疾患の3つともすべて	540万人	110万人 430万人

（Yoshimura N,et al.：J Bone Miner Metab 27（5）：620-628,2009. による）

ロコモの原因（総論）

　日本は今、人生80年時代に入りました。それに伴い80数年の間、運動器に頼って移動や生活をすることになります。したがって、加齢に伴い体、特に運動器には様々な負荷がかかります。

　しかし、人間の体は一部を除いて部品の取り換えができないのです。特に、運動器は80年の長きにわたって酷使されるので、当然ながら摩耗、劣化、変質、破損を来します。

　ロコモの原因には、大別して運動器自体の疾患と、加齢による運動器機能不全との2つがあります。

　1つ目の運動器自体の疾患（筋骨格運動器系）とは、加齢に

伴う様々な運動器疾患で、変形性関節症（変形性股関節症、変形性膝関節症など）、骨粗しょう症に伴う円背（亀背。背中が丸くなる）や易骨折性（脆弱性骨折）、変形性脊椎症（頚椎症性脊髄症、腰部脊柱管狭窄症）、関節リウマチなどです。

　これらの病気では、感覚障害（痛み、しびれ）、腫れ（炎症）、関節可動域制限、筋力低下、運動障害（麻痺）、骨折、痙縮（spasticity）などにより、バランス能力、体力、移動機能の低下を来し、そして要支援・要介護状態になる可能性が大きくなります。

　2つ目の加齢による運動器機能不全は、筋力低下、持久力低下、反応時間延長、運動速度の低下、巧緻性低下、深部感覚低下、バランス能力低下、運動不足、閉じこもりなど、身体能力が年を経るとともに衰えていく状態を指します^{（図3）}。

　高齢者がうつや認知症によって在宅がちになるなどして運動が不足すると、筋力、バランス能力の低下などとも相まって、運動機能が低下し、生活不活発病といわれる状態になって、転倒・骨折を起こしやすくなったりします。

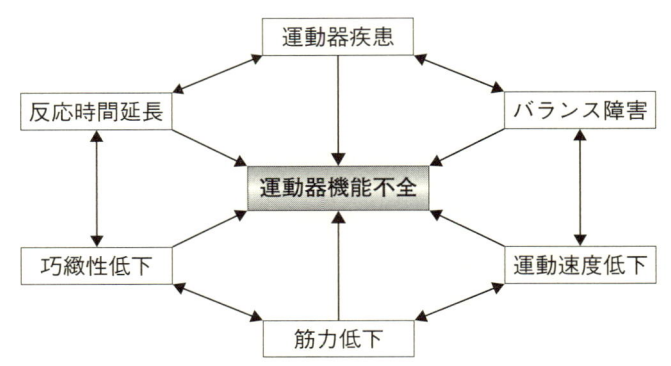

図3　加齢に伴う運動器機能不全の主な原因
（The Bone 24:36,2010. による。中村耕三氏講演資料を参考に作成）

ロコモの原因（各論）

ロコモの原因疾患としては、以下のようなものがあります。
- 骨粗しょう症
- 脊椎圧迫骨折および各種脊柱変形（亀背、高度腰椎後弯・側弯など）
- 下肢骨折（大腿骨近位部骨折など）
- 変形性関節症（変形性股関節症、変形性膝関節症など）
- 腰部脊柱管狭窄症
- 脊髄障害（頚部脊髄症、脊髄損傷など）
- 神経・筋疾患
- 関節リウマチおよび各種関節炎
- 下肢切断
- 長期臥床後の運動器廃用
- 高頻度転倒者
- 引きこもり、閉じこもり、無動、入院による生活不活発病（廃用症候群）

代表的な3疾患を挙げるとすれば、「骨粗しょう症」「変形性関節症」「脊柱管狭窄症」です。本章では、骨粗しょう症、脊椎圧迫骨折、大腿骨近位部骨折、変形性膝関節症、関節リウマチ、椎間板ヘルニア、腰部脊柱管狭窄症について少し詳しく述べます。

◎骨粗しょう症（osteoporosis）

毎年10月20日は、「世界骨粗鬆症デー」に制定されています。因みに10月8日は、「骨と関節の日」（日本整形外科学会）で「ホ」は「十」と「八」に分けられるからだそうです。また、

10月10日は「転倒予防の日」（日本転倒予防学会）です。骨が弱くなり、骨折しやすくなるのが骨粗しょう症です。

　骨の中では、古くなった骨組織が吸収（骨吸収：骨を壊す破骨細胞による）され、新しい骨組織が形成（骨形成：骨を作る骨芽細胞による）されることが繰り返されています。これを骨リモデリング（骨改築、骨代謝回転、骨の新陳代謝）といいます。骨吸収期間は約50日間、骨形成期間は約150日間です。骨に含まれるカルシウムなどのミネラル量（骨塩量）を骨量（骨密度）といいます。女性ホルモンであるエストロゲンは、骨を壊す破骨細胞を抑える働きがあります。閉経後、エストロゲンが低下すると、破骨細胞の働きが強まり、骨量が減少するのです。また、甲状腺機能亢進症（バセドウ病）になると骨リモデリングのサイクルが短縮し、骨形成不足が生じて骨粗しょう症リスクが高まるとされています。

　このように、骨吸収が骨形成を上回ると骨粗しょう症になるのですが、ちょうど人口移動の激しい活気のある町を連想していただけると分かりやすいと思います。その町に会社や工場がたくさんあるような場合、他の町へ出ていく人も多いけれど、またそれ以上にその町に引っ越ししてくる人もたくさんいて、釣り合いがとれているのが、若いときの骨の状態です。

　ところが、もしその町にあった会社や工場がなくなり、そこで働いていた人たちが他の町へ出ていくばかりで、その町に来る人がいなくなったらどうなるでしょうか。過疎化が起こり、町はどんどん活気がなくなり、さびれてしまいます。この過疎化した町と同じ骨の状態が骨粗しょう症という病気です。

　骨粗しょう症の骨（最上段と中段の骨）は骨の中の柱（海綿

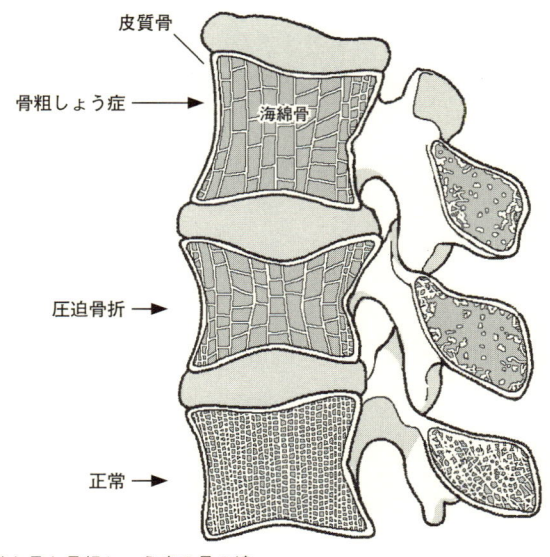

皮質骨

骨粗しょう症 →

海綿骨

圧迫骨折 →

正常 →

図4　正常な骨と骨粗しょう症の骨の違い
骨の新陳代謝は、骨の表面（皮質骨）よりも、骨の内部（海綿骨）でより活発に行われる。そのため骨代謝に異常が生じると、まず海綿骨に変化が起こる。正常な骨（最下段）には、骨の中にたくさんの〝柱〟が張りめぐらされているが、骨粗しょう症（最上段）になるとこの柱が少なくなりスカスカになってしまう

骨）が減り、骨がスカスカになって、中がすいている状態です（図4）。

　骨粗しょう症の治療や予防方法については後述しますが、骨粗しょう症になると、支える柱が少ないため、真ん中の骨のように、簡単に変形や骨折を起こすようになります（54ページ、脊椎圧迫骨折を参照）。

　骨量が最も増えるのは10～20代、30代で最大骨量・最高骨量（ピーク・ボーン・マス）となります。以降は加齢とともに

だんだんと減っていきます。したがって、若いうちに食事、運動、日光浴などで最大骨量を大きくし丈夫な骨にしておく（「貯骨」といいます）ことが、高齢になってからの骨粗しょう症を防ぐポイントとなります。

　骨粗しょう症はほとんど自覚症状がありませんので、40歳を過ぎたら骨検診（骨ドック、骨粗しょう症ドック）で自分の骨密度（骨量）（BMD：Bone Mineral Density）を知っておき、特に女性は定期的に経過を把握しておきましょう。

　骨密度は、通常、腰椎（第2〜4）、大腿骨近位部、尺骨・橈骨の3部位で測定します。自覚症状がなくても骨粗しょう症に備えるためには、骨密度検査を受けることがお勧めです。そして骨密度の推移を記入して骨密度グラフにするのがよいでしょう。骨密度検査には、背骨（脊椎・脊柱）、大腿骨（太ももの付け根）、腕の骨量をX線で測定するDXA法（Dual-energy X-ray Absorptiometry：デキサ法／デキサ検査）や、手指の骨（手のひら）の骨量をX線で測定するMD法（エムディ法）、足のかかとの骨を測定する超音波法などがあります。骨粗しょう症は骨の強度が低下し、骨折の危険性が高くなる病気です。若年成人の骨量の平均値（YAM：Young Adult Mean）を100％として、70％未満を骨折がなくても骨粗しょう症、70％以上80％未満を要注意（骨折があれば骨粗しょう症）、80％以上は正常範囲とします。また、椎体骨折や大腿骨近位部骨折がある人は骨密度が高くても骨粗しょう症と診断します。骨粗しょう症では適切な治療（食事療法・運動療法・薬物療法）、正常範囲では規則正しい生活と予防が勧められます。

　骨密度の相対比率の評価法として、Tスコア（T-Score：成人若年者の平均値と比較）とZスコア（Z-Score：同年代・同

性別の平均値と比較）も示されます。また、尿や血液の検査で、骨代謝マーカー検査や骨のビタミンKの不足状態を調べることも可能です。Tスコアは80％が正常で、70％以下を骨粗しょう症と判定します。

　画像以外に、血液検査や尿検査で、骨代謝疾患のバイオマーカーである骨吸収マーカー（NTX,CTX,DPD,1CTP,TRACP-5b）および骨形成マーカー（BAP,P1NP,P1CP,OC）を測定して骨吸収と骨形成のバランスを評価して、薬剤の早期治療効果の判定など治療方針を決めるのに活用されています（骨粗鬆症診療における骨代謝マーカーの適正使用ガイド2018年版）。

骨密度測定結果

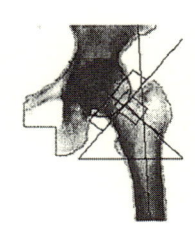

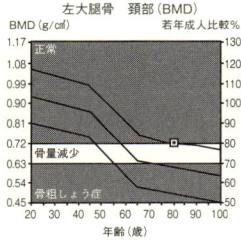

頚部長：106.6 mm
頚部長平均：98.7 mm
頚部長差：7.9 mm
＊女性平均のみあり

左大腿骨頚部の結果		
頚部　BMD		0.719g/cm²
頚部　若年成人比較%		80%
頚部　同年齢比較%		118%

図5　骨密度（BMD：Bone Mineral Density）
80代女性の測定結果。骨密度＝骨塩量÷面積（単位 g/cm²）。若年成人比較%（YAM ＝ Young Adult Mean: 腰椎では 20 ～ 44 歳の平均値、大腿では 20 ～ 29 歳の平均）。若年齢の平均 BMD 値（基準値）を 100% として、被験者の BMD 値と比べてパーセントをだしたもの。大腿骨頚部、橈骨、腰椎で測定する

　原発性の骨粗しょう症の原因は、加齢、閉経（女性ホルモン

減少）、遺伝的体質、生活習慣、運動不足などが挙げられ、続発性（二次性）骨粗しょう症の原因は、甲状腺機能亢進症（バセドウ病）、副甲状腺機能亢進症、関節リウマチ、糖尿病、胃切除、ステロイド薬（副腎皮質ホルモン）の長期服用などが挙げられます。また、骨粗しょう症性骨折の危険因子としては、高齢、低骨密度、既存骨折などがあります。

　女性は閉経後のホルモンバランスが崩れやすいため、男性よりも多く、70代では男性が20％強、女性が40％強の頻度で起こります。国内の骨粗しょう症患者は少なく見積もって推定1,280万人（女性は男性の約3倍）で、そのうち多数の人は治療を受けていないといわれています。なお、骨粗しょう症は女性が多いということが強調されていますが、男性も加齢とともに骨粗しょう症が進行して骨折リスクも高くなっていくので予防策が大切です。

　骨粗しょう症では、背中が曲がった（円背）、背（身長）が縮んだ、腰や背中が痛い、などの症状で気づいたときには、背骨が自分の体重に耐えきれなくなって「いつのまにか圧迫骨折」をしているかもしれません。ささいなことで1つ骨折すると、さらに骨折しやすくなり、次々と骨折していきます。これを骨折連鎖（いわゆるドミノ骨折）といいます。

　高齢者が骨折しやすい部位は、肩・上腕骨近位端、手首・橈骨遠位端、脊椎（圧迫骨折）、大腿骨近位部です。骨折のドミノ現象とは、例えば、手首→脊椎→肩→大腿骨近位部というように骨折が連鎖するような事態をいいます。

　これらの関節周囲の骨や椎体はもともと圧縮を受けることに

適応した海綿骨の多い構造になっており、本来骨代謝の回転が速い部分ですので、骨粗しょう症では骨量低下の影響を受けやすくなり、もろくなります。

　高齢者は倒れやすくなりますが、倒れると骨が弱くなっているために大腿骨近位部（頚部）骨折や脊椎圧迫骨折を起こすことが多くなります。胸椎の圧迫骨折では、姿勢を保ちにくくなり、背中が曲がり、歩行が難しくなって、体幹のしびれや疼痛を来します。腰椎の圧迫骨折では、座位、立位、歩行に障害を来し、下肢のしびれや疼痛を来します。

骨粗しょう症の予防

　骨粗しょう症の予防はバランスのとれた食事、適度な運動、日光浴、骨粗しょう症の早期発見と進行防止対策です。その他、喫煙、アルコールの過剰摂取を避け、生活習慣病に対する一般的な予防対策です。

　足や腰が痛くて歩けない人にもできる簡単な体操が、兵庫医科大学整形外科 楊鴻生先生により提唱されていますので、簡単に紹介しておきます。骨粗しょう症では脊柱（背骨）の変形（圧迫骨折）により身長が低くなり、背中が丸くなります。

　そうなると腹筋は縮んでゆるみ（弛緩）、逆に背筋はのびて緊張した状態になります。こういう姿勢になると背筋が疲労しやすい状態となります。また腹筋の弛緩により、おなかの中の圧が低下し背骨を支える力も低下してきます。そうなると腰痛（lower back pain）を起こしやすい状態となってしまうので、体操による筋肉強化、姿勢の矯正が必要となります。

　ただし、あまり過激な腹筋体操（屈曲運動）はかえって骨に無理な力がかかる恐れがあるので、最近では背中を伸ばす運動

（伸展運動）を中心とした体操が推奨されています。この体操は腰が曲がった人にもできるように開発されたものですが、それぞれの動作はゆっくりと8〜10回行います。できれば1日2セット行います。痛みのでる手前でやめてください。そして、痛みが強くなる場合は中止してください。なお腰痛体操としてはウィリアムズ体操（代表的な屈曲体操）が有名ですが、骨粗しょう症が進行した人にはこの運動のうち、屈曲運動（おなかを曲げる運動）はあまり適していません。

骨粗しょう症の治療

　骨は、コラーゲン繊維を作るタンパク質と、リン酸カルシウム（ハイドロキシアパタイト）やマグネシウム、ナトリウム、リンなどのミネラルから作られています。これを建築物に例えると、コラーゲン繊維という鉄筋のすき間や周囲を、カルシウムがコンクリートのようにしっかりと固めていることになります。

　加齢などによってコラーゲン繊維が老化すると、カルシウムなどとコラーゲン繊維との結びつきが弱まり、骨がもろくなって骨粗しょう症の原因となります。大事なことは、日常生活の中で、タンパク質、カルシウム、ビタミン類の摂取を増やす努力を重ねることです。このためには基本が食事、運動、それに加えて治療薬が必要です。

　また、カルシウムの吸収を助けてくれるビタミンDは、日光浴で作られます。皮下脂肪にはビタミンDになる前の物質があり、日光の紫外線を浴びることによりビタミンDに合成されるのです。

　ただし、紫外線の浴びすぎは要注意で、日焼けするほど日

光浴をする必要はありません。あまりにも強い日照を浴びる日光浴は有害であるとされていて、骨を強くするための日光浴は、夏なら木陰で30分、冬なら顔と手に日光を1時間も浴びていれば十分と考えられています。もちろんコルセットをしての日光浴でも効果はあります。その程度の日光浴を心掛けましょう。なお、ガラスは紫外線をあまり通さないので窓越しより屋外での日光浴がおすすめです。

　1）食事療法

　カルシウムの摂取量が足りないと、骨からカルシウムが溶け出して、血液の中のカルシウム濃度を保とうとします。この状態が続くと骨からどんどんカルシウムが減ってしまい、骨粗しょう症の原因となってしまうのです。カルシウムは私たちの体内では作られず、毎日約200〜300mgは尿や便中に排泄されますので食べ物として常に外から摂らなければいけません。

　成人が1日に必要なカルシウム基準値は600mgですが、さらにプラス200mgの800mgが目標値（理想的）です。しかしながら日本人の1日の摂取量は所要量に満たないのが現状といわれています。またカルシウムは吸収されにくいミネラルです。食事からの吸収率は、例えば乳製品50％、魚類30％、野菜17％程度とされています。つまり、吸収率のよい食品を摂っても含まれているカルシウムの半分以上は体外に排泄されてしまうことになります。

　毎日の総摂取量を増やすことはもちろん、食べ合わせや吸収しやすい食品の摂取を心掛けることが必要です。また、カルシウムは貯めておくことができないミネラルで、一度に必要量よりずっと多くの量を摂っても体外へ排泄されてしまうため、毎

日、必要量を確保していく習慣が重要です。

　カルシウムを毎日十分に摂るためには、牛乳や乳製品（ヨーグルト、プロセスチーズ、パルメザンチーズ）、小魚（いわし、小あじ、ししゃも、ちりめんじゃこ）、小えび（干しえび）、緑黄色野菜（青菜、かぶの葉、大根葉、水菜、小松菜）、貝類（あさり、はまぐり）、海藻類（ひじき）、大豆製品（大豆、豆腐類）、種実類（いりごま、アーモンド、けしの実）などを適度に取り入れることも必要です。また、寝る前に乳製品を摂るのがよいとされています。

　骨代謝を盛んにするビタミンD（魚類、きのこ類）、骨の形成を促すビタミンK（納豆、緑黄色野菜）を十分に摂り、また食事全体の栄養バランスやカロリー量にも配慮しましょう。ビタミンDは、カルシウムが腸で吸収される際に、手助けをする栄養素です。1日の摂取量の目安は成人19〜70歳で600 IU（国際単位）、成人71歳以上は800 IUです。

　高齢になると、食の好みが変わったり、小食になったりしてタンパク質の摂取量は不足する傾向がありますが、タンパク質も骨の材料となり骨を丈夫にするので意識して摂取しましょう。

　カルシウムは、どんな食品を食べるか、一緒に食べる食品の組み合わせによっても吸収が促進されたり阻害されたりします。特に摂りすぎに気をつけないといけないのはスナック菓子、インスタント食品、清涼飲料水、コーヒー、アルコールなどです。過度の飲酒は、利尿によるカルシウム排泄促進と腸からの吸収を妨げます。また喫煙もカルシウムの吸収を妨げるのでよくありません。

2）運動療法

　骨粗しょう症は骨密度が減少し、骨折を起こしやすくなった状態ですが、骨密度が減少する原因として運動不足（例：生活不活発病）が大きく関与しています。女性は閉経後、骨密度が年間に2〜4％減少するといわれており、また、長期間寝たきりの患者さんでは1週間に1％も減少してしまいます。数カ月経てば10〜20％も骨密度が減少することになります。

　適度な運動で骨が刺激されて骨の新陳代謝がよくなると、体内に入ったカルシウムが有効に使われ、骨量が増えることが分かっています。ですから、規則的な運動を続けると中・高年の人でも骨密度は増加します。高齢者のゲートボール愛好者は腕の骨密度が同年齢の人より20〜30％高いという報告があります。片脚立ち、雑巾がけなどロコモ予防のためのロコトレ（212ページ「ロコモ予防のためにどのような運動をすればいいの？」）を励行しましょう。

　このように、レクリエーション程度のスポーツでも定期的に行うことによって骨密度の減少が予防されると考えられています。日本の高齢者の1週間総歩行数と骨密度の関係の調査によると、よく歩行している人ほど骨密度は高くなるという関係が認められました。

　散歩やウォーキングなら1日30分間、2キロメートル歩くくらいでも骨が刺激されて骨量が増えて「ロコモに強い体」になるでしょう。

　ただし、年齢の平均以上の骨密度を得るためには1日歩行数9000歩以上が必要という結果でした。日常生活において1日1万歩近くの歩行の確保が重要ということです。

　また運動によって、筋肉も強くなり、身のこなしがよくなる

ので、加齢とともに増える転倒による骨折の防止も期待できます。膝への負担が少ない運動として、温水プール浴（温水プールで体を動かす）もお勧めです。運動していない人の骨密度が1年後に減っているのに対して、温水プール浴を新しく始めた人は、骨密度が増えていくことが分かっています。

　以上、骨粗しょう症の非薬物療法を3つ挙げるとなると、食事、運動、日光浴です。

　3）薬物療法

　骨粗しょう症が原因での骨折、骨の密度が基準値以下の場合、骨粗しょう症治療薬による治療が必要です[表2]。薬物療法は骨密度を増加させ、骨折を予防します。ビスホスホネート系製剤（アレンドロン酸ナトリウム／商品名：ボナロン®、年に1回点滴のゾレドロニン酸水和物／商品名：ゾメタ点滴静注用）（副作用：稀に顎骨壊死・顎骨骨髄炎）やサーム（選択的エストロゲン受容体作動薬／SERM：Selective Estrogen Receptor Modulator）製剤の登場以降、欧米やアジア先進国では大腿骨近位部骨折の年齢調整発生率は低下しています。しかし、日本では同骨折率は上昇し、骨粗しょう症の有病者数は女性だけでも1000万人程度と推計されています。検診で早期発見する以外に方法はありませんが、低い受検率にとどまっていると報告されています。

　カルシトニン製剤のエルカトニン（商品名／エルシトニン）、サケカルシトニン（商品名／カルシトラン）は、血清カルシウム低下作用、破骨細胞に作用して骨吸収を抑制します。

　ヒト型抗RANKL（Receptor Activator of NF-. kB Ligand）モノクローナル抗体製剤の骨吸収抑制剤デノスマブ（Denosumab、

表2　骨粗しょう症に用いられる薬の種類とその効能

薬剤分類名	特徴
骨が壊れるのを防ぐ薬（骨吸収抑制薬）	
ビスホスホネート（bisphosphonate）製剤	骨を壊す破骨細胞の働きを抑えて、骨を壊れにくくします（骨吸収抑制作用）（毎日1回、週1回、月1回服用。月1回注射、年1回注射）
選択的エストロゲン受容体モジュレーター（SERM：サーム）	骨に対して女性ホルモンと同様に作用し、骨のカルシウムが体内に溶け出すのを抑えます（骨量減少抑止）（日1回服用）
カルシトニン製剤	痛みを和らげる作用と、骨のカルシウムが体内に溶け出すのを抑える作用があります（鎮痛作用、骨量減少抑止）（週1回または2週に1回注射）
ヒト型抗RANKL（ランクル）モノクローナル抗体製剤	骨の成分を溶かす破骨細胞の形成を阻害することで、骨を壊れにくくします（骨量増加、骨折予防）（6カ月に1回の注射）
女性ホルモン製剤	エストロゲンを補充します。エストロゲンは骨形成を進め、骨量減少・骨吸収を抑えます
骨を作る薬（骨形成促進薬）	
ヒト副甲状腺ホルモン	骨芽細胞を活性化させて骨形成を促進させます。骨の新陳代謝を促し、新たな骨を作る作用があります（骨形成促進／骨折予防効果）
その他の薬（骨の材料を補う薬剤）	
カルシウム製剤	骨量の減少を予防します。食事からのカルシウム摂取量が少ない場合に投与します（高カルシウム血症に注意）（日1回、2回、3回服用する製剤あり）
活性型ビタミンD$_3$製剤	カルシウム代謝および骨代謝を改善します（骨密度上昇効果／骨折抑制効果）（日1回または2回服用）
ビタミンK$_2$製剤	カルシウムが骨に沈着し、骨が作られるのを助けます（骨形成促進・骨吸収抑制作用）（日3回服用）

骨粗しょう症患者の1〜2割程度しか服薬していないと指摘されている

商品名：ランマーク®、プラリア®皮下注）は、骨吸収を抑制し、骨密度上昇効果、骨折予防効果があります。半年に1回の注射でいいのですが、難点は高価であることです。また、低カルシウム血症を起こす危険が高いため、投与開始前に血清カルシウム値を測定し、低値でない限りはカルシウムおよびビタミンDの補充を行います。

　ヒト副甲状腺ホルモンのテリパラチド（Teriparatide）製剤にはフォルテオ®（連日皮下注）、テリボン®（皮下注）があります。テリパラチドとデノスマブを併用すると骨量（骨密度）増加作用が強く、骨折リスクの高い患者さんには効果的とされています。

　カルシウム製剤にはL-アスパラギン酸カルシウム、乳酸カルシウム、塩化カルシウム、グルコン酸カルシウム、リン酸水素カルシウムがあり、ビタミンK_2製剤にはメナテトレノンがあります。

　活性型ビタミンD_3誘導体製剤（エルデカルシトール）は小腸からのカルシウム吸収を促進させます。商品名としてはエディロール、アルファロール、アルファカルシドール、ワンアルファ、ロカルトロール、フルスタン、ホーネルなどがあります。

　4）リエゾンサービス（連携、連絡）、リエゾン療法（集学的治療）

　リエゾン（フランス語）は連携の意味で、リエゾン治療とは多分野・多職種の関わる多角的・集学的治療です。リエゾンサービスは、脆弱性骨折がある人（特に閉経後の女性および50歳以上の男性）での新たな骨折発生（骨折連鎖／二次骨

折）を防止するために英国で始まった制度です。日本骨粗鬆症学会では、骨粗鬆症リエゾンサービス®（Osteoporosis Liaison Service：OLS）と呼称し、「医師および多職種のメディカルスタッフが、相互に連携しながら実施する、骨粗鬆症の予防と改善および骨折防止の取り組み」と定義しています。また、骨粗しょう症に関する知識を有する資格認定試験合格者（スペシャリスト）は「骨粗鬆症マネージャー®」という呼称です。

　英国FLS（Fracture Liaison Service：骨折リエゾンサービス）との違いは、対象を骨折者だけでなく、骨折予防の目的で、骨折リスクが高く、かつ脆弱性骨折を有していない骨粗しょう症の患者さんにも広げていることです。

　さらに、リエゾンアプローチやリエゾンカンファレンスは、骨粗しょう症のみならず慢性疼痛の患者さんにも導入されつつあります（慢性疼痛治療ガイドライン、2018）。その担い手は医師の他、保健師、看護師、薬剤師、管理栄養士、理学療法士、社会福祉士、臨床心理士、ソーシャルワーカーなどです。日本整形外科学会、日本骨粗鬆症学会、日本栄養改善学会、日本リハビリテーション医学会、日本抗加齢医学会、日本ペインクリニック学会、日本転倒予防学会など多くの学会で、合同してロコモ対策に取り組んでいます。さらに、歯科治療に伴う顎骨壊死の問題についても、医科歯科間のコミュニケーションが強調されています。

COLUMN

高齢者の骨が脆くなるのはどうしてか

　骨の構造は鉄筋コンクリートに似ています。骨でいえ
ば、コンクリートの部分に当たるのはカルシウムですが、
鉄筋部分はコラーゲンでできています。カルシウムとコ
ラーゲンの量は半々くらいです。

　骨の原料としてのコラーゲンは、タンパク質、鉄、ビ
タミンCから出来ていますが、「糖化（グリケーション）」
という現象で変質させられます。

　糖化は糖質（ブドウ糖、果糖）の摂り過ぎによって起
こります。体のなかの余分な糖質がタンパク質と結びつ
いて、AGEs（糖化最終産物）という老化物質を作り出し
ます。

　AGEsは分解されにくく、体の組織に蓄積されて、様々
な変化を起こします。血管にくっつけば動脈硬化の引き
金になり、皮膚にたまればシワやたるみの原因となりま
す。そして、骨に糖化が起これば褐色に変色して脆くな
ります。

　高齢者が100歳まで自分の足で歩けるようにするには、
筋肉や骨の原料を確保すること同時に、糖化を予防する
ことが大切です。つまり、食生活を見直し、糖質の摂り
すぎないようにすることです。

　骨の強度を調べるものに骨密度検査がありますが、こ
の検査で問題がなければ骨も丈夫とは必ずしもいえませ
ん。骨密度と同時に、骨を脆くする要因である糖化度を

調べる必要があるからです。要するに骨の強度には骨質（骨の質）も大切ということなのです。そして、糖化されたタンパク質（AGEs）の存在と、量を知るには、血液検査で次のような物質の数値を測らなければなりません。

・ペントシジン（pentosidine）

骨の鉄筋部分にあたるコラーゲン架橋にペントシジンが過剰に形成されると、骨質が低下して骨は脆くなり、骨密度が高くても骨折しやすくなります。ペントシジンの量を測ることで骨質が判定できるため、骨質マーカーとして使われています。

・ヘモグロビンエーワンシー（HbAlc）

血糖値の高い状態が続くと、ヘモグロビンに結合するブドウ糖の量が多くなるので、HbAlcは高くなります。ヘモグロビンは血液中にあって酸素を運ぶ役割を担っていますので、この量が多いと組織が酸素不足になります。

・グリコアルブミン（glycated albumin ; GA）

グリコアルブミンはブドウ糖と結合したアルブミンです。アルブミンは血漿の約6割を占めるタンパク質で、血管中の血液量や体内での水分の量を調整する重要な働きをし、様々な物質と結合して必要な部位にこれらを運搬する働きをしています。しかしアルブミンが糖化してグリコアルブミンに変わると、その機能も失われてしまいます。

今後、糖化に意識を向けるようになれば、骨や筋肉の老化予防につながります。

◎脊椎圧迫骨折（脊椎椎体骨折）

　正確な頻度は報告により異なるのですが、決して稀な病気ではなく、日本人女性の脊椎骨折の有病率は60代で8〜13%、70代では30〜40%とされており、3人に1人はかかる病気といえます。

　高齢者が急な腰痛を訴えたら、真っ先に、背骨の骨折を思い浮かべなければなりません。椎間板ヘルニアは若い人によく起こりますが、高齢者では頻度的に背骨の骨折（骨粗しょう性椎体圧迫骨折／胸椎と腰椎の移行部に好発）が生じることが多いのです。背骨は皮質骨部分より海綿骨部分の占める割合が大きく、海綿骨部分が骨粗しょう症になると変形や圧迫骨折を起こしやすいのです。

　骨折というと、一般的には棒が折れるというイメージがありますが、背骨の圧迫骨折はこれとは違い、まさに空箱などが上から圧迫されてつぶれ、いわゆる「へしゃげたような形」になる骨折のことをいいます[図6]。圧迫骨折は一般に椎体の前部のみが潰れて痛みを生じます。もし後部までも潰れると破裂骨折と呼ばれ、痛み以外に脊髄や神経を圧迫して神経麻痺を来し得ます。

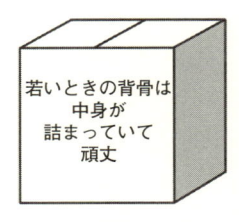

図6　脊椎（椎体）圧迫骨折の模式図
若いときの背骨は左図のように荷物がたくさん詰まった段ボール箱だが、高齢者の背骨は右図のように中身のない空の段ボール箱に例えられる。空の段ボール箱は積んだりするとへしゃげてしまう。このへしゃげていく変形が圧迫骨折に例えられる

　背骨はもちろん私たちの体にとっての大黒柱で、自分自身の体の重みを支えているところです。もし、背骨にこの圧迫骨折があると、ほんのわずかな体の動きでも体は大きく揺れ、それに伴い背骨も揺れるため、圧迫骨折をした部位で激しい痛みを生じることになります。

　また、寝返りをうつことや、咳払い、くしゃみなどでも痛みが生じます。ひどい場合はしゃべるだけで骨に響き、骨折したところが痛みます。そのため、笑うことはもちろん、声を出して話すことさえも避けるようになります。

　特に高齢者の場合、こういう状態が続くと筋力、さらには気力も減退し、寝たきりになってしまいます。その結果、認知症や肺炎の原因になりますので、圧迫骨折による背中の痛みは、単なる痛みだけではなく、それ以上に大きな問題であるといえます。

脊椎圧迫骨折の原因と症状

　脊椎骨折の原因として、軽微な外力（転倒、尻もちなど）によって起こる骨粗しょう性、強い外力による外傷性、腫瘍の転移などによる病的骨折があります。

　高齢者の圧迫骨折の原因のほとんどが、骨粗しょう症です。特に高齢女性（閉経後）ではホルモンバランスの影響で多くみられます。その他の原因としては、頻度は少ないのですが、ステロイド薬の長期服用などによって生じることもあります。

　圧迫骨折は一般的に、高齢者が尻餅をつく、重い物を持った、孫を抱いた、あるいはひっくり返ったときに起こることが多いと知られています。しかし、単に中腰になったときや体をひねったとき、あるいはくしゃみをしただけでも圧迫骨折が起

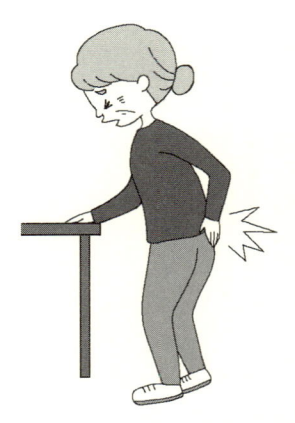

図7 明らかなケガがなくても起こる「いつのまにか骨折」をしている圧迫骨折
圧迫骨折は明らかなケガがなくても自然に生じ、高齢者の場合、約半数ははっきり
としたケガがなく圧迫骨折が生じている（脆弱性骨折）。高齢者が急な腰痛を訴え
たら、まず圧迫骨折を考える

こることがあるため、ときには全く誘因が分からず、本人が知
らないまま（気づかないうちに）折れていることもあります。

　骨折には、はっきりとしたケガ（外傷）が原因の骨折と、明
らかな外傷がなく日常の生活を送っているだけで骨が折れてい
る脆弱性骨折があります。後者は、誘因もなく、急な腰痛、背
中の痛みだけを患者さんが訴えるので、注意が必要です。

　特に高齢者が「背中が曲がった」「背が縮んだ」「背中が痛い」
「腰が痛い」と感じたり、訴えたりしたら、すでに広く知られ
ている骨粗しょう症による「いつのまにか骨折」（本人が知ら
ぬ間に起こる）を、一応、疑ってみてください^{（図7）}。そしてそ
の上下の椎体も「いつか次の骨折」が起こる可能性も高いので
予防に努める必要があります。

　重度の肥満はやはり腰痛や圧迫骨折の敵です。おなかや背中

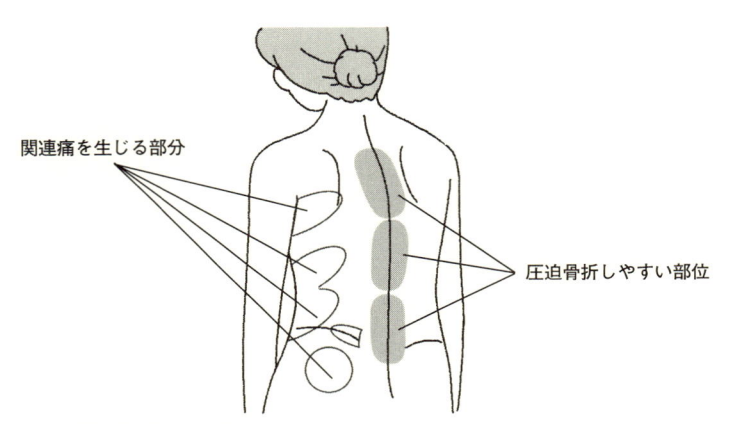

関連痛を生じる部分

圧迫骨折しやすい部位

図8 圧迫骨折に生じる関連痛
圧迫骨折すると背中の真ん中（背骨の真ん中の部位）以外に離れた部位に関連痛が
生じることがある

についた脂肪は、てこの原理で背骨に負荷をかけますので圧迫
骨折を起こしやすくなります。

　圧迫骨折のきわめて早い時期に患者さんを診察すると「動き
始めに激痛があるが、立つことさえできれば何とか歩ける」と
いう特徴があります。

　圧迫骨折の場合、前かがみになると痛みは強くなります。痛
みは骨折部位に一致することが一般的ですが、臀部（お尻）の
側へずれて痛みを訴える患者さんもいます。例えば、胸腰椎の
移行部の骨折でも腰椎から臀部に痛みがでることがよくありま
す。これは第11、12胸椎の皮膚への知覚神経が下の方の腰椎部
分にあるためとされています。

　また、骨折した場所の脇腹や腸骨のあたりへ痛み（関連痛と
いいます）がでることもあります（図8）。これは骨折部位の皮膚

への神経を介して痛みの信号が脳へ伝わるために生じます。骨折部とは離れた場所が、関連痛のでる部位です^(図8)。

　圧迫骨折の痛みは、X線やMRIで検査するよりも先に現れる症状で、特徴があります。この痛みの特徴は体を動かしたときの痛みということです。つまり、寝返りをうつ、寝ている姿勢から起きあがるなど、胴体を動かすときの痛みで、特に前屈みになろうとするときなどに痛みが強くなります。逆に楽な姿勢（例えば横向きに寝るなど）でじっとしていれば痛みは軽快します。

　一言でいえば、体を動かすとき、立ち上がる（座る）とき、すなわち動作の瞬間に強く痛むが、立ち上がってしまえば（座ってしまえば）痛みは軽減する、という特徴があります。急性期を過ぎて慢性期になっても痛みが持続しているときは、やはり動作、移動時に強い痛みがあります。

脊椎圧迫骨折の経過と診断

　圧迫骨折は最初から完全に「へしゃげてしまう」のではありません。多くは、わずかにへこむ、あるいはほとんど形のうえでは変化がないような骨折です。したがって発症当日ではX線などでも分からず、単なる「腰痛」、「ぎっくり腰」と診断されてしまうことも少なくありません。

　同じような腰背部痛は、他の背骨の病気や内臓の病気などでも起こりえます。さらに、X線写真で圧迫骨折を認めてもただちに骨粗しょう症が原因と決めつけることはできません。腰痛の原因が悪性腫瘍の転移、内臓（膵臓や腎臓など）の病気、胸腹部大動脈瘤などの病気の場合がありえますので、専門医による慎重な診断が必要です。

　急性期を過ぎて、骨折後数日から数週間すると徐々に骨折した骨の変形が進み、「へしゃげて」いきます。これを圧潰といいます。この状態になるとX線写真などでもはっきりと骨の変形が分かるようになります。さらに変形が進み、多くの場合はこの骨が変形したまま固まって治癒することになります。

　ところが一部の患者さんでは、この変形した背骨に亀裂が入り、この亀裂を中心にぐらぐらし始めます。だいたい圧迫骨折してから2〜3カ月くらい経過して、こういった状態になってしまいます。

　そうすると、背骨の一部がぐらぐらするため、このころから患者さんは再び強い背部痛に悩むことになります。この痛みは頑固で、また慢性的な痛みに移行していきます。背中は曲がり始め、背中の筋肉がいつも突っ張っていることになります。

　その結果、ますます腰背部痛に苦しむことになります。背骨の変形により身長も縮んでしまい（場合によっては10cm以上短くなることもときにあります）、これにより精神的に鬱になることもあります。また脊椎骨折後においても死亡率が高まり、高齢者の日常生活活動性や生活の質を低下させることが報告されています。

　圧迫骨折の診断は、X線やMRI検査で確定します。繰り返しになりますが、転倒や尻餅をついたことにより生じる外傷性の圧迫骨折と、日常の生活で生じる圧迫骨折（骨が弱いために起こる脆弱性骨折）との違いに注意する必要があります。前者は変形が強いため急性期からX線などで分かりますが、後者はX線写真上では変形があまり目立ちません。

　MRI検査では圧迫骨折のほとんどは診断されます。ただし、一部の超急性期の圧迫骨折はMRIでも捉えられないことがあり

ます。急性期の患者さんの診断はX線やMRIだけではなく、症状、所見から判断しなければなりません。圧迫骨折診断の最も大切なポイントは、体の姿勢を変えるときに背中の真ん中に痛みがあるかという点と、その部位を軽く叩いてみて他の骨とは明らかに違う痛みが生じるかという点です。

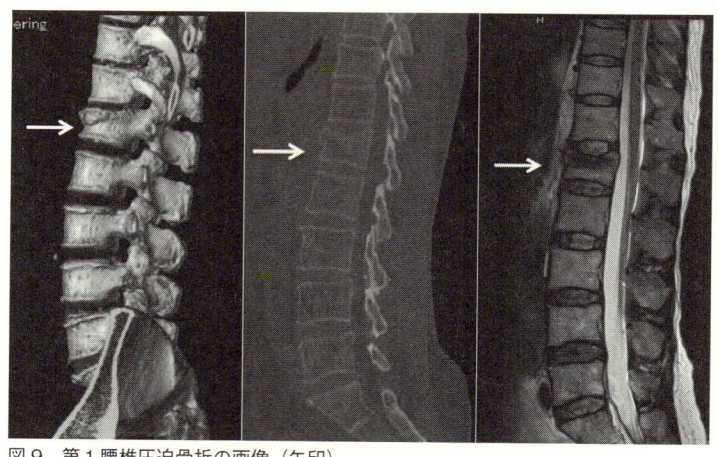

図9　第1腰椎圧迫骨折の画像（矢印）
左：CT画像を利用した3D再構成画像、中央：CT画像を利用したMPR（多断面再構成）画像の縦断側面像、右：MRIのT2強調画像（縦断側面像）

脊椎圧迫骨折の治療

　圧迫骨折の治療で最も大切なことは、骨折した骨の変形を進行させないということです。骨の変形が進むと、これがまた痛みの原因にもつながります。すなわち、骨が脆弱な場合に起こる骨折は、いわゆる骨が折れたというよりは、ほんのわずかに骨にひびが入ったという程度なのです。

　しかし、この時期からきちんと治療しないと、数日の間に骨

折した骨は変形し始め、まさに空の段ボール箱が壊れていくように変化してしまいます。

それでは、実際に治療はどのようにしたらよいかというと、保存的治療は安静、痛みのコントロール、ギプス固定やコルセット装着、体幹筋リハビリテーションです。腰や背中を固定して、安静にし、背骨への負担をできるだけ軽減することが必要になってきます。

腰痛や腰下肢痛はロコモの主要症状の1つですが、侵害受容性、神経障害性、心理社会的要因が混在しているため、作用機序の異なるプレガバリン（商品名：リリカ）とセレコキシブ（商品名：セレコックス）の併用がそれぞれの単独よりも奏効率が高いとされています。

一般的に腰や背中を固定するには、胴体にギプスを巻く方法と硬性（プラスチック素材）コルセットをつける方法があります。適切な保存的治療を行うことで通常は数週間で痛みが軽減し、多くは数カ月から半年で治癒します。

しかし、コルセットは約2カ月間、装着しておかなければなりません。大部分が保存的治療で痛みは軽快しますが、どうしても疼痛が取れない場合は手術療法となります。

圧迫骨折に対するセメント充填療法（経皮的椎体形成術）とは、椎体にセメントを充填する治療です。経皮的バルーン椎体形成術（バルーンカイフォプラスティ、Balloon Kyphoplasty：BKP）と呼ばれます。これは簡単に説明すると、圧迫骨折した椎体に針を刺し、バルーンで椎体を膨らませた後に医療用の骨セメントや人工骨（カルシウムペースト）を注入して、骨折している背骨やぐらぐらしている背骨を固定し、痛みを取る治療法です。

畳針くらいの針を、安全な経路で骨折した背骨の中心に進め、そこからそっと骨セメントを注入します。注入後すぐに針を抜きます。そうするとセメントだけが骨の中に残ることになります。局所麻酔のみで、1つの骨に対して30分程度の時間で治療できます。そのため、高齢の患者さんや全身麻酔（鎮痛薬・鎮静薬・筋弛緩薬を組み合わせて鎮痛・鎮静・不動化する）が危険な患者さんでもこの手術は十分可能です。

　一般的な手術のように体を切るわけではないので、当然患者さんへの負担は少なく、そのため回復も早く、治療の後は早期に歩くことも可能です。骨折から期間が経ち、前述したような骨がぐらぐらになって痛む患者さんにも効果があります。

　破裂骨折では経皮的椎体形成術が困難な場合が多いので、金属製のスクリュー（ネジ）やロッド（棒）で脊椎を固定や矯正する手術が検討されます。

◎大腿骨近位部骨折

　大腿骨は体の中で最大の骨で、長さは成人で35 〜 45cmです。骨粗しょう症の高齢者（特に女性）が、屋内転倒などの軽微な外力で骨折しがちな骨でもあります。大腿骨骨折のなかでも、大腿骨骨幹部や骨の外殻を形成している皮質骨は骨代謝が遅いので骨粗しょう症による骨折が少ないのですが、大腿骨骨端部（近位部）を形成する海綿骨は骨代謝が早く骨粗しょう症による骨折が多くなります。

　90％以上が転倒を契機に大腿骨近位部骨折を受傷しており、転倒歴のない症例は稀です。日本での発生数は、年々増加傾向を認め、2010年には17万人であったものが、2020年に22万人、2030年に26万人にまで増加するとの推計がされており、寝た

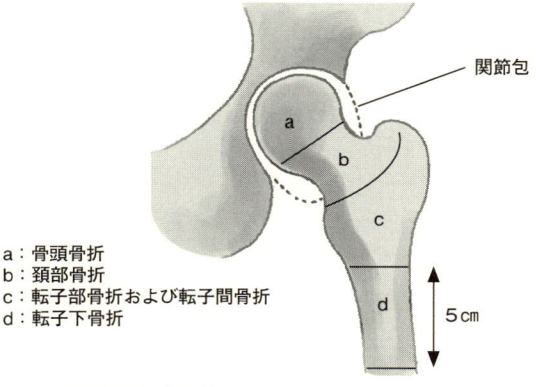

a：骨頭骨折
b：頚部骨折
c：転子部骨折および転子間骨折
d：転子下骨折

図10　大腿骨近位部骨折
（診療ガイドラインを参考に作成）

きりの大きな要因となっています。

　大腿骨の骨折については、受傷後の治療のみならず骨粗しょう症の治療を中心とした予防が非常に重要です。通常、患肢の股関節部の疼痛により歩行不能となりますが、疼痛が軽く歩行可能なこともあります。

　診断は、X線撮影（2方向）で95％以上可能ですが、それで診断できない不顕性骨折の場合はMRIが有用です。骨折線がどこにあるかによって、大腿骨頚部骨折（股関節の関節包内骨折：従来の頚部内側骨折）と大腿骨転子部骨折（股関節の関節包外骨折：従来の頚部外側骨折）に分類されます（図10）。

　全身状態や合併症の見極めを行い、1週間以内のできるかぎり早期に手術治療を行います。抗凝固薬内服には注意が必要です。症例によっては術前の介達牽引を行うことがあります。なお、不顕性骨折も手術治療になります。

　大腿骨頚部骨折（大腿骨骨頭下骨折）は、大腿骨骨頭が転位

（骨のずれ）している場合には、頚部被膜や頚部骨髄からの血流が阻害され骨頭壊死になりやすいという問題点があります。高齢者で転位のある骨折では骨頭を切除して人工股関節置換術が選択されます。

　骨折転位がなく頚部被膜からの血流が保存されている場合は骨接合術（内固定材料はハンソンピンなど）が選択されます。大腿骨転子部骨折は、関節包外の骨折であるため骨頭壊死の危惧がないので、骨接合術（固定材料：ガンマネイルなど）が選択されます。

　介護度の高い高齢者では、接合術では臥床期間が長くなるため、種々の合併症を避けたいので、手術適応の判断が難しくなります。

　手術は脊椎麻酔で行われ、1時間半程度で終わります。　この部分の骨折手術の利点は、痛みがなくなること、早くから体動ができることで、それによって褥瘡（床ずれ）予防、さらには寝たきり予防につながります。

　一般に受傷から5日前後に手術が行われています。ただ高齢者には抗凝固剤が投与されている例が多く見受けられますが、この場合には10日間位の休薬後に行う方が無難です。

　手術法は、骨頭を温存して骨接合を行うCHS（Compression Hip Screw）法と、骨頭を除去して人工骨頭に置換する方法があり、前者は主に転子部骨折に用いられ、後者は骨頭壊死を来す恐れのある症例、主に頚部内側骨折に適用されます。

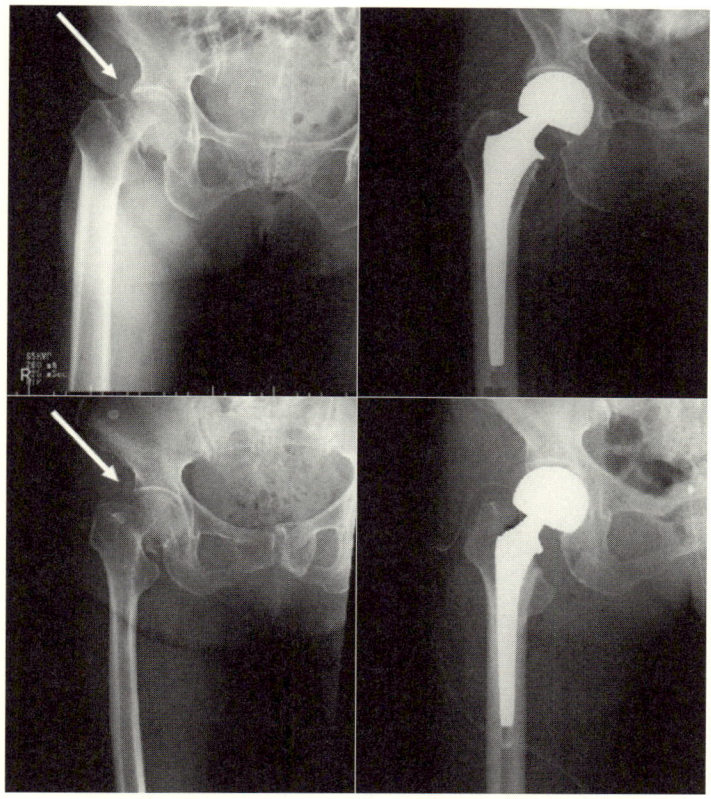

図11　大腿骨頚部骨折（左側）の術前と大腿骨頭置換術後（右側）のX線写真
80代女性（2例）。矢印：骨折部。上段の例では、骨折線・骨頭は完全離断して軽度転位している。骨頭を除去して人工骨頭に置換した。下段の例では、同じく骨頭を除去して人工骨頭に置換した

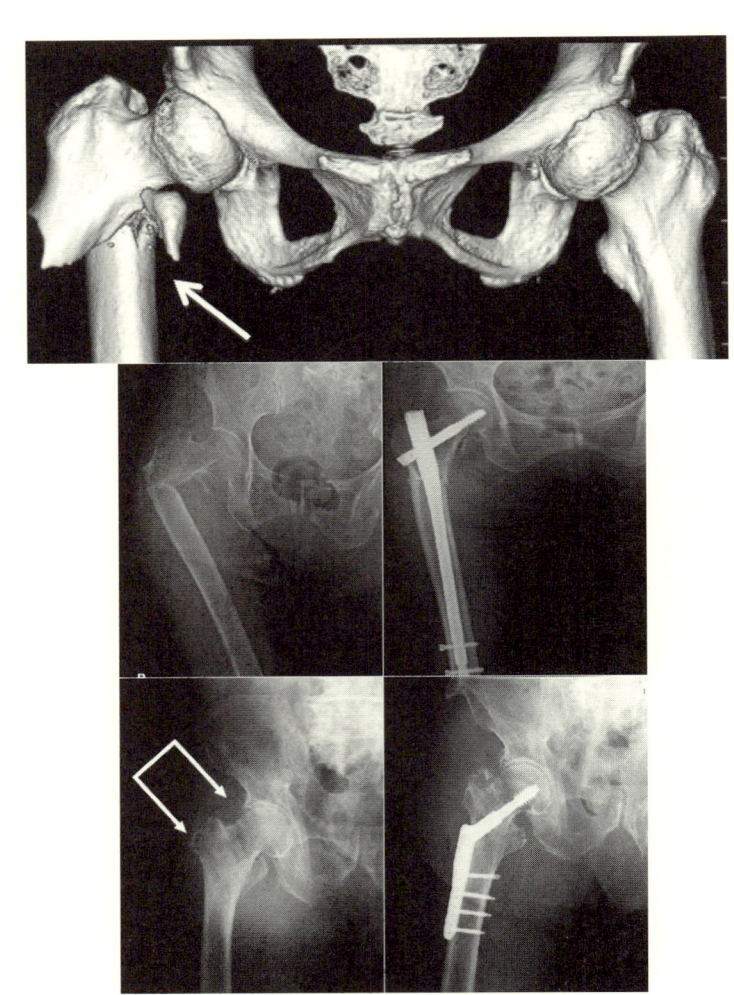

図 12　大腿骨転子部骨折の 3DCT と X 線写真（2 例）
上段の例は 70 代女性。矢印：骨折部。上段（3D-CT 画像）、中段左は術前。中段右は術後の X 線写真。下段の例は 90 代女性。下段左は術前。矢印は骨折面：斜骨折。下段右は CHS（Compression Hip Screw）（移動）固定法による骨接合術の術後。骨頭は温存されている

◎関節の変形

　関節は骨と骨が連結する部分で、関節頭（凸面）と関節窩（凹面）が向き合っており、連結部の周囲を関節包という膜が袋状に包んでいます。関節は機能別に球関節（股関節、肩関節）、蝶番関節（肘関節：腕尺関節など）、顆状関節（膝関節）、楕円関節（手首：橈骨手根関節）、鞍関節（母指の付け根：手根中手関節など）、車軸関節（上橈尺関節など）に分けられます。

　関節が変形すると、動きが制限されるだけではなく、炎症を起こして痛みが生じます。これが関節症と呼ばれる病気です。人体にはおよそ265もの関節がありますが、体重のかかる股関節と膝関節の痛みは多くの高齢者にみられます。

①変形性膝関節症

　変形性膝関節症は、1次性変形性膝関節症と2次性変形性膝関節症に分類されます。大部分は1次性変形性膝関節症で、膝関節の軟骨や半月板がすり減ったり断裂したりすることで（加齢性退行性変性）、変形から関節炎（関節内に炎症）を生じて、関節痛や拘縮をまねきます。高齢者になるほど罹患率は高くなり、男女比は1：4で女性に多くみられます。2次性変形性室関節症は膝の骨折や靭帯損傷などの外傷、化膿性関節炎、関節リウマチなどによる関節炎が原因となるものです。

　変形性膝関節症（1次性および2次性）は、ロコモの3大疾患の1つで、高齢者の日常活動性と生活の質を損ないます。

　この病態は、軟骨の代謝異常に生体修復に伴う変化が重なり進行します。進行に影響する因子として、女性（に多い）、遺伝的素因、生活習慣、肥満、大腿部の筋力低下、過去の膝の外傷などによる力学的負荷があります。女性に多い理由として、

膝を支える筋力が弱いことが挙げられています。なお、膝のスポーツ障害としては、半月板損傷、前十字靭帯損傷、離断性骨軟骨炎、タナ障害（滑膜ひだ障害）などがあります。

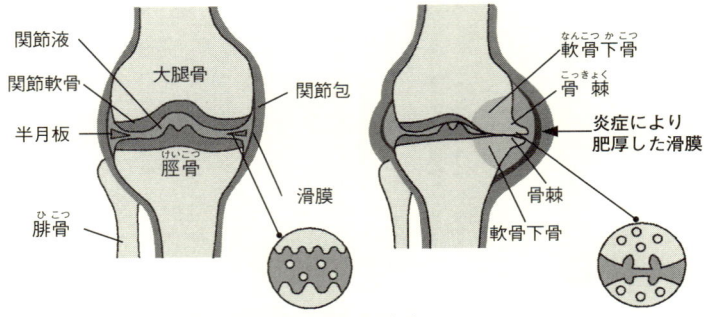

図13　正常膝関節（左）と変形性膝関節症（右）
膝関節内の骨同士が擦れないように、骨はつるつるした軟骨で覆われている。関節包の内側には滑膜という薄い膜があり、関節液（滑液）を分泌している。変形性膝関節症では軟骨や半月板がすり減ってしまっている
（林泰史監修：患者さんの悩みに整形外科医が答える　変形性ひざ関節症Ｑ＆Ａブック．中外製薬．を参考に作成）

　膝関節内の大腿骨下端と脛骨上端との間は、骨と骨が直接ぶつからないようクッションの役割を果たすため、関節軟骨で覆われています。関節軟骨へは血流がないので、一旦損傷すると治癒しません。半月板も同じくクッションです。半月板はＣ字形の内側半月とＯ字型の外側半月があり、膝関節にかかる荷重を緩衝する働きをします。関節液はヒアルロン酸を含んだ粘液で、潤滑油の役割をしています。関節腔は滑膜および関節包で包まれています。

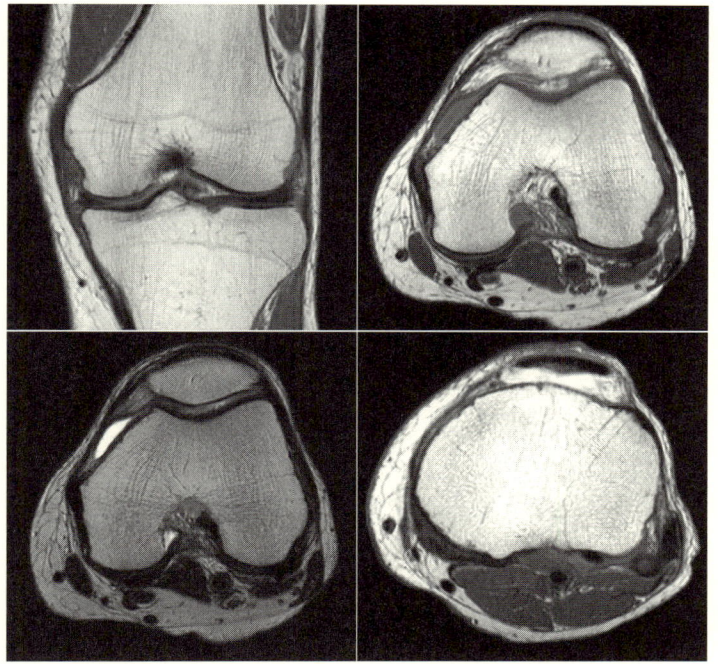

図14　膝関節のMRI画像（左上：前後像、右上・下左右：横断像）
70代女性。前後像で上から大腿骨下部、膝関節、下腿骨（脛骨）上部の位置関係がよく分かる。骨粗しょう症は軽度。横断像で少し水がたまっている（水腫）のが分かる

　変形性膝関節症の発生頻度は加齢とともに増加します。我が国の患者数は男女合わせて2500万人以上、治療を要する方は700万人と推定されています。

　膝関節の主たる変性部位は、大腿・脛骨関節の内側部、その外側部、膝蓋・大腿関節という3つの関節で、内側型、外側型、大腿膝蓋関節型の3つの変形性関節症に分類されます。内反変形に伴う内側型と、これに膝蓋型が合併するものが多くなって

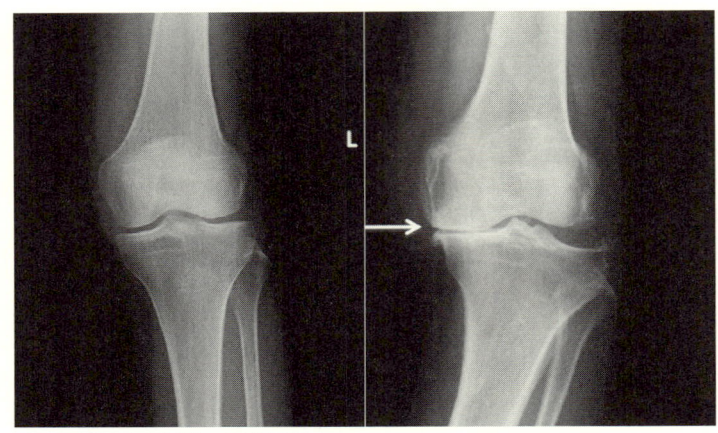

図15 膝関節（左側）のX線写真
左：正常膝関節。右：変形性膝関節症
矢印は内側関節裂隙の狭小化を示す。大腿骨と脛骨の外側部に骨棘形成、大腿骨内側顆と脛骨内側顆の軟骨下骨に骨硬化像もみられる

います。腫れた部分には硬くてゴツゴツした感じがあります。

　初期には、軟骨がすり減って、関節腔が狭くなります。中期になると、さらに軟骨が減り、関節の縁から骨棘（棘状の小さな骨）が生じ、骨棘とちぎれた軟骨破片（軟骨片）が滑膜を刺激するようになると炎症および関節痛が起こります。さらに進行期になると、とうとう軟骨がなくなり、その部分では骨と骨が直接ぶつかりあうため激しい痛みとなります。

　主な症状は膝の痛みと水がたまることによる痛み、腫れ、曲げ伸ばしの不自由さ、膝関節の変形などです。主な症状は疼痛（関節痛、筋肉痛、腫れ）で、膝を動かしたら痛みます。動き始め、立ち上がり、階段の昇り降り、長時間の立ち仕事で痛みを感じます。

1) 初期では、立ち上がりや歩き始めなど動作の開始時に膝に一時的な痛みや違和感を感じる程度で、休むと痛みがとれます。

2) 中期になると、炎症に伴う腫脹（関節水腫：膝に水がたまる）が加わってきて正座や階段の昇降が困難になってきます。そして跛行（片足をひきずるようにして歩く）や歩行困難などの機能障害が伴ってきます。

3) 末期になると安静時にも痛みがとれず、歩行が困難となり、膝部の可動域制限（曲げ伸ばしが悪くなる）、腫れ（水がさらに溜まる、正座ができなくなる）、変形（O脚になる）、筋萎縮などを認めます。

　診断は、以上の症状や所見を、診察、レントゲン検査やMRI検査で確定していきます。

　治療は、数カ月間の膝痛体操（リハビリ）などの保存療法を試みるのが原則で、その効き目がない場合には手術を検討することになります。

　保存療法は、安静、生活改善、運動療法、温熱療法、歩行補助具、装具療法、薬物療法およびこれらを組み合わせたものになります。生活改善としては、膝に負担をかけないような日常生活動作や適正体重を心掛けましょう。

　運動療法（運動器リハビリテーション）は膝痛体操や種々のエクササイズを含む方法で、関節可動域の回復、筋力増強（大腿部の筋肉を鍛える）を目指します。水中歩行は、ウォーキングに比べ、膝にかかる負担が軽くなります。ストレッチング体操で鍛える筋群には、大腿四頭筋（大腿部の前側：膝関節を伸展させる筋群）、ハムストリング（大腿部の裏側：膝関節を屈曲させる筋群）、下腿三頭筋（ふくらはぎとアキレス腱：足関

節を底屈させる筋群）、前脛骨筋（足関節を背屈させる）など
です。

　温熱療法は、ホットパックで膝を温めるなど、血行をよくし
て関節のこわばりを改善し、痛みを和らげます。

　歩行補助具には杖、ステッキ、フレームまたは車輪付き歩行
器があります。

　装具療法の装具としては、サポーター、支柱付き膝装具、足
底板（靴の中にいれる。かかとの外側が高くなっている）、外
反ブレース（O脚をX脚気味になるように矯正する）などがあ
ります。膝が痛い場合でも、医師と相談して、体重のかかりに
くいプール内歩行など、工夫して運動をすることが大切です。

　薬物療法は、抗炎症外用薬（貼り薬／パップ剤やテープ剤、
ぬり薬）（商品名：アドフィード®パップ、セルタッチ®パップ、
モーラス®テープ、ボルタレン®テープなど）、内服薬（消炎鎮
痛剤、トラマドール製剤)、座薬（坐薬）、関節内注射（高分子
ヒアルロン酸・ステロイド剤）（商品名：アルツ®関節注25mg、
アルツディスポ®関節注25mg、スベニール®ディスポ関節注25
mg、スベニール®バイアル関節注25mg）などです。ヒアルロン
酸はもともと関節内にある成分で、潤滑油（関節の動きを滑ら
かにする）機能とクッション（衝撃を和らげる）機能を持って
いますが、加齢や関節症進行に伴いその機能が減少していきま
す。ヒアルロン酸が減少すると軟骨がすり減りやすくなります。

　膝にたまった水（関節液）を抜く理由とステロイドや高分子
ヒアルロン酸を膝関節内に注入する理由：
　1）関節液を検査する。
　2）症状の悪化を防ぐ。水を抜いてもクセ（癖）にはなりま

せん。膝の炎症が続いているから水がたまるのであって、そうなると関節の働きが悪くなります。

3）高分子ヒアルロン酸の注入は、機械に油をさすような効果があり、イ）炎症をしずめる、ロ）痛みを抑える、ハ）動きを滑らかにする、などで症状を改善します。

4）高分子ヒアルロン酸の注入は、1週間ごとに3〜5回、膝関節内に注入します。痛みが軽減しない場合には、継続することもあります。

5）関節内穿刺や薬剤注入を連用すると頻度は低いのですが、化膿性膝関節炎の原因となることがあります。

保存的治療で効果が得られない場合は、外科的治療を選択します。1）関節鏡視下手術、2）高位脛骨骨切り術、3）人工膝関節置換術があります。

関節鏡視下手術は、関節鏡で関節内部をのぞきながら、関節鏡下骨穿孔術・自家骨軟骨柱移植術、断裂半月板の縫合術、損傷前十字靭帯の再建術や、軟骨や半月板のささくれ立った部分を取り除いて表面を滑らかにします。

高位脛骨骨切り術は、膝関節の近くで脛骨を切って人工骨を嵌め込み、脚の形を正常に近づけます。内反変形（O脚）を矯正して正常な膝や脚の形に近づける手術法です。矯正には金属の板（プレート）で固定する方法（オープニングウエッジ骨切り）が広まっています。最近ではO脚やX脚に対する手術が進歩し、人工関節を使うことなく、骨切り術で自分の膝関節を温存する手術も可能になっています。

人工関節置換術は、関節の一部または全てを特殊な金属やポリエチレンなどでできた人工関節に置き換えます。これには1）

膝関節全体に人工物を入れる全人工膝関節置換術、2）膝関節の一部に人工物を入れる単顆膝関節置換術があります。

　軟骨損傷に対しては、骨軟骨柱移植術や、自家培養軟骨を移植する培養軟骨細胞移植術が行われています。

COLUMN

変形性股関節症

　股関節は大腿骨（頭）と骨盤側の寛骨（臼）を結合する人体で最も大きな球関節（臼状関節）です。

　変形性股関節症は関節軟骨の変性や摩耗（すり減り／関節裂隙の狭小化）、反応性の骨増殖性変化（骨硬化、骨棘形成、骨嚢胞形成）が主病変で、それらの原因は１次性（明らかな原因がない）と２次性（小児期の疾患を含めて多数：発育性股関節形成不全、臼蓋形成不全、大腿骨頭壊死症など）とがあり、病期は前股関節症、初期、進行期、末期股関節症の４段階に分類されます。そして病期によって選択される治療法が異なってきます。

　主な症状は股関節（鼠径部、大腿前面、臀部、膝）の痛みと機能障害です。痛みは、初期の頃は立ち上がりや歩き始めに脚の付け根に痛みを覚える程度です。関節症が進行すると疼痛部位は多彩となり、痛みが強くなり、持続痛や夜間痛を来すようになります。

　機能障害は可動域制限（曲げ伸ばしが十分できない）で、日常生活動作では、靴下が履きにくくなる、足の爪切りがやりにくくなる、和式トイレや正座が困難となる、長い時間立ったり、歩いたりが困難（歩行障害、間欠跛行）になります。変形が進行すると、両脚の長さに差が出て、歩行時に足を引きずったり（跛行）、体が揺れたりするようになります。

　このような症状があったら整形外科を受診してください。診断は画像検査（単純Ｘ線像、ＣＴ像、ＭＲＩ像）で確

定します。治療は保存的治療（局所への負担軽減などの日常生活指導、薬物療法、温熱療法、運動療法）、手術的治療（棚形成術、骨切り術、関節鏡視下手術、CTナビゲーション支援による人工股関節全置換術など）があります。人工股関節全置換術には骨セメントを使用するセメント人工股関節と使用しないセメントレス人工股関節があります。

　NHK総合テレビ「ガッテン！」で取り上げられたこともありますが、軟骨再生には「貧乏ゆすり（ジグリング）」が効果的といわれています。貧乏ゆすりをすると関節周囲の筋肉がリラックスした状態になり、軟骨への負荷が軽減されて栄養供給が増加し、軟骨が再生されていくと説明されています。「負荷をかけない持続的な運動は軟骨の再生を促す」とのことです。

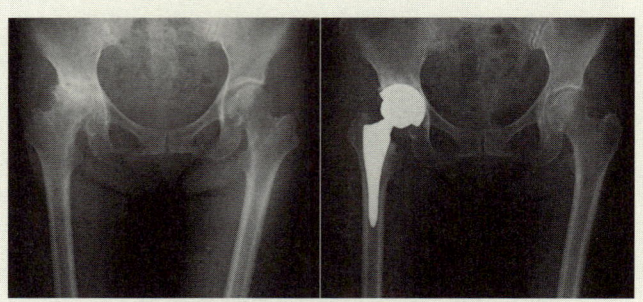

図16　右側の変形性股関節症（70歳代女性）　左：術前　右：術後

②関節リウマチ

　膠原病とは全身の複数の臓器に炎症が起こる疾患群で、関節リウマチ、全身性エリテマトーデス、全身性硬化症、多発性筋炎・皮膚筋炎、結節性多発動脈炎などがあります。関節リウマチは、免疫異常によって自己組織を攻撃する自己免疫疾患の1つです。

　自己免疫疾患とは、本来なら身を守る免疫機構に異常が起こり、自分の体組織を攻撃する病気で、関節では滑膜が攻撃の対象になります。手・足・肘・膝は関節リウマチの好発部位で、手指や足趾の関節から始まり多関節炎が続くと手指や足趾に多様な変形を来します。また数年の経過により脊椎に病変が波及したのがリウマチ性脊椎炎で、最も多いのが第1頚椎と第2頚椎の間の関節（環軸関節）です。

　適切な治療が行われないと、関節の炎症が慢性化し、軟骨や骨が破壊されて変形し、動かしにくくなります。関節の内面をおおっている滑膜に炎症が起こり、滑膜炎が持続することで、軟骨・骨が壊れていく病気で、患者さんは約70万人いるといわれています。発症年齢は30〜50代で8割が女性です（男女比は1：3〜4）。

　3大症候は、手足の小さな関節や膝関節の関節痛、腫れ、こわばり（特に朝／起床時。関節の動きが制限されている感じ）のために関節可動域制限があり、関節腫脹部位（ときに熱感を伴う）は紡錘状で柔らかいのが典型的な特徴です。X線像では関節裂隙の狭小化と辺縁部（関節面にいたる手前）の骨びらんが特徴的です。

　関節リウマチの原因は不明ですが、遺伝、怪我、妊娠・出産、感染症、ストレス、喫煙、歯周病がリスク要因とされています。

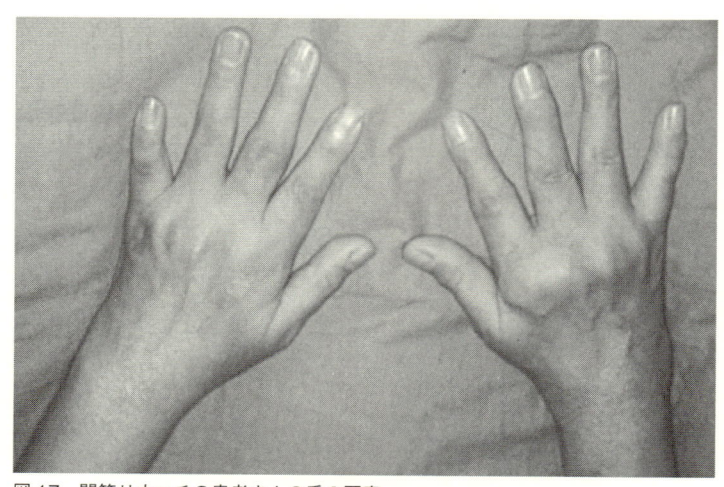

図17　関節リウマチの患者さんの手の写真
関節症状は通常、左右対称。握力、関節機能が損なわれる
朝起きると関節がこわばっている、30分～1時間で普段どおりに動く、左右両方の関節が動かしにくい、痛む関節が腫れている、触ると熱っぽい、柔らかくブヨブヨしている、などが特徴的

血液検査では、血沈（基準値：男性1～10mm,女性2～15mm/1時間値）、C反応性タンパク（CRP）（基準値：0.30mg/dl以下）、抗CCP抗体（CCP＝環状シトルリン化ペプチド）、リウマトイド因子などを調べます。

　関節リウマチの治療では、T2Tという言葉がよく用いられます。これは、treat to targetの略で、「目標達成に向けた治療」と訳されています。基準にのっとった臨床的寛解を目標として、病態に合わせた薬を選択し、目標に向けて進めます。重要なことは、目標達成後もその状態を維持することです。

　選択される治療法としては、（1）メトトレキサート、（2）メトトレキサート以外の抗リウマチ薬、（3）生物学的製剤、

（4）手術療法があります。

　関節リウマチの標準診療は早期発見とアンカードラッグである メトトレキサート（MTX）を用いた早期介入であるため、MTX禁忌の患者への治療には苦慮するケースが少なくありません。免疫抑制薬であるメトトレキサートは有効性が高くリウマチ治療の標準薬です。生物学的製剤であるインフリキシマブ、アダリムマブ、トシリズマブなどはモノクローナル抗体で、合併症として感染症に注意が必要であり、専門医のもとで使用されます。

　治療薬は、①疾患修飾抗リウマチ薬（DMARDs：Disease Modifying Anti-Rheumatic Drugs）、②非ステロイド性抗炎症薬（エヌセイズ／NSAIDs：Non-Steroidal Anti-Inflammatory Drugs）／非選択的NSAIDsと胃粘膜障害の少ないコックス・ツー（COX-2）（選択的阻害薬とに分類）（商品名：アスピリン®、ロキソニン錠®、ボルタレン錠®、セレコックス錠®など）、③ステロイド薬、④関節局所の鎮痛には、ケトプロフェン（商品名：モーラス®テープ）が挙げられます。DMARDsは、合成DMARDsと生物学的DMARDsに分けられます。合成DMARDsはメトトレキサート、サラゾスルファピリジン、タクロリムスなどの従来型合成DMARDs（csDMARDs）と、ヤヌスキナーゼ（JAK）阻害薬を含む分子標的型合成DMARDs（tsDMARDs）に分けられます。JAK阻害薬（トファシチニブやバリシチニブ、ペフィシチニブ）はより強力な内服薬での免疫抑制療法であり、RA治療薬の選択肢がさらに増えています。

　生物学的DMARDs（高価です）にはTNF α 阻害薬（抗TNF α 抗体）や抗IL-6受容体抗体などが含まれます。薬価は依然として高価ですが活動性の高いリウマチ患者さんの治療の主流に

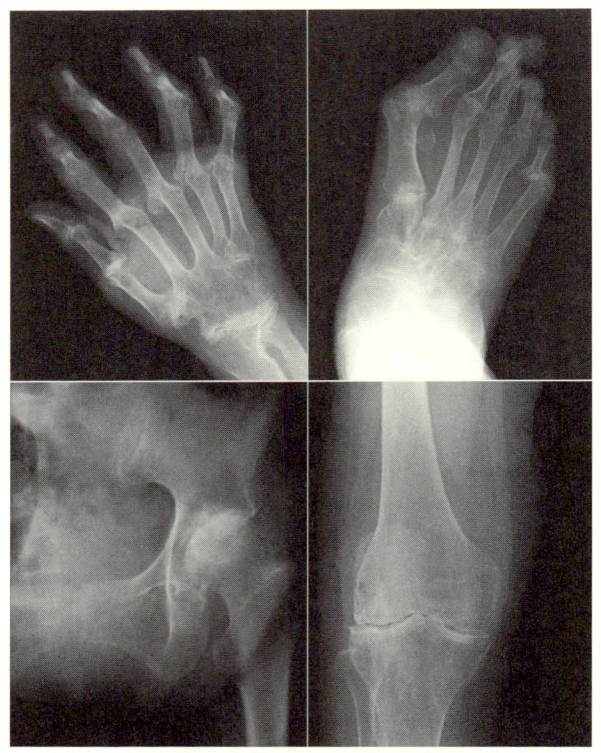

図18　関節リウマチのX線像（関節の変形、関節腔の狭小・消失）
上段左：手指関節、右：足関節　　下段左：股関節、右：膝関節

なりつつあります。（注：TNF= Tumor Necrosis Factor ／腫瘍壊死因子、IL-6 = Interleukin-6 ／インターロイキン）

　生物学的製剤で治療中の患者さんは呼吸器感染症を発症しやすく、感染症治療のために生物学的製剤の投与を中止した際、それまで薬剤で抑えていた免疫が強まり免疫反応が過剰に働いて、治療をしていても症状が悪化してしまうことがあ

りfeffます。これを免疫再構築症候群（Immune Reconstitution Inflammatory Syndrome：IRIS）といい、IRISの治療はステロイド薬の投与が基本となります。

これらの薬剤選択の諸問題（適応、副作用／帯状疱疹発症リスク、薬剤価格など）を含めて、関節破壊が起こる前に早期から専門的治療（リウマチ科、リウマチ・膠原病科、日本リウマチ財団リウマチ登録医による）を受けるのがお勧めです。

関節リウマチの外科的治療には、関節形成術、人工関節置換術、滑膜切除術、関節固定術などがあり、部位は膝、股、足や手の指の進行した関節変形部位が対象となることが多いです。リハビリテーションでは進行状況に合わせ、関節可動域運動、筋力増強運動、装具療法、社会資源の利用を指導するなど多面的なアプローチが必要となります。また、意欲の低下、うつ状態など心理面に対しては早めの心療内科的介入が大切です。

痛風（高尿酸血症）と偽痛風

　関節の痛みの原因として関節リウマチ以外に痛風や偽痛風があります。痛風や偽痛風では関節リウマチのように関節が破壊されるようなことは少ないですが急性の関節の腫れと痛みを来します。

　痛風（高尿酸血症；7.0mg/dL以上）では関節の中に尿酸塩結晶、偽痛風（血中尿酸値は正常範囲内）ではピロリン酸カルシウムの結晶が沈着するのが原因で炎症が起こります。頚椎偽痛風（Crowned dens症候群）は、環軸関節に生じる偽痛風で、急性発症の頚部痛や頭痛、頚部可動域制限、頚椎CTにおける軸椎歯突起周囲の石灰化像を特徴とします。

　痛風は成人男性に多く（女性は男性の20分の1）、足の親指や足首に好発（典型は第1中趾節関節の痛風結節）します。一方、偽痛風は高齢者に多く、男女差はありませんが、やや女性に多いようで、膝、足首、手足など様々な関節におこります。関節が急に腫れて痛む場合にX線撮影で関節内石灰化がみられると偽痛風が疑われます。

　痛風の治療は、急性期はNSAIDsによる関節炎のコントロールであり、その後、尿酸を減らす薬（尿酸降下薬）を半永久的に服用することが大切です。偽痛風はNSAIDやステロイド薬の服用により急性関節炎をおさえます。また、ステロイド薬の関節内注射併用も行うことがあります。

◎椎間板ヘルニア（intervertebral disc hernia）

　脊椎（頚椎7、胸椎12、腰椎5、仙骨1、尾骨1）は26個の椎骨が積木のように連なって脊柱を形成し、頚椎から腰仙椎まで径15mmほどの脊柱管が通っており、中には脊髄が通っています。脊柱は荷重を分散するように、横から眺めると頚椎は前弯、胸椎は後弯、腰椎は前弯、仙骨・尾骨は後弯となっていて全体としてS字状にカーブを描いています。

　個々の椎骨は、前方の椎体と後方の椎弓から成っており、各椎体と椎体の間には円板状の軟骨性の椎間板があってクッションの役割を果たしています。椎間板は、中央にあって弾力のあるゼリー状のゼラチン質の髄核と、その周囲のコラーゲンを豊富に含む樹木の年輪のような硬い線維輪から成り、血管が通っていないので加齢・退行変性が起こっても自然に治りにくいのです。

　脊椎は、重力と平行に存在します。このため、立っている姿勢では椎間板に多くの負荷がかかります。髄核が水分を減じて硬くなったり、線維輪が損傷したりして、脊椎椎間板の弾力が喪失して、髄核が破綻した線維輪および椎間腔を超えて脊柱管内に突出または脱出した状態が椎間板ヘルニアです。同時に脊柱管狭窄症も起こり得ます。症状は神経根や神経への圧迫および炎症による感覚障害（痛み、しびれ）が主体です。しかし、脊髄が圧迫されて脊髄症を来した重篤例では、感覚障害に加えて運動麻痺、筋力低下・筋萎縮、膀胱直腸障害（排尿障害、排便障害）を呈することになります。

　椎間板ヘルニアは、どのレベルでも起こりえますが、下位腰椎において最も多く発症し、次いで下位頚椎に多く、胸椎での発生率はあまり高くありません。胸椎に少ないのは、胸郭によ

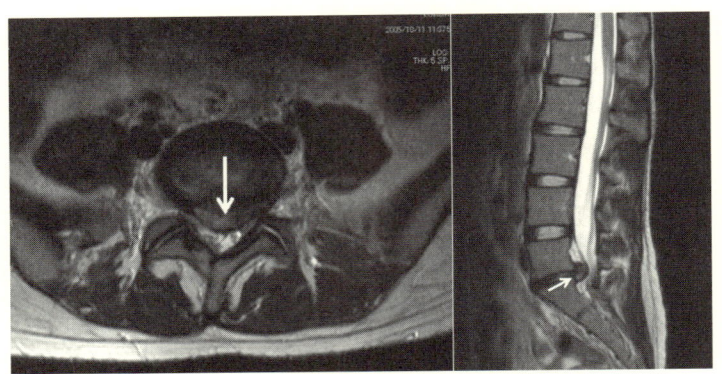

図 19　腰椎椎間板（第 5 腰椎 - 第 1 仙椎）ヘルニアの MRI 画像
左：横断面像、右：矢状断面像
矢印：椎間板の脊柱管内への逸脱を認める

り椎体間の可動性が頚椎や腰椎に比べ少ないことによります。

　また、神経根走行の関係から、下位腰椎では、上位腰椎に比べ、神経根症状を起こしやすく、発見されやすくなります。椎間板ヘルニアは、しばしば姿勢不良やスポーツなどでも起こり、よく動く脊椎の部分で起こりやすいのです。腰椎椎間板ヘルニアは比較的若い人に多い病気です。

　以下、腰椎椎間板ヘルニアの診断、治療について述べます。男女比は 2 〜 3：1、好発年齢は 20 〜 40 歳、好発部位は第 4-5 腰椎間、第 5 腰椎 - 第 1 仙椎間です。症状は腰痛と坐骨神経痛、一側性の下肢の疼痛・しびれを来します。ロコモへのつながりは、

　1）神経障害（馬尾や神経根の圧迫による）によって下肢に痛みが生じ、力が入らず、転倒しやすくなります。

　2）体重支持機能の障害によって腰部・臀部に痛みが生じ、座位・立位がつらくなります。

３）関節機能の障害によって思うように腰を動かせなくなります。

４）ラセーグ徴候（Lasegue sign）といって坐骨神経痛の有無を調べる検査では、膝を延ばしたままで、検者が下肢を挙上していくと、検査陽性者では坐骨神経領域の大腿後面から膝下まで痛みが誘発されて、通常60°以上は挙上不能となります。

５）長時間労働、長時間運転、座り続けるデスクワーク、スポーツ、前かがみの姿勢で痛みが増します。

　これらによって、ロコモの定義の「移動機能の障害」につながります。

　MRI検査で椎間板の後方逸脱とそれによる神経組織（神経根、馬尾神経、脊髄）へ圧迫像を認めることで診断が確定しますが、障害神経根を同定するのに神経根造影や神経ブロックで確認することもあります。

　治療には保存療法、薬物療法、理学療法などのリハビリ、手術療法の適切な選択が大事です。はみ出した椎間板は数カ月以内には自然に吸収されるので、大部分の腰椎椎間板ヘルニアは、麻痺や膀胱障害がなければ、約８割の人は保存的治療で改善します。ただ、一部の椎間板ヘルニアでは、強い痛み、膀胱障害（排尿ができない）、運動麻痺がでることもあり、このような場合は早期の手術を行うことになります。腰椎椎間板ヘルニアによる神経根症には神経根ブロックは有効とされています。

　手術は、1）Love法：従来の腰部を5〜6cm切開して腰椎椎弓を部分的に切除して神経根を圧迫している椎間板を切除する方法と、2）経皮的内視鏡下腰椎椎間板摘出術（percutaneous endoscopic lumbar discectomy:PELD）：腰部を1〜2cm切開して

内視鏡を用いて低侵襲的手術とがあります。3）腰椎椎間板ヘルニア治療薬（コンドリアーゼ/商品名：ヘルニコア®/2018年承認）：局所麻酔にて椎間板髄核中に注入し、髄核を融解して椎間板内圧を低下させて神経根への圧迫を減じて症状を改善する薬剤です。

◎腰部脊柱管狭窄症

脊椎は計26個の脊椎骨からなり、姿勢を保ち、脳からの指令を伝達し、末梢からの刺激を脳に伝える神経を保護しています。加齢に伴い脊椎骨に加わる加重が増すため、脊椎骨や椎間板が変性して変形したりすり減ったりするようになります。これを「変形性脊椎症：spondylosis deformans」といい、腰椎に起こると「変形性腰椎症」といいます。

　脊椎の変形が著しくなると、神経の束（脊髄、脊髄神経束）を入れている脊柱管は、椎骨にできる棘（骨棘）や、脊柱管の中の靭帯の肥厚や、脊柱管の変形により内腔が狭くなり（脊柱管狭窄）、その中に収まっている脊髄や脊髄から出る神経根、馬尾神経を圧迫したり、神経栄養血管を圧迫して血流が悪くなって、腰、会陰部（肛門周囲）、尻から足〜足底にかけてのしびれ、違和感、痛み、さらにひどくなると麻痺（脱力：足に力が入りにくい）を生じます。ただし、脊柱管狭窄は加齢が主因なので、誰にでも起こる現象であって予防は困難で、ロコモ症状のない人も沢山います。症状を呈した場合に脊柱管狭窄症という診断となります。

　ロコモの3大疾患（骨粗しょう症、変形性膝関節症、腰部脊柱管狭窄症）のうち、脊柱管狭窄症は推計患者数数百万人（男女ほぼ同数）とされ、60代から70代以上に多く頚部（頚椎）

と腰部（腰椎）に多く見られます。

　加齢による脊柱管狭窄症は変形性脊椎症以外に、椎間関節の変性肥厚、黄色靭帯の変性肥厚、椎間板突出、変性すべり症（椎間板の加齢変性によって椎体と椎体の間にずれが生じた状態。女性に多い）、変性側弯症などによっても起こります。腰部の脊柱管が狭くなると、神経束や神経根、神経を圧迫して、坐骨神経痛（腰部・臀部・下肢、膝の裏側の痛み）、腰から足にかけてのしびれや痛み、間欠性に悪化する排尿排便障害（膀胱直腸障害／トイレの回数増加、尿もれ、歩行時の頻尿など）などを起こします。

　また間欠跛行といって、歩き始めると足腰の痛み、しびれ、脱力が起こるため休み休みにしか歩けない、つまり、少し歩いたらしゃがみ込んで休んだり座って前かがみでしばらく休むと（腰曲げ休憩）、また歩けるようになるということを繰り返さなければならないといった歩行困難（歩行障害）を来すことがあります。

　その他、運動障害（麻痺、脱力）症候として、足先に力が入りにくい、つまずきやすい、スリッパが脱げやすい、などがあります。

　脊髄は、第一腰椎あたりで終わり、そのあとは馬の尻尾のような馬尾神経という神経の束になり枝分かれします。

　腰部脊柱管狭窄症には、主として馬尾神経が脊柱管の中央部で圧迫されたもの（中心性狭窄／馬尾型）、主として神経根が外側で圧迫されたもの（外側型狭窄／神経根型）、両者が混在した混合型とがあります。

　馬尾型では、間欠跛行が典型的な症状で、馬尾性または神経原性間欠跛行といいます。症状としては、歩行に誘発され両下

腿（主として後面）の痛み、しびれ、脱力を自覚し、歩けなくなります。痛い、しびれる、歩けないが主症状です。また、慢性馬尾障害では排尿・排便の異常（尿閉、残尿感、失禁、便秘）や会陰部のしびれ、異常感覚、知覚鈍麻も来します。神経根型では、腰を反らせたときに腰痛、左右どちらかの腰や下半身の神経症状が強く出るのが特徴ですが、混合型が最も多いとされています。また、神経根型よりも馬尾型のほうが一般的により重症とされています。

腰部脊柱管狭窄症では、背屈位で症状が出現したり増悪し、前屈位で休憩すると症状は改善します。進行すれば歩行ができなくなり、日常生活の制限が著しくなります。また、起立した姿勢を続けることによりこれらの症状が出現します。歩行が困難な場合でも、杖などを用いて少し前かがみになると歩けるようなら、積極的に歩きましょう。日常生活上の工夫は、1）歩行時には杖を使用する、2）カートを使用する、3）自転車を活用する、4）台所に立つときには踏み台を利用する、などがあります。

末梢動脈疾患（PAD：Peripheral Arterial Disease）による下肢動脈血行障害（血管性間欠跛行）との鑑別は、腰部脊柱管狭窄症では、

①前屈位で休息することにより症状が軽減する、

②起立位・腰部後屈位で症状が誘発される、

③下肢深部腱反射の低下（特にアキレス腱反射は多くの例で消失する）、

④両側の足背動脈が触知される、

などがあることに基づいて判定します。

腰部脊柱管狭窄症には次のような治療法があります。

一般的に言って、神経根型は服薬、理学療法（リハビリテーション）、神経ブロック療法などの保存的療法でよくなることが多く、馬尾型は保存的療法のみでなく手術療法が選択肢となります。年齢、痛み・しびれ症状の程度、排泄障害（膀胱直腸障害）の有無などを考慮して手術適応を検討します。

　1）薬物療法

　①消炎鎮痛薬（貼付薬、内服薬）：非ステロイド性抗炎症薬（NSAIDs ／商品名：ロキソニン錠®、ボルタレン錠®、セレコックス錠®など）、アセトアミノフェン（カロナール錠®など）

　②筋弛緩薬（筋肉緊張を緩めて痛みを止める）：チザニジン（商品名：テルネリン®）、エペリゾン（商品名：ミオナール®）

　③末梢血管拡張薬：間欠跛行に、プロスタグランジンE_1製剤（リマプロストアルファデクス錠／商品名：プロレナール錠®、オパルモン錠®など）

　④神経性疼痛緩和薬：プレガバリン（商品名：リリカOD錠®）

　⑤鎮痛薬：アセトアミノフェン配合オピオイド鎮痛薬（商品名：トラムセット配合錠®）、トラマドール塩酸塩（商品名：トラムセット®、トラマールOD錠®）

　⑥ビタミン薬：ビタミンB_{12}製剤

　⑦制吐薬：プロクロルペラジン（商品名：ノバミン錠®）、メトクロプラミド（商品名：プリンペラン錠®）

　2）理学療法、運動療法、リハビリテーション

　①温熱療法：理学療法はマイクロ波などによる。

　②運動療法、リハビリテーション：筋肉を鍛えたり、サル

コペニア（加齢性筋肉減少症）に対するスクワットや背筋・腹筋運動、自転車こぎ、有酸素運動など。

③背骨の牽引療法：筋緊張を和らげ、神経の圧迫を軽減する。

④器具療法：コルセットなど装具で背骨を安静・安定させる。

3）神経ブロック療法

ブロック療法は局所麻酔薬やステロイド薬を注射して痛みを速やかに遮断、軽減する療法です。

①トリガーポイント注射：強く痛みを感じるポイント（筋肉内）に局所麻酔薬や鎮痛薬を注射する。

②硬膜外ブロック療法：神経束（馬尾）を包んでいる硬膜の外側に背側から局所麻酔薬やステロイド薬（局所麻酔薬と併用）を注射する。

③神経根ブロック：X線透視下、超音波ガイド下で神経根の位置を確かめながら神経根（神経鞘内）に局所麻酔薬やステロイド薬（局所麻酔薬と併用）を注入する。およそ3人に1人は1回の治療で痛みやしびれが完治する。

4）手術療法

上記の保存療法を3カ月行っても症状が進行する場合や、下肢麻痺、排尿障害、サルコペニアなどが顕著な場合には手術が検討されます。腰を切開して行う開放手術と傷が小さくてすむ内視鏡手術とがあり、それぞれに長所短所（利点欠点）があり、担当医とよく相談して決めるとよいでしょう。

手術は、除圧術のみと、除圧術と固定術の組み合わせとがあります。

①除圧術：出っ張った椎間板、肥厚した黄色靱帯、骨棘な
　ど脊柱管を狭めて神経根や馬尾を圧迫している原因を
　除去します。術式としては、椎弓切除術（広めに切除）、
　開窓術（小さく切除）があります。

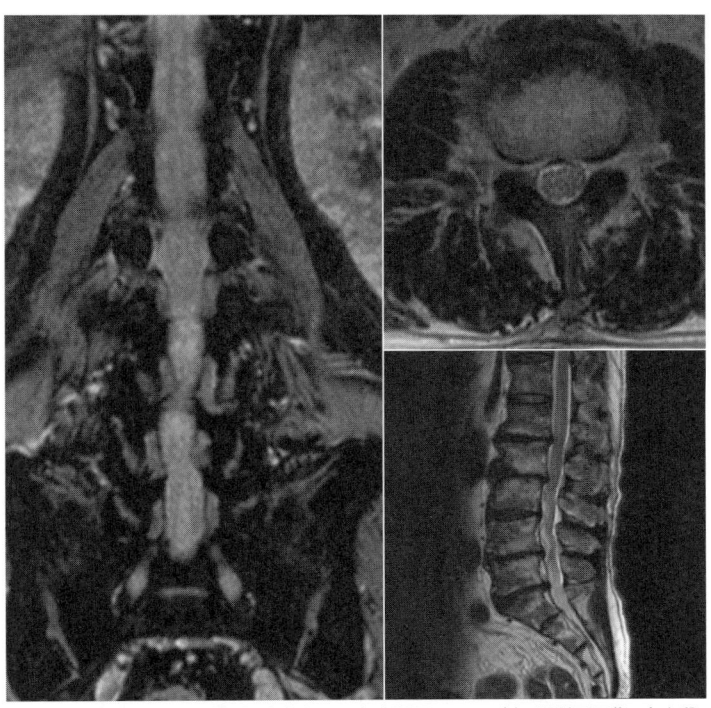

図20　加齢による腰部脊柱管狭窄症の３方向断面の MRI（左：縦断正面像、右上段：
横断面像、右下段：縦断側面像）
70代男性。主訴：腰痛。最近、毎朝起床すると腰の周りが重く痛む。しかし30
分くらい動き回ると痛みは取れる。ゴルフも早足でのウォーキングも全く問題ない。
しかし、毎朝のことであるし、知人が腰痛で整形外科を受診したところがんだった
ことがあるので心配である。
診断：加齢のため脊柱管狭窄症はみられるが、神経の圧迫はいまだ余裕がある。今
回の腰痛はこれが原因と思われる。腰痛防止の体操を勧める。他の重大な疾患（が
ん等）の影響ではない

②固定術：背骨が不安定な場合に、除圧術に加えて椎骨固定術（椎体間固定術〈骨移植、椎体間ケージ・椎体スクリュー固定〉）を行います。

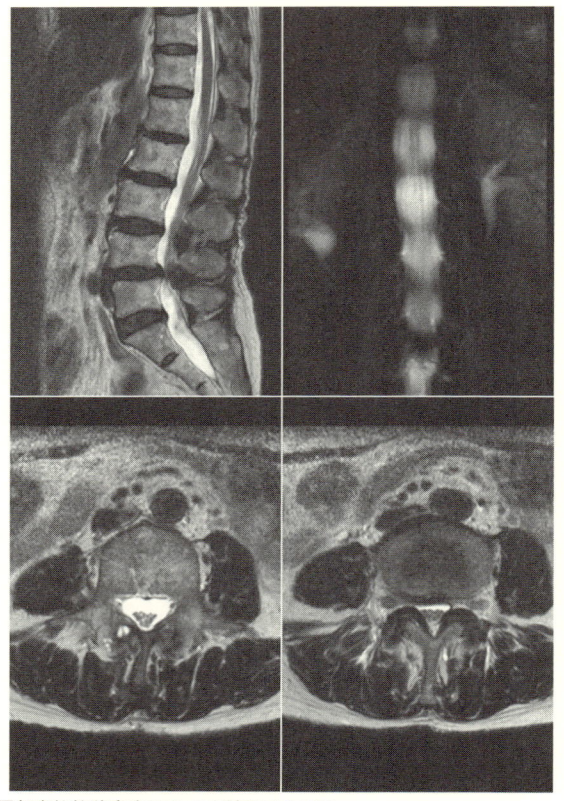

図21　腰部脊柱管狭窄症の3つの断面でのMRI
上段左：縦断側面像、上段右：縦断正面像、下段：横断面像（左：第3腰椎、右：第4/5腰椎）。脊柱管狭窄部の髄液腔（高信号域／白色）は狭くなっている
70代後半女性。主訴：腰痛（体を反らせると増強する）、両側の臀筋と大腿部の痛み、両足・両下肢のしびれ。MRIでは第4腰椎と第5腰椎間に明瞭な脊柱管狭窄を認める。脊椎すべり症では背筋を前屈位と後屈位にして比較すると分かりやすく、この女性は第4腰椎が少し前方にすべっていた

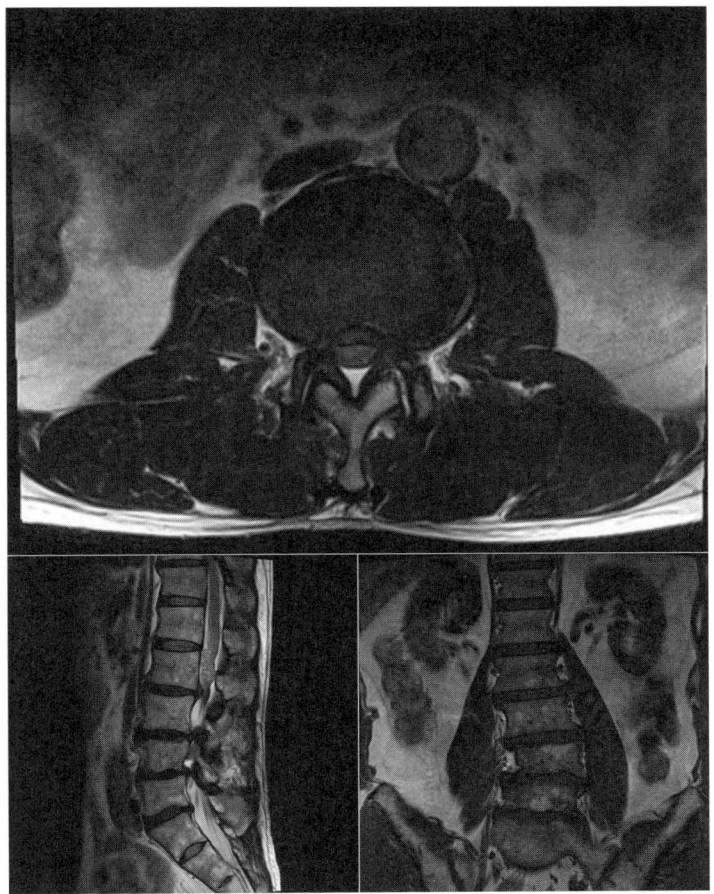

図22　腰部脊椎管狭窄症の３つの断面でのMRI
上：横断面像、下段左：縦断側面像、下段右：縦断正面像
70代後半男性。第２〜３腰椎、第３〜４、第４〜５、第５腰椎〜第１仙椎レベル
の椎間板に変性・膨隆がみられる。椎体辺縁の骨棘形成、椎間関節過形成、黄色靭
帯肥厚がみられ、椎体は第３腰椎を頂椎（ちょうつい：カーブの頂点になっている）
とした左への側弯を呈している。これらによって、硬膜嚢の圧排、椎間孔の狭小、
神経根の圧迫を来して、腰痛、坐骨神経痛、下肢の感覚異常（しびれ）、間欠性跛
行などの諸症状を来す

◎脊髄腫瘍

　脊髄腫瘍は、腫瘍の発生部位（硬膜や脊髄との位置関係）や進展パターンによって、①硬膜外腫瘍、②硬膜内髄外腫瘍、③髄内腫瘍に分類されます。発生頻度は硬膜外髄外、硬膜外、髄内腫瘍の順に多く、部位では胸椎、腰椎、頚椎の順に多く、脳腫瘍の約8分の1の頻度です。

　硬膜外腫瘍の中では転移性脊椎腫瘍が多く、他に椎体内の血管腫、多発性骨髄腫、悪性リンパ腫、脊索腫などがあり、脊髄腫瘍というよりも骨腫瘍であるという側面があります。

　脊髄腫瘍の好発年齢は50〜60歳代で、性差はないとされていますが、髄膜腫は女性に多いことが特徴です。

　以下では、②の硬膜内髄外腫瘍と③の髄内腫瘍について述べます。

　硬膜内髄外腫瘍は髄内腫瘍の2〜3倍多く、組織型としては神経鞘腫、髄膜腫、嚢腫などがあります。髄内腫瘍の組織型には神経膠腫（星細胞腫、上衣腫）、海綿状血管腫、血管芽腫、リンパ腫などです。なお、脊髄円錐部（脊髄下端の胸腰部移行部）より下位の馬尾部は脊髄がないので、一般的に硬膜内髄外腫瘍でなく馬尾腫瘍といいます。また、馬尾神経鞘腫と思っている例で中心管由来の上衣腫（一応髄内腫瘍に入る）のことがあり、その場合には脊髄内播種が生じる可能性もあります。

　硬膜内髄外腫瘍の多くは良性で症状発現まで長い経過があり、腫瘍の部位に対応して痛み（腕・肩の痛み、肋間神経痛、坐骨神経痛）が出現し、MRI検査などで発見されることになります。見つかったときは脊柱管の大部分を占めるくらいまで大きくなっていることもしばしばです^{（図24）}。

　脊髄腫瘍では運動麻痺や歩行障害を来した場合は早期に診

断し、早期に手術をすべきです。特に膀胱直腸障害（排尿障害、排便障害）を来した場合^(図23、右下)は緊急手術の適応となります。無症状で小さい腫瘍の場合は画像検査のみで経過観察をすることになります。なお、髄膜腫では再発防止には付着部を硬膜ごと摘出することが肝要です。

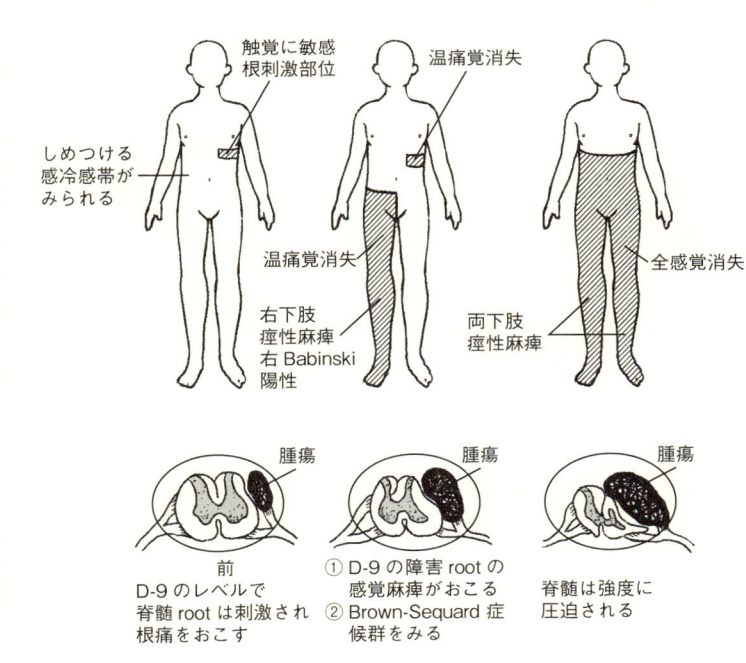

図23　脊髄腫瘍（例示：第9胸椎レベルの左側の神経鞘腫）
　腫瘍の発育にしたがって、根症状（知覚障害、疼痛、弛緩性運動麻痺、筋萎縮）から脊髄症状（痙性運動麻痺、知覚解離、膀胱直腸障害）へと進行する。このような経過で下肢のロコモティブシンドロームを来したら脊髄腫瘍も考慮する

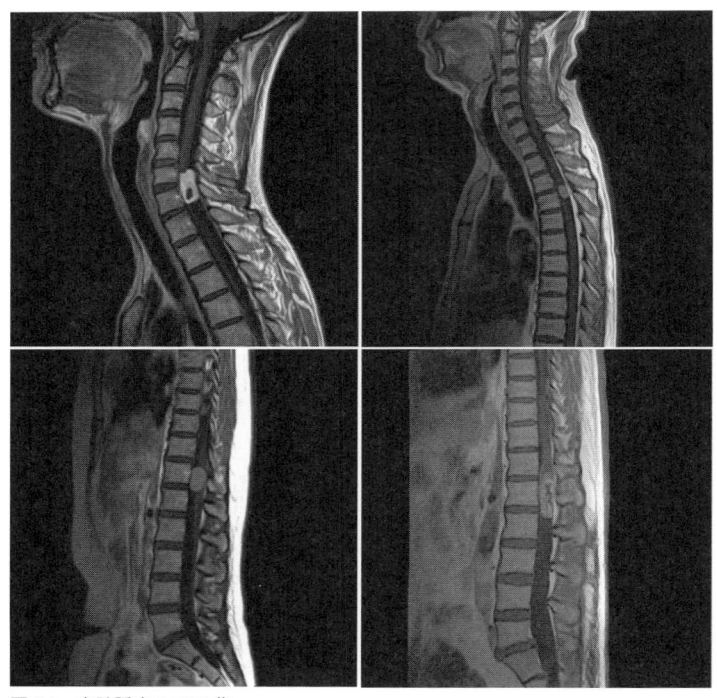

図24　脊髄腫瘍のMRI像。
左上図：40歳代男性、頚髄（第7頚椎神経根由来）硬膜内髄外腫瘍（神経鞘腫）
右上図：50歳代女性、胸髄（第4-5胸椎部）硬膜内髄外腫瘍（髄膜腫）
左下図：60歳代男性、胸髄（第12胸椎部）硬膜内髄外腫瘍（髄膜腫）：髄膜腫にしては非定型的（一般的に髄膜腫は硬膜との境となる部分は鈍角、神経鞘腫は鋭角）
右下図：40歳代男性、馬尾腫瘍　硬膜内髄外腫瘍（神経鞘腫）：脊髄円錐部髄内腫瘍との画像上の鑑別は困難

　髄内腫瘍は運動障害、感覚障害、膀胱直腸障害など出現する症状は多彩です。画像による質的診断はしばしば困難ですが、脊髄切開をしてよく観察して、全摘出が可能なものから、部分摘出をして放射線治療、化学療法、免疫療法を併用・追加するものまで様々です。

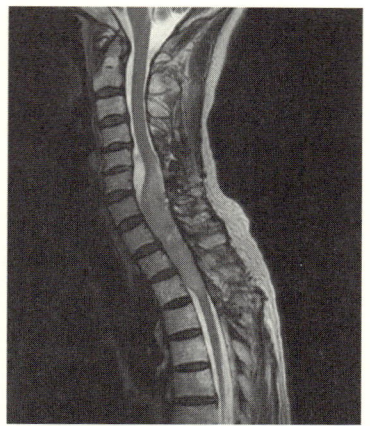

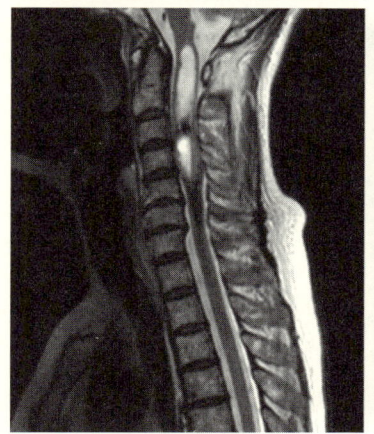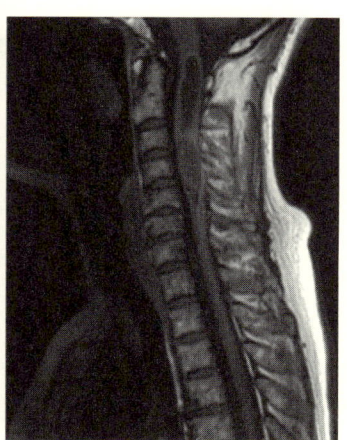

図25　脊髄腫瘍（髄内腫瘍）MRI 像
上図：70 歳代女性、星細胞腫
下図：60 歳代女性、上衣腫（空洞症を併発）

◎脊髄損傷

　脊髄損傷（略して脊損ともいう）によって足や手を動かせなくなる（対麻痺や四肢麻痺が起こる）との記載は、古代エジプトのパピルス文書にさかのぼって確認することができるといいます。外傷性脊髄損傷は人類の歴史が始まって以来、その活動に伴う不可避的な悲劇として起こり続けてきたものであり、その悲惨な症状の治療は古くから人々の切実な関心事でした。

　我が国では転倒・転落事故、交通事故、スポーツ外傷、仕事中事故、あるいは強い力でゆすられることなどで、毎年約5000人が脊髄を損傷し、現在10万人以上が車いす使用者となっています。

　脊髄損傷は、頚椎から腰椎まで、どの部位にも起こりえます。損傷の部位より末梢に運動障害と感覚障害、膀胱直腸障害、呼吸障害などを来します。また、対麻痺や四肢麻痺は損傷の範囲や程度によって完全麻痺や不全麻痺になります。治療は全身管理とリハビリテーションが中心で、スポーツ療法の導入や心理的ケアなども重要です。

　長い間、哺乳動物の中枢神経は再生しないとされ、「脊髄損傷の神経修復（Spinal Cord Regeneration）」は夢と評されたものです。

　しかしながら、約20年前からは、「中枢神経の環境は本来、再生軸索の伸長に対して許容的であり、切断部の局所的条件が良好であれば、正常な投射に匹敵するような再生が可能である、局所的条件が良好でなくとも、それを改善することにより、同じく再生が可能となる」と唱えられており、最近では、脊髄損傷の治療における神経修復が世界の整形外科医や神経外科医の

研究目標や視界に入ってきています。

　脊髄損傷急性期には、損傷脊髄保護薬であるG-CSF（顆粒球コロニー刺激因子）やHGF（肝細胞増殖因子）の使用の試みが、亜急性期にはヒト人工多能性幹細胞（iPS細胞）由来神経幹細胞の脊髄損傷部移植が、それぞれ治験段階に入っています。また自己骨髄由来の間葉系幹細胞（製品名「ステミラック注／静脈内投与」〈ニプロ〉）が条件および期限付承認を取得（2018年12月）しています。今後の課題は現時点で高額な細胞治療をいかに低額化できるかということでしょう。

　難治性排便障害に対しては、経肛門的洗腸療法が保険収載（2018年）になりました。そして、硬膜外電気刺激で慢性期患者が歩けるようになったという報告もなされています。

　夢のまた夢であったことが現実となった事例は数多くあります。ですから、飛躍的にロボット支援によるリハビリテーション技術が開発されたり（サイボーグ型ロボットスーツHAL®、歩行支援ロボットFree Walk®、介護ロボットなど）、再生医療の進歩や有効な薬が発見されたりするなどで、脊髄損傷者が再び、自然に呼吸し、手を動かし、歩けるようになるのが一般的な時代となるかもしれません。また、医学と医療の今後の新展開が進んでいくなかで、がん、難病、認知症など以外にも脊髄損傷もプレシジョン・メディシン（precision medicine：精密医療）の対象となって欲しいものです。

　脊髄損傷の最新情報を知るためには「日本せきずい基金」のウェブサイト（http://www.jscf.org）をご覧ください。本基金は脊髄損傷の神経修復（脊髄機能回復）を願う患者さん達の作ったNPO法人であり、「立って再び歩きたい」「車いすから立ち上がります」をスローガンに掲げ、脊髄損傷に関する情報

提供、相談援助、国際組織等との協力関係の促進、予防啓発活動を行っています。

COLUMN

ロコモを来す主な疾患

　脊椎脊髄疾患センターや手術件数の多い病院整形外科で、ロコモを来す脊椎・脊髄の主な疾患名と手術術式名は下記のようなものが挙げられています。なお、脊髄が傷害を受けていると脊髄症、神経根では神経根症、圧迫の原因を病名としているのは椎間板ヘルニア、脊柱管狭窄症、脊髄腫瘍などです。

　疾患の名称：変形性脊椎症（頚椎症性脊髄症、腰部脊柱管狭窄症）、脊椎椎間板ヘルニア、頚椎椎間板ヘルニア、頚椎症（変形性頚椎症、頚椎症性神経根症、頚椎症性脊髄症、頚髄症）、頚椎捻挫（むち打ち症）、頚肩腕症候群、頚部脊柱管狭窄症、脊柱靭帯骨化症（後縦靭帯骨化症〈指定難病69〉、黄色靭帯骨化症〈指定難病68〉）、ストレートネック、腰椎椎間板ヘルニア、腰部脊柱管狭窄症、腰椎すべり症（分離性、変性）、成人脊柱変形症（腰椎変性後側弯症）、環軸椎亜脱臼、脊椎椎体骨折（脊椎外傷）、骨粗しょう症性椎体圧迫骨折、脊椎感染症（椎体炎、化膿性脊椎炎、結核性脊椎炎）、キアリ奇形、脊髄空洞症〈指定難病117〉、脊椎腫瘍（大部分は転移性）、脊髄腫瘍（硬膜外腫瘍、硬膜内髄外腫瘍、髄内腫瘍）、馬尾腫瘍、特発性大腿骨頭壊死症〈指定難病71〉、脊髄血管障害（脊髄梗塞、脊髄出血〈硬膜外、硬膜下、くも膜下、髄内〉、脊髄血管奇形）など。

　これらに対して、以下の手術が行われます（順不同です）。

手術術式名：人工関節置換術（膝、股、肩、肘）、最小侵襲脊椎安定術、頚椎前方固定術、頚椎選択的椎弓形成術、頚椎前方・頚椎後方除圧固定術、頚部（椎間板切除術、椎間孔拡大術／マックF）、頚・胸・腰椎椎弓切除術、腰椎椎弓形成術、胸腰椎椎間板摘出術、経皮的内視鏡下腰椎椎間板摘出術：PELD（ペルド）、腰椎椎体固定術、腰椎内視鏡手術、Cortical bone trajectory（CBT；皮質骨軌道）、内視鏡下低侵襲脊椎固定術（XLIF、MIS-TLIF：エムアイエスティーリフ）、環軸椎固定術、経皮的バルーン椎体形成術（BKP：バルーンカイフォプラスティ）、経皮的髄核摘出術（腰椎椎間板ヘルニア）、大後頭孔減圧術・大後頭孔拡大術・空洞短絡術、脊髄腫瘍摘出術、脊椎腫瘍摘出術、大腿骨頭回転骨切り術、大腿骨人工骨頭置換術など。なお、日本脊椎脊髄病学会（整形外科医が中心）および日本脊髄外科学会（脳神経外科医が中心）ではそれぞれ指導医を認定しネット公開しています。

　低侵襲で精度の高い手術に有用なO-arm（オーアーム）（移動型X線透視診断装置）が導入された施設もあります。O（オー）の形をした装置の中でX線管球とフラットパネルディテクタが360度回転し、手術室内でX線透視画像やCT画像のようなX線3D画像を撮影することができる装置です。

　手術中にO-armで撮影したリアルタイム3D画像情報をナビゲーションシステムに取り込んで使用します。リハビリテーション分野には、ロボットスーツHAL®（wearable-type robot Hybrid Assistive Limb）（Cyberdyne社）やリハビリテーション支援ロボットWelwalk（ウェル

ウォーク)® (トヨタ自動車)、節電義手が導入されてき
ています。脊髄損傷など脚に障害のある人の自立動作を
支援し、これにより患者さんのリハビリ支援が進捗する
ものと期待されています。

◎外傷性頚部症候群（頚椎捻挫、むち打ち損傷）

いわゆる鞭打ち損傷（whiplash injury）という用語がよく用いられています。発生機序は、追突や衝突、その他により、頭部を含めた体全体に加速や減速が加わり、そのため重い頭を乗せた、かよわい頚部が過伸展や過屈曲を強制されて、ちょうど鞭を打ったときの鞭のシナリやタワミに似ているということで鞭打ちといわれるようになったとされています。しかし、鞭打ち損傷の用語は一般に広まっていますが、語感に難があるということで、外傷性頚部症候群、頚椎捻挫という診断名が用いられます。

以上のように、機序は頚部の過屈曲、過伸展、圧迫に基づきますが、頚部の軟部組織、神経根、頚椎、脊髄の損傷に由来する一連の症候群を広く頚部症候群といいます。ただし、レントゲンやMRI検査などで明らかな器質的・他覚的異常所見があれば、その所見の診断名（例：中心性頚髄損傷）を優先し、そういった異常が見られない場合を外傷性頚部症候群と診断します。

症状は、次のような自覚症状が主で、他覚的異常所見のないことが大部分です。

①頚部軟部組織損傷症状：頚部痛、頭重・頭痛、悪心・嘔吐、肩こり

②神経根症状：頚部痛、後頭部痛、上肢の痛み・しびれ、肩こり

③椎骨脳底動脈循環不全症：難聴、めまい、倒れ発作

④自律神経症状：めまい、ふらつき、倦怠感、循環器系症状

⑤脊髄損傷症状：四肢の運動・感覚障害、直腸膀胱障害

などですが、これに加えて、加害者・被害者間の紛争や訴訟、

労災認定や保険金支払いのこじれなどによって、⑥神経症的な症状を呈することが少なくありません。

　治療は、保存的療法として受傷初期の安静、理学療法（頸椎固定や牽引を含むリハビリ療法）、薬物療法や心理的療法です。多くは数週間ぐらいで軽快しますが、症状が改善しない場合には頭部外傷後遺症として確定診断されることになります。

ロコモの神経症状

　神経系は中枢神経系（脳、脊髄）と末梢神経系（左右12対の脳神経、左右31対の脊髄神経）から成っています。末梢神経系には運動神経系、感覚神経系、自律神経系（交感神経、副交感神経）があります。神経は『解体新書』を訳し著した杉田玄白の造語で、神気（超自然的な力）が伝わる経脈の意味です。

　手足の痛みやしびれは、ロコモを引き起こす「背骨」の病気のシグナルとして現われる場合があり、全国の成人男女1030名を対象に行われたインターネット調査では、手足に痛みやしびれがある人は、全体の3割と報告されていますので、ロコモの予備軍は多数いると思われます。

　手足の痛みやしびれに対し最もよくとられる対処方法として、「医療機関への通院」を挙げる人は1割程度であり、その他9割は「特に何もしていない」「市販の鎮痛薬や湿布」「マッサージ等の民間療法」などと回答しています。現在は、自己判断で放置あるいは対処する場合が多い状況ですが、ロコモでは適切な治療までの期間が症状の回復を左右するため、"ロコモチャレンジ！推進協議会"では、手足の痛みやしびれが続きながら悪化するときには、専門家である整形外科へ受診することを呼び

かけています。

　高齢者は下肢の筋力が低下するとともに体の平衡感覚が鈍るため、ちょっとしたものにつまずいて、その拍子によろけて転倒したり、滑って転んだりすることで骨折することが多くなります。

　加齢による運動器の障害も加わると、日常生活での自立度が低下し、介護が必要になったり、寝たきりになったりするリスクが高くなります。いずれもロコモで引き起こされる状態です。

　ロコモの患者さんの多くが訴える神経症状は、運動障害、感覚障害、自律神経障害です。運動障害は手指が動かしにくい、震える、字が書きにくい、ボタンがかけられない、歩きにくい、ふらつく、つまずくなどです。

　感覚障害は「しびれ」と「痛み（疼痛）・神経痛」です。これらに合併して様々な自律神経障害（膀胱直腸障害［尿失禁・下痢・便秘］、立ちくらみ、発汗異常など）や自律神経失調症状（頭痛、めまい、耳鳴、動悸、疲れ、冷えなど）が重なってみられます。

◎しびれ（しびれ感）（numbness）

　英語ではナァンナァスと発音します。末梢神経が体の表面に近いところを走っている場合、長時間肘をつく、足を組むなどの動作後に、しびれや脱力が起こることがあります。このように、しびれというと、正座した後の足のしびれのことを思い出す人が多いと思います。患者さんが「しびれ」を訴えて病院に来られる場合、実は医学的にはいろいろな種類のものを含んでいます。

　しびれという言葉はいろいろな意味で使われます。びりび

りする、ぴりぴりする、触ってもよく分からない、温度が分からない、冷えるなど、様々な言葉で表現されます。中には手足の動きにくさ（脱力）や筋肉のこわばり（過度の緊張）等の運動障害をしびれと表現する人もいます。また、手足の血液循環に障害があると手足が冷たくなりますが、それが「しびれ」と表現される場合もあります。英語ではnumbness（体の一部の感覚が部分的あるいは全く欠如していること）が一般的ですが、麻痺（palsy、paralysis）の意味もあります。

　医学的にはしびれとは感覚障害のことです。では、人はどのようにしてしびれを感じるのでしょうか？　私たちの体のあらゆる部位には、感覚器官があり、温度、痛み、触覚、圧覚、振動覚を感覚末梢神経に伝えています。

　そして感覚末梢神経から脊髄感覚神経路を通り、脳感覚中枢に伝わります。右半身の感覚は脳の左半球で認識されます。末梢神経→脊髄後根→脊髄後角→脊髄→脳という感覚の通り道（感覚路）のどこかに病気があると、感覚の異常が起こります。

　ロコモの人の多くがしびれに悩まれますが、まず、感覚に関わる神経路のどの部分が悪くて症状が出ているのかを見つけることが大切です。脳が侵されていることがあれば、脊髄に異常があることもあります。手足の筋肉や皮膚など脊髄から出て全身に分布する末梢神経の病気で、しびれが起こることもよくあります。侵される部位によっては、運動障害や自律神経障害を伴うことも多く、病気の原因は実に様々です。四肢のしびれを来す病名を順不同で挙げると、脳血管障害、脊髄疾患、頚椎症性神経根症（頚肩腕手のしびれ）、脊柱靭帯骨化症（頚椎後縦靭帯骨化症〈四肢の症状〉、胸椎黄色靭帯骨化症〈下肢の症状〉）、胸郭出口症候群（肩腕手のしびれ）、手根管症候群（正中神経

の支配領域／母指・示指・中指を中心にしびれ）、肘部管症候群（尺骨神経の支配領域／小指・環指のしびれ）、様々な原因によるニューロパチー（家族性アミロイド、血管炎性、慢性炎症性多発）、腰椎疾患（椎間板ヘルニア、脊柱管狭窄症）、末梢神経炎、糖尿病、アルコール性末梢神経障害、ギラン・バレー症候群、トリカブト摂取、梅毒、悪性腫瘍（原発性および転移性悪性腫瘍、多発性骨髄腫など）に伴う末梢神経炎などです。以下、これらのいくつかを含めて記述します。

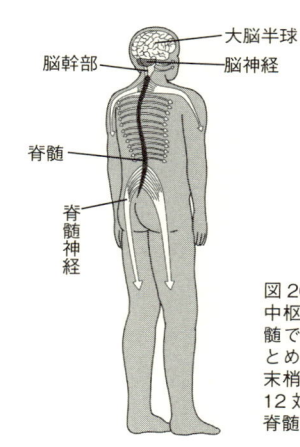

図26　神経系
中枢神経系（脳脊髄）は大脳、脳幹、小脳、脊髄で構成され、そのうち大脳、脳幹、小脳をまとめて脳という。脳・脊髄から出る枝の神経を末梢神経といい、そのうち大脳、脳幹から左右12対の脳神経が出て、脊髄からは左右31対の脊髄神経が出ている

◎末梢神経障害（ニューロパチー）によるしびれ

　末梢神経には感覚・運動・自律神経が含まれるため、しびれなどの感覚障害の他、運動障害（筋力低下、運動麻痺）や自律神経障害を伴うこともあります。

　末梢神経が障害されると、一般に両手や両足の先端の方からしびれが起こってくることが多く、しびれの部位が"手袋状"や

"靴下状"と表現されることがあります。

　末梢神経障害には、手足の複数の末梢神経が障害される多発神経障害と、一本の末梢神経が障害される単神経障害があります。

　多発神経障害は内科の病気や中毒などの全身疾患から起こることが多く、単神経障害は内科の病気の他、末梢神経の血流障害や圧迫・外傷などが原因となります。多発神経障害では、しびれの部位は、ほぼ左右対称で、手袋・靴下状と表現されます^{（図27-①）}。

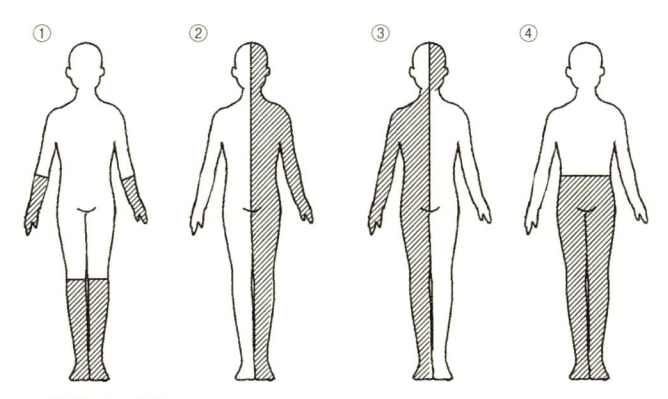

図27　感覚障害の範囲
①多発性末梢性神経障害、②大脳・脳幹（中脳）障害（病巣と反対側の顔を含む半身の症状）、③脳幹（橋、延髄）障害（病巣と同側の顔の症状と反対側半身の症状）、④脊髄障害（94〜97ページを参照）

①内科的疾患による末梢神経障害

　末梢神経障害には内科的疾患で起こるものが多く、早めに病院で診察と検査を受けることが大切です。治療が遅くなれば、しびれなどの症状も治りにくくなります。

1）糖尿病

厚生労働省「国民健康・栄養調査」（2018年）では男性の16.3%、女性の9.3%が「糖尿病が強く疑われる者」と推計されています。

糖尿病性末梢神経障害は多発神経障害と単神経障害とに分類されます。

多発神経障害の場合は通常両足・両手に徐々にしびれ（しびれ感）が生じます。ストッキング・グローブ様と称されるように、左右差がなく、指先から徐々にしびれが上昇して行くのが特徴です。また、足の裏に薄紙を張ったような違和感があると訴える患者さんも多いようです。

一方単神経障害は糖尿病性の末梢神経血流障害に起因し、この場合は急に起こり、外眼筋麻痺（動眼神経・滑車神経・外転神経の障害）による複視（物が二重に見える）および顔面神経麻痺が多く、発症は罹病年数あるいは血糖コントロールとは相関しません。大腿神経に単神経障害が発生すると、激しい下肢痛と筋力低下が起こります。単神経障害では95%以上の症例が3カ月以内に自然寛解するのが通常です。

治療の第一は糖尿病のコントロールで、ビタミン剤も投与します。しびれや痛みが強く感じられる場合には、鎮痛薬なども必要となります。長期間の血糖コントロール不良例では、急速な血糖改善により、激しい痛みを来す「治療後神経障害」を呈する例があり、この有痛性神経障害は治療に難渋する場合があります。

なお、糖尿病は歯周病（歯についた細菌が引き起こす炎症）と関係が深く、糖尿病では歯周病になりやすく、歯周病になると糖尿病の症状が悪化します。

2）膠原病（SLE、リウマチ、結節性多発動脈炎など）、その他

膠原病では血管の炎症が体の様々な部位に起こります。末梢神経の血流障害が生じると、複数の神経に障害が起こる多発神経障害が発生します。そうなると、ステロイド薬などで原因疾患である膠原病の治療が必要となります。その他、末梢神経障害の原因には、血液疾患（多発性骨髄腫など）、腎疾患、悪性腫瘍などもあります。どの病気でも、原因疾患の治療が第一です。

3）アルコール多飲、有機溶媒中毒、薬物中毒

アルコール過剰摂取により、酩酊や意識障害などの急性症状が起こることはよく知られていますが、長期の大量飲酒は飲酒をやめてもすぐには治らない慢性の多発神経障害を引き起こします。これらの人々では知覚神経の障害が多く、しびれはよくある症状です。しびれがつらくて飲酒を続ける人もいますが、治療に飲酒は禁物です。ビタミン剤の投与などを行うこともあります。

有機溶媒（n-ヘキサン、トルエンなど）とは、ボンドやシンナーに含まれている物質です。急性中毒の症状としては興奮や意識障害が知られていますが、長期に曝露すると慢性の多発神経障害が起こり、手足のしびれに悩まされるようになります。治療は吸入をやめることとビタミン剤の投与です。

薬物の中には副作用として末梢神経障害を起こすものもあり、非可逆性（回復しない）の末梢神経障害を起こす薬物は使用を速やかに中止とします。ただし、抗がん剤や抗てんかん薬など、副作用の可能性があっても使わなければならない場合には、ビ

タミン剤を併用することなどで副作用の出現を予防しながら使用します。

4）ビタミン欠乏症

ビタミンB_1、B_6、B_{12}、あるいは葉酸（ビタミンM）、ビタミンB_9などが欠乏すると、知覚障害を主症状とした多発神経障害が発生します。治療はビタミン剤投与です。手足のしびれや神経痛にメコバラミン（ビタミンB_{12}製剤）がよく用いられます。

5）末梢神経炎

代表的な疾患であるギラン・バレー症候群は、しびれなどの知覚障害は軽いのですが、急速に発症する左右対称性の四肢筋力の低下と腱反射の消失を主徴とする病気です。免疫障害が原因と考えられており、有効な治療法としてはγグロブリン大量療法あるいは血液浄化療法が一般的です。ステロイド単独療法は無効とされています（併用はあり得ます）。

6）遺伝性疾患

この病気は、小児期から20代くらいまでに発症し、徐々に進行します。運動障害（筋力低下）を伴うことが多く、家族に発症歴があることが特徴です。遺伝子レベルの研究が進んでいます。

②神経圧迫性の上肢の末梢神経障害（絞扼性神経障害）

圧迫（絞扼：締め付けられる）などによる末梢神経障害や神経根障害について解説します。脊髄から手足に通じる神経が出るところを神経根、それから先を末梢神経といいます。脊椎

の変形などがあると神経根が圧迫されることになります。また、末梢神経には走行によって圧迫を受けやすいものがあります。これらはともに感覚障害や運動障害が起こる原因になります。

1）手根管症候群

　手根管症候群とは正中神経（せいちゅうしんけい）が手根管（手のひらの手首に近いところ）の中で圧迫されている状態です。母指から薬指にかけての知覚障害（しびれ・痛みが夜間や起床時に感じられる）、運動障害（進行すると母指筋肉の萎縮）が起こり、小指には起こらないという特徴があります（図28・左）。ファーレン（Phalen）徴候（テスト）といって、両側の手首を掌屈位に強く曲げるとしびれが現れたり増強したりすると本症候群の疑いがあります。また、ティネル（Tinel）徴候陽性とは手根管部を叩くと正中神経支配領域に異常感覚が放散すること、フリック（Flick）徴候陽性とは手を振るとしびれや痛みが緩和されることも本症候群を疑います。

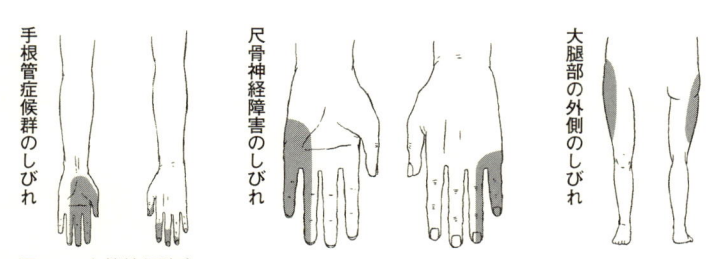

図28　末梢神経障害
左：正中神経障害（手根管症候群）、中央：尺骨神経障害（肘部管症候群）、右：大腿外側皮神経障害

　正中神経は手首部にある手根管という靭帯で形成された狭いトンネルを通り抜ける構造になっており、この部分は何らかの

原因で圧迫されやすく、手の使いすぎによる腱鞘炎によっても正中神経麻痺を起こします。

　手根管症候群は、女性に多く、手作業の多い人がなりやすい病気で、妊娠中の方に起こることもあります。透析、関節リウマチ、甲状腺機能低下症、アミロイドーシス（全身性アミロイドーシス、家族性アミロイドポリニューロパシー）、糖尿病などが原因となって発症することもあります。手根管症候群、肘部管症候群、橈骨神経麻痺などの末梢神経麻痺の診断には画像検査（末梢神経超音波検査、MRI検査）や神経伝導速度検査が有用です。

　およそ３分の１は自然によくなります。基礎疾患の治療、消炎鎮痛薬やビタミンB_{12}薬内服、ステロイド内服・局注、装具などで不十分な場合や難治例には、「手の外科」専門医によって、手術的に手関節部の正中神経への圧迫を解除（内視鏡を用いた鏡視下手根管開放術や小皮切による直視下手根管開放術／手根管を覆っている靭帯を離断する）します。

　2）肘部管症候群
　尺骨神経が肘の内側にあるトンネル（肘部管）で圧迫されている状態です。原因の多くは肘関節の変形（変形性肘関節症）です。手指の運動障害（握力低下や変形：ワシ手）や、薬指（小指側）から小指にかけての感覚障害（しびれ・痛み）が特徴です（図28・中央）。

　肘を骨折したり、肘を酷使し続ける、肘を長時間ついている人や長期間臥床している人に多い病気です。テニス、野球、柔道の選手にも多くみられるとされています。尺骨神経の外傷歴の有無や圧迫している病変がないかどうか調べる必要がありま

す。重症度の判定には神経伝導速度検査が有用で、重症になる
ほど肘から手までの伝導速度が遅くなります。

　治療は圧迫をさける工夫やビタミンB_{12}を内服することにな
りますが、場合によっては尺骨神経への圧迫を取り除いて尺骨
神経を前方へ移動させる手術（靭帯切離、ガングリオン切除、
骨切除、尺骨神経前方移動）をすることもあります。

3）橈骨神経麻痺

　橈骨神経は手首を持ち上げる筋肉を支配する神経ですが、
ちょうど腕枕をしたときに同神経が圧迫されやすく、朝目が
覚めたらそちら側の手首が垂れていたというのが典型的です。
Saturday night pulsy（土曜の夜の麻痺）という別名もあります。

　橈骨神経麻痺は上腕骨骨折では下垂手（drop hand）^{（図29）}と
なって、運動神経麻痺と感覚神経障害（しびれ）を来します。
肘関節部で障害されると手首の背屈は可能ですが、指が下がっ

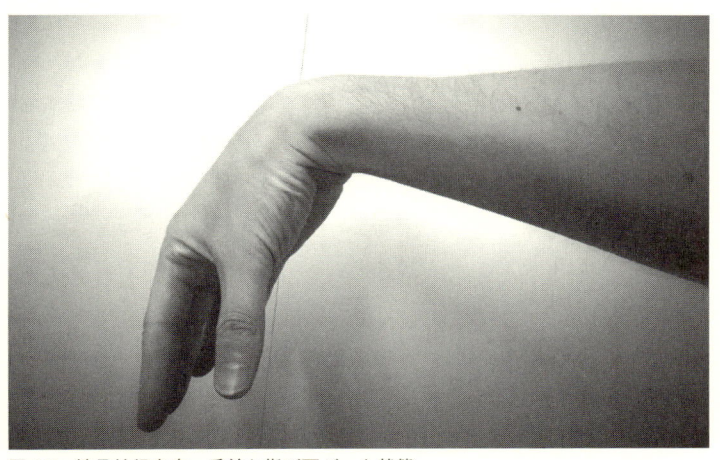

図29　橈骨神経麻痺　手首と指が下がった状態

た状態となり下垂指（drop finger）といい、運動神経のみが障害されます。

　治療は保存的療法と手術療法とがあります。腕枕睡眠後の麻痺はすぐに回復します。骨折や脱臼、神経損傷、ガングリオンなどの腫瘤、腫瘍などでは手術の適応となります。

　4）腱鞘炎

　腱鞘炎の原因は上記の1）〜3）のような神経圧迫による神経障害ではありません。腱は筋肉と骨をつないでおり、代表的なのはアキレス腱です。

　腱と腱鞘（腱のトンネル）との間に摩擦による炎症がおこって腱鞘炎となります。親指の使い過ぎで、手首の親指側の腱と腱鞘がこすれて炎症がおこるのを「ドケルバン病」といい、スマートフォンを片手で親指だけで操作しつづけるのも一因（スマートフォン・サム〈親指〉）になるとされています。

　腱鞘炎は手の指を曲げる屈筋腱の多くみられ、指が痛くて曲げづらく、伸ばしづらくなり、無理に伸ばそうとするとはじけるように指が伸びる「ばね指」という状態になります。ばね指は更年期や妊娠周産期の女性、手をよく使う仕事に起こりやすく、親指、中指、薬指、小指、人差し指の順に起こりやすいといわれています。治療法は鎮痛薬、腱のトンネルを拡げる運動（ブロックエクササイズとストレッチ）ですが、症状が軽いうちに整形外科を受診しましょう。

　5）変形性頚椎症、頚椎椎間板ヘルニアによる神経根圧迫

　加齢や外傷などにより椎間板に変性が起こり、頚椎が変形してずれるのが頚椎症（頚部の椎骨のずれ）で、クッションの役

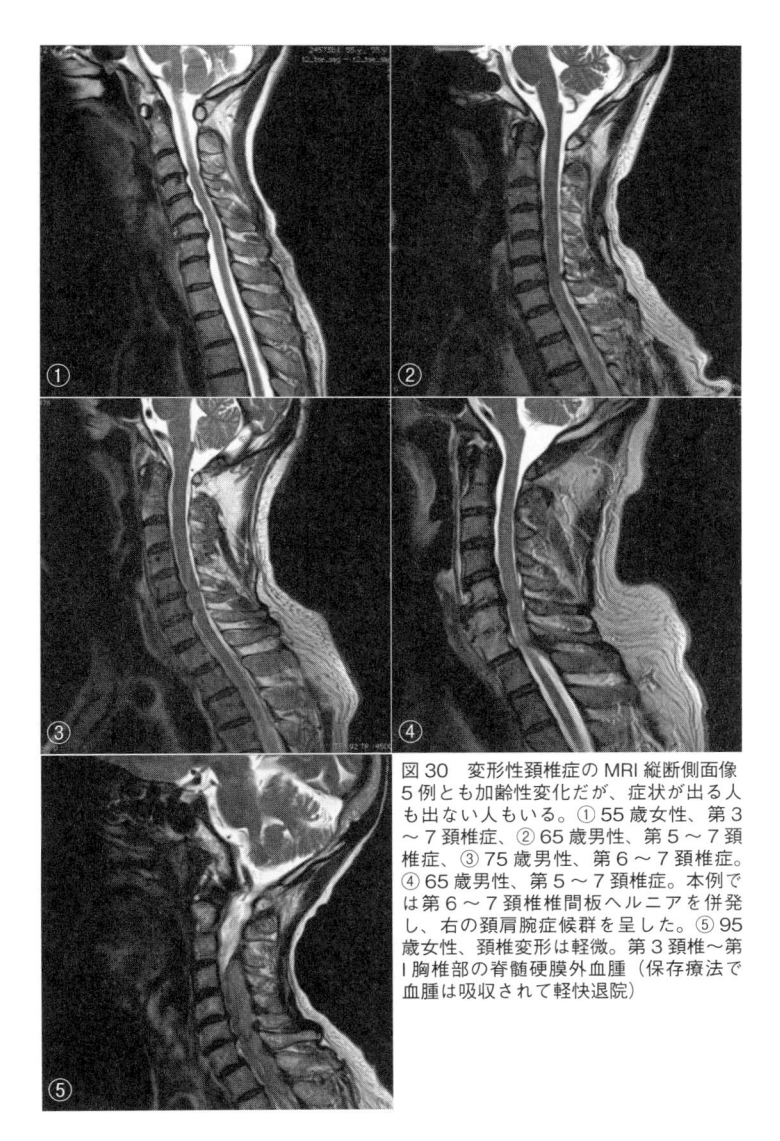

図30　変形性頚椎症のMRI縦断側面像
5例とも加齢性変化だが、症状が出る人
も出ない人もいる。①55歳女性、第3
〜7頚椎症、②65歳男性、第5〜7頚
椎症、③75歳男性、第6〜7頚椎症。
④65歳男性、第5〜7頚椎症。本例で
は第6〜7頚椎椎間板ヘルニアを併発
し、右の頚肩腕症候群を呈した。⑤95
歳女性、頚椎変形は軽微。第3頚椎〜第
I胸椎部の脊髄硬膜外血腫（保存療法で
血腫は吸収されて軽快退院）

117

割をしている椎間板が変性して内部が脊柱管に向けて飛び出して脊髄（頚髄）や神経根を圧迫するのが頚椎椎間板ヘルニアです。

40〜50歳代の、特に男性に多い疾患で、症状は頚部の痛みや頚肩腕の運動・知覚障害です（頚肩腕症候群）。また、関連痛としてその部分から筋膜がつながっているので腰痛まで惹起する（筋・筋膜性疼痛症候群）ことがあります。

頚椎症や頚椎椎間板ヘルニアなどの疾患によって神経根（第5〜第8頚神経）が圧迫されると、上肢（腕や指先）に感覚障害や運動障害が起こってきます。感覚障害は、しびれ、痛み、感覚が鈍くなる（感覚鈍麻）などで、運動障害は、手に力が入らない、細かい手作業がしにくいなどです。頚の向きなどで症状に変化があればこのような頚椎由来の症状が強く疑われます。

障害の部位は圧迫される部位により異なり、神経のみでなく脊髄自体が圧迫されると、両側の上肢だけでなく下肢の広い範囲で感覚障害や運動障害となることもあります。

頚椎のレントゲン、CT、MRI検査で感覚障害や運動障害の部位に一致した病変所見がみられれば確定診断されます。

治療は、保存的治療と手術的治療とがあります。保存的治療は、内服薬、神経ブロック注射、リハビリです。内服薬には、神経痛治療薬（プレガバリン）、ビタミン剤、消炎鎮痛剤、抗うつ剤などがあります。

神経ブロック注射（局所麻酔薬、ステロイド薬）は、超音波（エコー）ガイド下に、頚椎から神経が出てくる部位で針を刺入します。熟練した医師は目標とする神経根や針の位置関係を見間違うことはありません。手術は首の前から行う頚椎前方固定術と、後ろから行う頚椎後方固定術があります。

　リハビリは頚部や腕に電気を当てたり、動かしにくくなっている手の運動トレーニングなどを行ったりします。また頚椎カラー（ソフトカラー、フィラデルフィアカラー）の装着で、症状が楽になる場合があります。頚部の牽引療法は脊髄の圧迫が強い場合には行われません。

③神経圧迫性の下肢・腰部の末梢神経障害
　1）腓骨神経障害
　脚を組んで長時間座っている姿勢が癖になると、腓骨神経が圧迫されて、下腿の筋力が低下することがあります。しびれなどの感覚障害は少ないとされているだけに要注意です。原因となる他の疾患がないかどうか調べるとともに、脚を組んで座るのをやめるなどの注意が必要です。

　2）大腿外側皮神経障害
　大腿部の外側にしびれ感やピリピリした感じを自覚することがあります^(113ページ図28・右)。痛みが主体となると大腿外側皮神経痛といいます。原因は、肥満やきつい下着などで神経が圧迫されることにあります。治療は圧迫の解除とビタミン剤の投与などです。

　3）腰椎変形による神経根圧迫
　腰椎椎間板ヘルニアのよく起こる部位は下部腰椎で、これは神経根の部分が圧迫されていることに原因があります。

　一般的な症状は、腰痛と大腿後面から足にかけての感覚障害や下肢の運動障害で、排尿障害を伴う場合もあります。痛みが

激しい場合は坐骨神経痛とよばれます。治療は腰椎コルセット（軟性コルセット／ダーメンコルセット、半硬性コルセット）や牽引で、場合によっては手術が必要となります。この他、神経根ブロック、ビタミン剤や鎮痛薬の投与も行います。

◎中枢神経（脳、脊髄）障害によるしびれ

脳、脊髄の疾患が原因となる感覚障害で、症状の出現や経過には、原因ごとの特徴があります。一般に、血管障害（出血・梗塞）では突然に、炎症性疾患では数日の経過で、腫瘍などでは週または月単位で症状が現れます。

病変部位により、しびれの部位は異なり、四肢の運動障害や言語障害、嚥下障害、自律神経障害を伴う場合があります。診断には、脳のCT、MRI検査所見が重要です。

1）大脳半球

大脳半球の深部には視床という感覚神経が集まっている部位があります。視床出血、視床梗塞などでは、病変と反対側の顔面・手足に感覚障害が発生します[（109ページ図27-②）]。

しびれの程度は様々で、耐え難い痛みを伴う場合は視床痛とよばれます。原因となる疾患に対する治療は勿論ですが、風が当たっても痛いというような典型的な視床痛には、鎮痛剤の他、精神安定剤や抗うつ剤の投与も必要になります。

しびれなどの感覚障害は視床以外の大脳半球の病変でも起こりますが、一般にはその程度は軽いのが通常です。

2）脳幹障害

脳幹は、大脳半球よりも下部で脊髄につながる部位を指しま

す。脳幹部には運動神経・感覚神経が密に走行しており、心機能・呼吸機能など生命に関わる中枢として重要な部位です。

　また、脳幹から、頭頚部へ運動神経・感覚神経や眼球を動かす神経などが出ていくため、病変の部位により多彩な症状が出現します。感覚障害に関しては、脳幹下部の障害で、病変と同側の顔面と反対側の四肢に感覚障害を来します^(109ページ図27-③)。

3）脊髄

　外傷などによる脊髄損傷、脊髄血管障害や脊髄腫瘍、炎症性疾患や変性疾患もしびれの原因となる疾患です。障害部位により感覚障害（しびれや感覚低下）の分布も様々です。

　脊髄障害は、横断性障害型、半側障害型、前方障害型、後方障害型、中心部障害型などに分類されます。横断性障害型では障害部以下に全知覚の低下を来します^(109ページ図27-④)。

　脊髄半側障害型障害では、障害側の深部知覚低下と反対側の温度・痛覚低下を来します。脊髄障害による感覚障害の分布は図に示したような典型例ばかりではありませんが、脊髄のMRI検査なども参考に疾患を診断しています。

　原因となる疾患に対する治療の他、必要に応じて鎮痛剤、精神安定剤、抗うつ剤の投与もします。

◎電気生理学的検査

　電気生理学的検査は、しびれの原因の診断に役立ちます。

①神経伝導検査

　末梢神経障害が疑われる場合、末梢神経に弱い電気刺激を与えて神経の通り具合を調べます。検査中は電気刺激のピリピリ

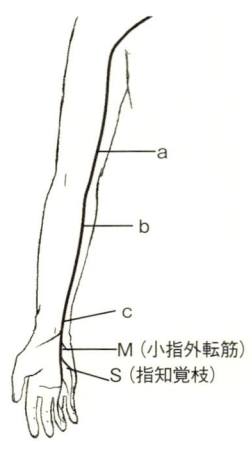

図 31　尺骨神経の走行
活動電位を検査する電極を置く部位
(Rajesh K Sethi,Lowery Lee Thompson（著），小林千秋，白井康正（翻訳）：ベッドサイドの筋電図ハンドブック－診断の要点と手技．第 2 版．メディカル・サイエンス・インターナショナル,1990. を参考に作成)

した感じがありますが、後に残ることはありません。

　この検査では、神経伝導速度と反応の大きさ（活動電位の振幅）を計測します。末梢神経には運動神経と感覚神経があり、検査にも運動神経伝導検査と感覚神経伝導検査の 2 種類があります。例として、尺骨神経を示します^(図31)。

　神経の走行に沿ったa（肘上）、b（肘下）、c（手首）に刺激電極を当てて電気刺激を与えます。運動神経の活動電位は小指外転筋（M）に置いた電極から記録し、感覚神経の活動電位を指知覚枝（S）から記録して、電極間の距離と活動電位の反応が起こるまでの時間から神経伝導速度を計算します。例えば、肘で尺骨神経が圧迫され障害が生じていると、a-b 間の伝導速度が遅くなります。

　多発性末梢神経障害では、複数の神経で伝導速度の遅延や活動電位の低下がみられます。糖尿病は末梢神経障害を起こしやすく、しびれなどの症状がない患者さんでも、検査をしてみると神経伝導の異常が発見されることがあります。

②体性感覚誘発電位検査
　体性感覚誘発電位検査は、末梢神経から脳幹、大脳皮質にいたる感覚神経路に異常がないかを調べる検査です。記録電極を脊椎や頭皮に置いて、脊髄や大脳半球の反応を記録し、中枢神経の伝導が正常であるかどうかを評価します。多発性硬化症などの脊髄疾患の診断に有用です。
　このように、しびれの原因を調べる電気生理学的検査は、診断を正確にするために役立ちますが、患者さんから病歴を詳しく訊くことが基本であることはいうまでもありません。
　しびれを訴える患者さん全員にこのような検査をするのではなく、患者さんごとに必要な検査のみを行います。どの検査が必要かを見極めるのは医師の仕事です。

◎間欠（間歇）性跛行（intermittent claudication）、間欠跛行
　高齢者の中で、日常生活で下肢のストレッチングなどをするとすぐふくらはぎがつりやすいとか、夜寝ているときに自然とふくらはぎがつって痛むと訴える人が多くなっています。
「跛行」とは「足を引きずって歩く」ことをいいますが、主に痛みにより歩行が困難になります。間欠性跛行とは、安静時には症状はないのに少し歩くと下肢に痛みやしびれが生じて歩くのが困難となりますが、その時点で一時休息すると症状が軽減し再び歩けるようになる一時的な症状のことです。

例えば、近所のスーパーマーケットまで歩いていくのに下肢の痛みやしびれなどが出現し何度も休むとか、立って家事をするとふくらはぎが痛くなったりするなどがこの症状にあてはまります。

　同じような症状が下肢の血管障害でもでることがあり、間欠性跛行には腰部脊柱管狭窄症、腰椎変性すべり症や分離すべり症によって起こる「神経性跛行」と、「閉塞性動脈硬化症（ASO：Arteriosclerosis Obliterans）」や「閉塞性血栓性血管炎（TAO：Thromboangiitis Obliterans）」などによって起こる「血管性跛行」との２つがあります。血管性跛行は、腸骨動脈、大腿動脈、膝窩動脈病変などの末梢動脈閉塞性疾患によって起こる下肢虚血の症状です。高齢化によって、今後もますます患者数が増加していくことが予測されています。

　この両者は症状が似ていて区別は難しいことが多く、ともに高齢患者さんに多く発病しますが、両者を取り扱う診療科が異なります。しかし両者とも進行性の病気であり、神経性の場合は下肢の麻痺や尿や便失禁などの膀胱直腸障害にいたりますし、血管性の場合は下肢の壊死など最悪の例では下肢の切断にいたることがあります。

　両者とも、歩くと足が痛くなるという症状は一緒です。では何が異なるのでしょうか？　それは休むときの姿勢です。

　神経性跛行の場合には、立って休んでいても足の痛みやしびれはあまりとれません。多くの場合、休むときにはベンチに腰かけたり、しゃがみ込んだりと、腰を前かがみの状態で休んだときに初めて症状が軽くなります。

　ところが、血管性跛行の場合、安静時には症状がなくても、歩行時は安静時に比べ大量の血流を必要とするため、歩行を続

けていると酸素不足により、しびれや痛みが発生します。前かがみになっても休んでも症状は楽になりません。したがって、休むときの姿勢には関係なく、歩くのをやめれば症状はよくなります。重症下肢虚血（CLI;critical limb ishemia）（重症虚血肢）は動脈硬化で血液の循環が悪くなった状態（閉塞性動脈硬化症）が進行して重症化した状態の足のことをいいます。

　腰部脊柱管狭窄症では、立位負荷試験（立位のみで下肢痛が誘発されます）と姿勢因子、慢性動脈閉塞症では足背動脈の拍動欠損、ふくらはぎの筋肉に限局した痛みという特有の症状を見分けることが必須になります。腰部脊柱管狭窄症の患者さんは腰痛を伴っていることが多いので、これも鑑別の一助となります。

　もう1つの鑑別診断で注意を必要とするのは、下肢に坐骨神経痛を来す腰椎椎間板ヘルニアとの違いです。

　腰椎椎間板ヘルニアでは、腰を前屈すると坐骨神経が引っ張られて症状が悪化する傾向があります。これに対して脊柱管狭窄症では、腰を後屈させることで狭窄（脊柱管が狭くなっている部分）の程度が強くなり、前屈すると脊柱管が広がることで症状が楽になります。

　腰部脊柱管狭窄症では、姿勢の関係で歩くのはつらいですが、自転車に乗るのは意外と問題がないようです。自転車に乗るときには、座っている姿勢に近いので腰が前かがみになっているからです。

　神経性の間欠性跛行は整形外科で診断され治療に当たります。血管性の間欠性跛行は血管外科で担当し、血圧脈波検査による動脈硬化の検査をすることになります。

◎慢性疼痛（chronic pain）

慢性疼痛（慢性痛）とは、急性疾患の通常の経過あるいは創傷の治癒に要する妥当な時間を超えて持続する痛みや進行性の疾患による痛みのことで、発生の仕組みや原因によって侵害受容性疼痛、神経障害性疼痛、心理社会的（以前は心因性と呼ばれていた）疼痛に分類されます。そして、慢性化するとこれらの3要因が互いに混合する混合性疼痛（mixed pain condition）になることも多くなっていきます。痛みは、「組織の実質的あるいは潜在的な傷害に結びつくか、このような傷害を表す言葉を使って述べられる不快な感覚、情動体験である」と定義されていますが、痛みの形容は多様で、うずき（拍動痛）、刺すような（穿刺痛）、電気ショックのような（電撃痛）、灼熱感、言葉では表現できない痛み、その他です。

①侵害受容性疼痛（nociceptive pain）

侵害受容とは、組織に傷害が生じたことを神経が知ることをいいます。侵害受容性疼痛とは、障害や炎症を起こしたことに伴って、その組織から出る発痛物質で侵害受容器が刺激され、末梢の感覚神経線維から脊髄後角、脳へと順に痛みの情報が伝達されて感じる痛みのことをいいます。

打ち身、切り傷、火傷、ぎっくり腰、骨折、筋筋膜炎（Myofascial Pain Syndrome：MPS）、肩関節周囲炎、椎間関節炎、変形、不安定性など生体組織を傷害する原因によって起こり、日常生活で感じる多くの痛みが侵害受容性疼痛です。いわば生理的な痛みで、体に起こっている異常を私たちに知らせてくれます。

腰痛や膝痛は、椎間板や軟骨の変性によって靭帯、関節包、

滑膜、筋肉の神経が刺激されて痛みが伝わります。この疼痛には、痛み止めの内服薬や注射薬の効果が見込めます。まずは、局所の安静保持と、治療薬としてNSAIDs（エヌセイズ：鎮痛薬／発痛物質の作用を増強させるプロスタグランジンの生成を抑制する）がよく用いられます。

この疼痛は、組織の実質的な傷害に結びつく、つらくて不快な感覚ですが、原因の治癒が通常の経過で得られても、痛みだけが残ってしまう場合があります。痛みの問題が複雑なのは、神経が知る侵害受容から脳へ痛み信号が伝わることと、脳がそれを痛みと感じることは異なるものであることが原因であると分かってきています。

そして、急性期の痛みの原因となる組織の傷害が治癒してもなお、「症状発現から3カ月以上」痛みが持続している状態は、慢性疼痛（例えば、慢性腰痛症、変形性脊椎症、腰痛すべり症、

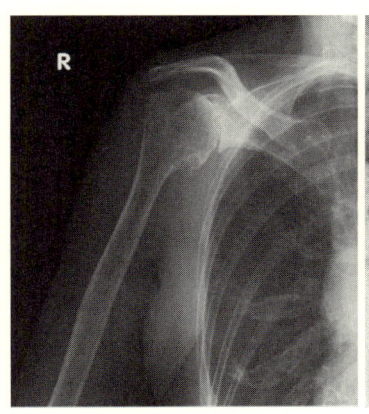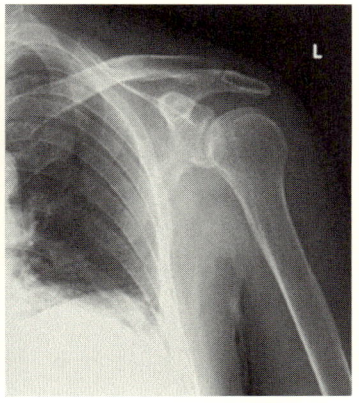

図32
変形性肩関節症のX線像。左図：70歳代後半女性、肩関節の関節裂隙が狭小化し、関節面の変形や軟骨下骨の硬化が認められる。右図：70歳代後半男性、肩関節は正常所見

変形性（肩、股、膝）関節症、頚肩腕症候群、肩関節周囲炎〈五十肩〉、変形性肩関節症など）となります。これら慢性疼痛の多くは慢性化した侵害受容性疼痛です。

　ロコモ、フレイル、サルコペニア、筋萎縮は慢性疼痛の原因になりますが、この慢性疼痛（がん性疼痛を含む）は運動器の動きを抑制し、これらの疾患の症状をさらに悪くします。

　侵害受容性疼痛ではアセトアミノフェン、非ステロイド性抗炎症薬（NSAIDs）、弱オピオイド、強オピオイドの順に使用します（第7章「ロコモの痛みの治療」参照）。

②神経障害性疼痛（neurogenic pain）

　ロコモにみられる痛みの多くは、個々の病名とは別に神経障害性疼痛といいます。神経障害性疼痛とは、「体性感覚神経系の病変や疾患により神経が障害されて引き起こされる疼痛」で、末梢神経から大脳に至る侵害情報伝達経路のどこかに病変や損傷が存在する場合に生じます。

　例えば、脊柱管狭窄症や椎間板ヘルニアによる神経根症における痛みは、痛みを伝える感覚神経が圧迫されるなどして起こるものです。

　ロコモ以外に、神経障害性疼痛の原因は様々です。交通事故や、胸、腰、上下肢の打撲や捻挫、手術、注射針刺入といった損傷や刺激でも起こりえます。糖尿病（糖尿病性神経障害）や脳卒中、帯状疱疹などの病気のために神経が損傷されて起きることもあります。この痛みの特徴は、通常の痛み止めが効きにくいことです。

　痛みの性状は、「ヒリヒリ」「ジンジン」「チクチク」「ズキズキする」「電気が走るような」「針で刺されたような」「焼ける

表3　侵害受容性疼痛と神経障害性疼痛の違い（概略）

	侵害受容性疼痛	神経障害性疼痛
画像上の神経病変	−	＋
疼痛の部位・範囲	局所的または放散	高位神経病変の領域
体動・姿勢との関係	安静で軽減	− （誘発テストで＋）
局所所見	圧痛、叩打痛、腫脹など	
慢性疼痛への移行具合	移行しやすい	一層移行しやすい

　ようなひりひりする」「しびれと痛みが一緒に起こる」という
ような痛みです。そのような痛みがほんの些細な刺激（衣服の
すれ、寒い風）で誘発されたり、あるいは何の前触れもなく起
こったりします。

　治療薬としては、急性疼痛にはNSAIDs（エヌセイズ）が
試されます。無効なようなら、早めに神経ブロック療法、プ
レガバリン（カルシウムチャンネル阻害薬／商品名：リリカ®
カプセル）、セロトニン・ノルアドレナリン再取り込み阻害薬
（SNRI）（デュロキセチン／商品名：サインバルタ®）、弱オピオ
イド系鎮痛薬（トラマドール／商品名：トラムセット®、トラ
マール®、ワントラム®）に切り替えます。オピオイド（opioid）
とは医療用麻薬のことで、麻薬性鎮痛薬やその関連合成鎮痛薬
の総称です。

　また、原因がなくなっているにもかかわらず消えない痛みが
あります。この理由としては、体の損傷を検知して脳に伝える

痛みの伝達回路や、その痛みを抑制する回路そのものに異常が起きて、誤作動するために起こるとされます。このような状態では、触覚や温度の情報や痛みを感じるニューロンが異常なまでに敏感になっているのです。

③心理社会的疼痛（psychogenic pain）

　体を精査しても痛みに見合う原因が見つからず、過去に経験した疼痛を原因とした「心理社会的疼痛」もあります。平成22年の国民健康基礎調査では、腰痛の85％は原因の特定ができなかったと報告されており、心理社会的疼痛との関係に関心が持たれています。

　最近の磁気共鳴機能画像（functional MRI=fMRI）や陽電子放射断層撮影（Positron Emisssion Tomography=PET）といった画像研究では痛みを引き起こす心理的・心因的な刺激で活性化される脳の部位（前部帯状回、島皮質、扁桃体、前頭前野）が痛みの情動成分に関する脳の部位と一致していることが分かっており、心理社会的疼痛の原因として注目されています。

　心理社会的疼痛には、薬物（向精神薬）療法やペインクリニック的療法と併せて、慢性疼痛の悪循環を改善し認知の歪みを修正する認知行動療法（Cognitive Behavioral Therapy：CBT）などの心理的アプローチが用いられます。抗うつ薬には、三環系抗うつ薬（アミノトリプチリン／商品名：トリプタノール®）、SNRI（セロトニン・ノルアドレナリン再取り込み阻害薬、デュロキセチン／商品名：サインバルタ®）、SSRI（選択的セロトニン再取り込み阻害薬、フルボキサン／商品名：デプロメール®、パロキセチン／商品名：パキシル®）などがあります。

COLUMN

アロディニア（異痛症）

アロディニア（allodynia）とは、通常では疼痛をもたらさない微小刺激が、すべて疼痛としてとても痛く認識される感覚異常のことで、日本語では異痛症といいます。国際疼痛学会の分類では、痛覚過敏とは分けて定義されています。すなわち、

　　異痛症：非侵害刺激を痛みとして感じる。

　　痛覚過敏：侵害刺激を強い痛みとして感じる。

　となります。

　難治性の神経障害性疼痛が原因である慢性疼痛の代表的な症状とされています。風が当たったり、衣服がすれたりするような、普通には痛みが生じない場合にも、ビリビリ（ピリピリ）した焼けるような痛みを感じます。

　アロディニア発症の確実な機序は未だ不明ですが、脊髄レベルにおける神経伝達の機能異常によるとの説があります。アロディニアを来す疾患名としては末期がん、糖尿病性ニューロパチー、帯状疱疹後、脊髄損傷、線維筋痛症、片頭痛などが挙げられています。

　治療薬は線維筋痛症を含めてプレガバリン（商品名：リリカ®）などの神経障害性疼痛全般に対する選択薬が使用されます。片頭痛には抗てんかん薬（バルプロ酸ナトリウム〈商品名：デパケン®〉、トピラマート〈商品名：アメル®〉など）が推奨されています。また、非薬物療法として心理社会的（認知行動療法）、理学療法的アプローチがあります（第7章）。

◎神経痛（neuralgia）

神経痛とは、末梢神経や神経根の支配領域に発作性の痛みが出現している状態です。支配領域に"しびれ"（感覚障害）を伴う場合もあります。

①坐骨神経痛

原因として最も多いのが、比較的若い世代では腰椎の椎間板ヘルニアなどによる神経根の圧迫です[図33]。腰を動かす動作や腹圧をかけることにより、下肢の後面に痛みが誘発されます。同じ部位にしびれなどの感覚障害がみられることがあります。高齢者の腰椎椎間板ヘルニアでは坐骨神経痛は現れにくく、脚のしびれやだるさなどがよくみられます。

坐骨神経痛の主な症状は、お尻や大腿部の内側から裏側のひきつるような痛みとしびれ、ふくらはぎや足、足趾のしびれなどです。ひどくなると、少し歩くと痛くてしゃがみ込み、少し休むとまた歩けるようになるいわゆる間欠跛行という状態や、長時間立っているのがつらく、下肢の脱力やつまずきなどの症

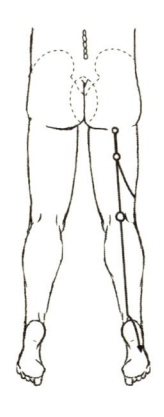

図33　坐骨神経
坐骨神経は腰臀部から足の先まで分布しているため症状（腰痛、下肢痛、臀部のしびれ、下肢のしびれ）が広範囲になりえる（田崎義昭、斉藤佳雄：ベッドサイドの神経の診かた. 南山堂, 1977, P.368. を参考に作成）

状が出ます。

神経痛の治療は、鎮痛薬の投与から始めます。難治性の場合には、抗うつ薬や抗けいれん薬の投与、神経ブロックなども必要になります。

原因がはっきりしている場合は、原因疾患の治療や手術なども行います。しびれを起こす病気は様々で、原因をはっきりさせることが重要となるため、早めの受診をお勧めします。

②肋間神経痛

肋間神経に沿った部位の痛みです。脊椎の病変で脊髄神経根が圧迫された状態では、咳や深呼吸で痛みが誘発されます。

帯状ヘルペスの後遺症としての肋間神経痛は高齢者に多い疾患で、持続性の痛み（灼熱痛）や感覚障害（知覚過敏など）を伴うことが特徴です。

③後頭神経痛

後頭神経痛には、大後頭神経痛、小後頭神経痛、大耳介神経痛の３種類があります。最も多いのは頭部後面の感覚を支配する大後頭神経痛で、第2、3頚椎からの頭皮を走る知覚神経の神経痛です。

圧痛点があり^{（図34）}、骨病変による神経の圧迫が原因となる場合もあります。神経痛の中では、鎮痛剤やブロック注射が効きやすい疾患とされています。後頭神経の興奮が、三叉神経第一枝に伝わり、目の奥の痛み、目の疲れ、まぶしさを同時に感じることがあり、これを大後頭神経三叉神経症候群（great occipital trigeminal syndrome：GOTS）といいます。

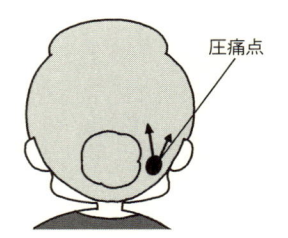

圧痛点

図34　後頭神経痛
頸の付け根から頭のてっぺんや耳の上にかけて走る痛みで、圧痛点があり、圧迫により痛みが誘発・増強されるのが特徴的である。神経痛がある場合に、神経枝が骨孔より出る部位に相当する皮膚面や、体表近くを走行している神経の直上を圧迫すると痛みを誘発する部位があり、通常それを「圧痛点」という

COLUMN

三叉神経痛（顔面痛）

　脳神経は第１から第12まで左右12対あります。順に嗅神経、視神経、動眼神経、滑車神経、三叉神経、外転神経、顔面神経、聴神経、舌咽神経、迷走神経、副神経、舌下神経で、医学生の頃に「嗅いで見る動く車の三の外、顔耳のどに迷う副舌」とか言いながら覚えたものです。

　三叉神経は第５脳神経で、脳神経中で最も太い神経です。脳幹から出て３つの枝（三叉：眼神経、上顎神経、下顎神経）に分かれて顔面の感覚や咀嚼を司ります。

　三叉神経痛では顔面、歯、顎の片側に激しい痛み（電気が走るような電撃痛・灼熱痛）が突発的に起こり、数秒〜数分で消失します。

　痛みの頻度は月に数回から１日に何回もなど様々です。ものを噛む、洗顔、ひげ剃り、会話、歯磨きなどの動作で顔面にある一定の部位（誘発点；トリガーポイント trigger point）に何らかの刺激が加わると痛みが誘発されます[図35]。歯や顎の痛みでは歯科受診をすることもありますが、虫歯が原因ではないと診断されることになります。

　患者さんはこのような動作を避けるようになり、会話や食事ができなくなって抑うつ状態になることもあります。

　三叉神経痛は現在でも特発性（原因不詳）（90％以上）と症候性（10％以下）とに分類されるのが一般的です。

　特発性三叉神経痛の多くは原因不明ではなくて、三叉

神経束が脳幹から出入する箇所で動脈硬化による蛇行を来した動脈（責任動脈）に圧迫されるのが主病因であると考えられています。男女比は1：1.5〜2で女性にやや多く、発症年齢は50歳以降が多く、遺伝性は示されていません。

一方、症候性三叉神経痛は、脳腫瘍や脳血管奇形の三叉神経への圧迫や三叉神経帯状疱疹（ヘルペス）などで起こり、痛みの持続時間が長く、感覚障害（感覚低下や異常感覚）を伴うなどの症状があります。

内服治療は、カルバマゼピン（商品名：テグレトール®）、フェニトイン（商品名：アレビアチン®）といった抗てんかん薬を処方します。8割以上の方に効果がありますが、副作用のため眠気やふらつきなどが出ることがあります。また、薬が次第に効かなくなり、これにともない量も増えてきます。

手術治療は三叉神経痛の原因が画像で確認された場合に行います。血管の三叉神経への圧迫状況は画像検査（MRI,MRA）で描出されます。症候性の場合には、開頭して、原因となっている脳腫瘍や脳血管奇形などの病変を取り除きます。特発性の場合は、同じく開頭して圧迫している血管を神経からはがして、神経への圧迫を除きます（除圧：微小血管減圧術 microvascular decompression:MVD）(図35)。三叉神経と血管の間に詰め物（介在：interposition）をするよりも血管を移転（転位：transposition）する方が成功率も高く、再発率も低いので後者を目指すようにします。手術直後の疼痛消失率は約80〜95%、再発率は年間2〜3.5%と報告されています。

　定位放射線治療（ガンマナイフ、サイバーナイフ）も症候性、特発性の両者に適応があります。脳深部の三叉神経の一部に放射線を当てる治療法です。痛みが消失する機序ははっきりしていません。ガンマナイフ治療の初期除痛効果が70〜90%、再発率は10〜15%と報告されています。

　三叉神経節（ガッセル神経節）やトリガーポイント（眼窩上神経、眼窩下神経、上顎神経、おとがい神経）からの刺激を減少させる神経ブロックも治療選択肢の1つです。

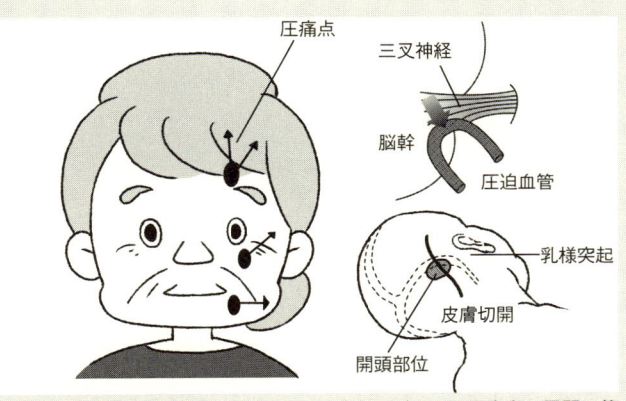

図35　三叉神経痛の顔面分布とバレー（Valleix）の3圧痛点。眉間：第1枝（眼窩上神経）、頬：第2枝（上顎神経）、頤（おとがい）：第3枝（下顎神経、おとがい神経）
三叉神経痛に対する微小血管減圧術の皮膚切開の部位。三叉神経が脳幹から出た直後の部分で血管により圧迫されている（矢印）。この血管を剥離して神経に直接触れないようにする

第2章

ロコモ度の評価・診断

ロコモをどのように評価・診断するの？

　運動器の障害によって運動機能低下を来す病気の既往があるか、または現時点で罹患している人で、日常生活自立度や運動機能が以下に述べるロコモ度テスト（日本整形外科学会が2013年に発表）において基準値（基準域）を逸脱している場合は、まずはロコモと診断します。

　日常生活動作（ADL）が自立しているというと、通常の日常生活が送れるのだと誤解される場合がありますが、正しくは、日常生活を送るための最低限の動作ができるということです。

　介護保険制度では介護度を、要支援1、2（1より重い）、要介護1〜5（最重症）の7段階で評価しています。

　ロコモの重症度は、全体の運動機能、歩行機能、バランス機能で総合的に判定します。膝や腰など局所部位の重症度とは必ずしも一致しません。すなわち、運動器自体の疾患のみならず、第4章で述べる「フレイル」や「サルコペニア」などの加齢症候群によって、運動機能、移動・歩行機能、バランス機能の低下が加わってきます。

ロコモ度テスト（ロコモの判定法）

　特定の疾患を早期発見し、早期に対策を講ずることができることには、その病気に罹患する人が多く、慢性の経過をとり、予後がはっきりしているという条件が必要です。それに加えて、評価法と治療法がある必要もあります。

　また、検査結果が分かりやすいことが望まれます。ロコモにはいろいろな原因があって、種々の評価法が考えられますが、

ここでは汎用されているロコモ重症度評価法、すなわちロコモ度テストについて紹介します。

ロコモの判定に用いられているロコモ度テストは、運動器の劣化という事態に若年のうちから関心を持ってもらい、また早期に気づいてもらうのが目的です。ロコモーショントレーニング（ロコトレ）を励行するなどしてロコモの進行にブレーキをかけたり、予防したりすることが、超高齢社会における国民病の1つの問題解決につながることは間違いないでしょう。

日本整形外科学会では、自分の移動機能を確認するテストとしてロコモ度テストの実施を勧めています。ロコモ度テストは移動機能を判定し確認するためのテストです。

ロコモ度テストは、「立ち上がりテスト」（図36）「2ステップテスト」（図37）「ロコモ25」の3つのテストから成っています。定期的にロコモ度テストを行い、移動機能の状態をチェックしましょう。

ロコモ度1は移動機能低下が始まった状態、ロコモ度2は移動機能低下が進んだ状態です。3つのテストでどれか1つでもロコモ度2であればロコモ度は2と判定し、ロコモ度2はなくてどれか1つでもロコモ度1であればロコモ度は1と判定します。

ロコモ度テストでロコモ非該当もしくはロコモ度1が1つであれば運動習慣、栄養摂取、活動的生活習慣などが勧められます。ロコモ度2が1つでもあれば加えて専門医受診、ロコトレなどの運動習慣が勧められます。

◎立ち上がりテスト（下肢の筋力を調べる）

　自分の体重を垂直方向にコントロールする下肢伸展力を中心とした、立ち上がる運動機能を測定するものです。40cm、30cm、20cm、10cmの高さの台を用意し、両脚または片脚で座位から起立します。起立したらそのまま3秒間保持します。立ち上がる

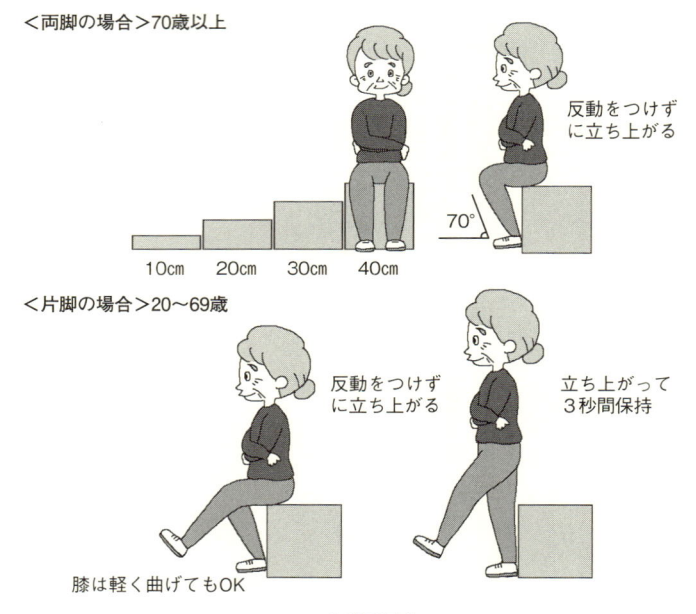

＜両脚の場合＞70歳以上

反動をつけずに立ち上がる

70°

10cm　20cm　30cm　40cm

＜片脚の場合＞20～69歳

反動をつけずに立ち上がる

立ち上がって3秒間保持

膝は軽く曲げてもOK

年齢別目安

		男性	女性			男性	女性
20～29歳	片脚	20cm	30cm	50～59歳	片脚	40cm	40cm
30～39歳	片脚	30cm	40cm	60～69歳	片脚	40cm	40cm
40～49歳	片脚	40cm	40cm	70歳以上	両脚	10cm	10cm

図36　立ち上がりテストと測定基準値（日本整形外科学会による）
各高さでの難易度の比較：両脚40cm＜両脚30cm＜両脚20cm＜両脚10cm＜片脚40cm＜片脚30cm＜片脚20cm＜片脚10cm

ことができた一番低い台の高さを測定値とします。測定値は低いほどよいわけです。

　テストにあたっての注意点は、介助の人がいること、無理しないように気を付ける、膝に痛みが起きそうなら中止する、後方に転倒する恐れがあるので反動をつけない、などです。また、70歳からは両脚でテストを行います。

　臨床的に、対策をとることが勧められるのは以下です。

・ロコモ度1：どちらか一方でも片脚で40cmの高さの台から
　　　　　　　立ち上がれない。
・ロコモ度2：両脚で20cmの高さの台から立ち上がれない。
　　　　　　　（日常生活ではしゃがみ込むと立ち上がれない
　　　　　　　状態）

◎2ステップテスト（歩幅を調べる）

　成人男性の歩幅は約65cm、女性は約55cmです。歩幅は年齢とともに短くなります。最大2歩の歩幅を測定し、

　　2歩幅（cm）÷身長（cm）＝2ステップ値

を求めます。このテストは2回行って、良かったほうの記録を採用します。

　このテストでは歩幅を測定しますが、同時に下肢の筋力・バランス能力・柔軟性などを含めた歩行能力を総合的に評価できます。

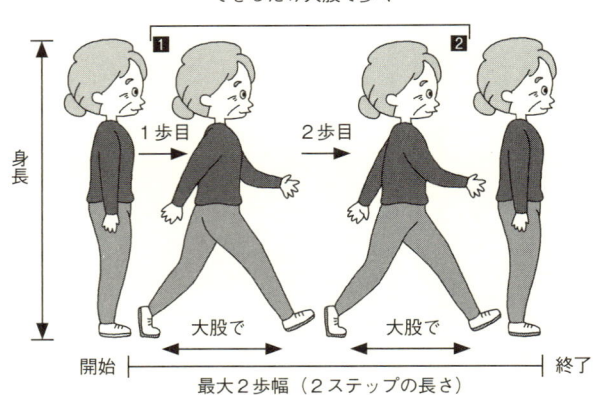

できるだけ大股で歩く

2ステップの長さの目安（m）

	男性	女性		男性	女性
20〜29歳	1.64〜1.73	1.56〜1.68	50〜59歳	1.56〜1.61	1.48〜1.55
30〜39歳	1.61〜1.68	1.51〜1.58	60〜69歳	1.53〜1.58	1.45〜1.52
40〜49歳	1.54〜1.62	1.49〜1.57	70歳以上	1.42〜1.52	1.36〜1.48

図37　2ステップテストと測定基準値（日本整形外科学会による）

テストにあたっての注意点は、介助の人がいること、滑りにくい床で行う、準備運動をしてから行う、バランスを崩さない範囲で行う、ジャンプをしないこと、などです。

　臨床的に、対策をとることが勧められるのは以下です。

・ロコモ度1：2ステップ値が1.3に達しない
・ロコモ度2：2ステップ値が1.1に達しない

◎ロコモ25（身体の状態・生活状況を調べる）

中高年者を対象とした自覚的な運動機能評価尺度で、リハビリテーション総合実施計画書様式において心身機能および活動の評価に用いられています。25問からなる自記式質問票であり、過去1カ月間の普段の生活について、痛み、屋内動作、身の回りのこと、活動・参加、不安に関する各5つの選択肢から構成されており、各質問に0点（正常）から4点（最重症）を割り振り、最良0点、最重症100点のスコアとしています[表4]。

ロコモ25のカットオフ値（分割点あるいは病態識別値）は16点とし、16点以上はロコモ（移動機能低下）が進行している状態で、地域のイベント参加、やや重い家事に何らかの困難性を感じる人が半数を超えるといわれています。

ロコモ対策においては、現時点ではポピュレーションアプローチとして、明らかな運動器疾患のない人における各年代の基準値を参考にして、これに達していない場合にロコモ対策を勧めています。

これは骨粗しょう症の骨塩量（骨密度）の判定におけるZスコアやTスコアに相当します。ポピュレーションアプローチとは、多くの人々が少しずつリスクを軽減することで、集団全体としては多大な恩恵をもたらすことに注目し、集団全体をよい方向にシフトさせることです。

ロコモ25の点数と介護保険制度における要支援・要介護との関連は次のようになっています[表5]。

軽症の場合は歩行が自力で可能です。中等症では歩行に杖、歩行器などを必要とします。重症とされるのは、歩行に他者の介助が必要な状態または歩けない状態の場合です。今後、ロコ

モ予防や対策にむけてのスクリーニング体制をさらに進めていくには、重症度を加味したリスク基準の設定が必要で、今後の検討課題です。

表4　ロコモ25
日常生活動作に関する25項目からなる自記式質問票（25-question geriatric locomotive function scale：GLFS-25）

この1カ月の体の痛みなどについてお聞きします。					
1	頚・肩・腕・手のどこかに痛み（しびれも含む）がありますか。	痛くない	少し痛い	中程度痛い	かなり痛い	ひどく痛い
2	背中・腰・お尻のどこかに痛みがありますか。	痛くない	少し痛い	中程度痛い	かなり痛い	ひどく痛い
3	下肢（脚のつけね、太腿、膝、ふくらはぎ、すね、足首、足）のどこかに痛み（しびれも含む）がありますか。	痛くない	少し痛い	中程度痛い	かなり痛い	ひどく痛い
4	普段の生活で体を動かすのはどの程度つらいと感じますか。	つらくない	少しつらい	中程度つらい	かなりつらい	ひどくつらい
5	ベッドや寝床から起きたり、横になったりするのはどの程度困難ですか。	困難でない	少し困難	中程度困難	かなり困難	ひどく困難
6	腰掛けから立ち上がるのはどの程度困難ですか。	困難でない	少し困難	中程度困難	かなり困難	ひどく困難
7	家の中を歩くのはどの程度困難ですか。	困難でない	少し困難	中程度困難	かなり困難	ひどく困難
8	シャツを着たり脱いだりするのはどの程度困難ですか。	困難でない	少し困難	中程度困難	かなり困難	ひどく困難
9	ズボンやパンツを着たり脱いだりするのはどの程度困難ですか。	困難でない	少し困難	中程度困難	かなり困難	ひどく困難
10	トイレで用足しをするのはどの程度困難ですか。	困難でない	少し困難	中程度困難	かなり困難	ひどく困難
11	お風呂で体を洗うのはどの程度困難ですか。	困難でない	少し困難	中程度困難	かなり困難	ひどく困難
12	階段の昇り降りはどの程度困難ですか。	困難でない	少し困難	中程度困難	かなり困難	ひどく困難
13	急ぎ足で歩くのはどの程度困難ですか。	困難でない	少し困難	中程度困難	かなり困難	ひどく困難
14	外に出かけるとき、身だしなみを整えるのはどの程度困難ですか。	困難でない	少し困難	中程度困難	かなり困難	ひどく困難
15	休まずにどのくらい歩き続けることができますか（最も近いものを選んでください）。	2〜3km以上	1km程度	300m程度	100m程度	10m程度
16	隣・近所に外出するのはどの程度困難ですか。	困難でない	少し困難	中程度困難	かなり困難	ひどく困難
17	2kg程度の買い物（1リットルの牛乳パック2個程度）をして持ち帰ることはどの程度困難ですか。	困難でない	少し困難	中程度困難	かなり困難	ひどく困難
18	電車やバスを利用して外出するのはどの程度困難ですか。	困難でない	少し困難	中程度困難	かなり困難	ひどく困難
19	家の軽い仕事（食事の準備や後始末、簡単なかたづけなど）は、どの程度困難ですか。	困難でない	少し困難	中程度困難	かなり困難	ひどく困難
20	家のやや重い仕事（掃除機の使用、ふとんの上げ下ろしなど）は、どの程度困難ですか。	困難でない	少し困難	中程度困難	かなり困難	ひどく困難

この1カ月の普段の生活についてお聞きします。					
21	スポーツや踊り（ジョギング、水泳、ゲートボール、ダンスなど）は、どの程度困難ですか。	困難でない	少し困難	中程度困難	かなり困難	ひどく困難
22	親しい人や友人とのおつき合いを控えていますか。	控えていない	少し控えている	中程度控えている	かなり控えている	全く控えている
23	地域での活動やイベント、行事への参加を控えていますか。	控えていない	少し控えている	中程度控えている	かなり控えている	全く控えている
24	家の中で転ぶのではないかと不安ですか。	不安はない	少し不安	中程度不安	かなり不安	ひどく不安
25	先行き歩けなくなるのではないかと不安ですか。	不安はない	少し不安	中程度不安	かなり不安	ひどく不安
回答数を記入してください		0点＝	1点＝	2点＝	3点＝	4点＝
回答結果を加算してください				合計　　点		

表5　ロコモ25による評価区分

ロコモ25点数	評価区分
0〜6点	1　無症状・障害なし
7〜15点	2　運動器症状はあるが、歩行・移動に支障なし
16〜24点	3　特定高齢者相当。移動に支障があるが、ADLは自立している
25〜31点	4　要支援相当。基本的ADL（移動、身辺処理）は自立しているが、手段的ADL（外出、買物、食事支度、金銭管理）に何らかの支障がある
32〜39点	5　要介護1相当。手段的ADLがさらに低下している
40点〜	6　要介護2相当以上。基本的ADLに介護を要する

ロコモ度1：ロコモ25の総点が7点以上
ロコモ度2：ロコモ25の総点が16点以上

◎「ロコモスキャン」

　訓練機能付きの簡易筋力測定器です（アルケア㈱）。持ち運び可能なポータブル設計で運動ジムなどでも取り入れられています。仰臥位で固定した足首を持ち上げる動作により、膝裏が測定器に押し付けられて下肢筋力を中心とした下肢筋力を測定します。短時間（約3分）で測定できて大型多機能筋力測定機器とも高い相関性があるとされています。

運動器不安定症

　日本整形外科学会、日本運動器リハビリテーション学会、日本臨床整形外科学会が協議し、2006年4月に運動器不安定症（Musculoskeletal Ambulation Disorder Symptom Complex：MADS：マーズ）の定義と診断基準を公表しました。そして、同時期から保険診療が適用される病名となりました。

　運動器不安定症の現時点での定義は、「高齢化に伴って運動機能低下を来す運動器疾患により、バランス能力および移動・歩行能力の低下が生じ、閉じこもり、転倒リスクが高まった状態」となっています。

　ロコモと運動器不安定症との相違は、ロコモは運動器不安定

表6　運動器不安定症の診断基準および機能評価基準

1	日常生活自立度　ランクJまたはA（要支援、要介護1、要介護2）
2	運動機能評価①または② ①バランス能力：開眼片脚起立時間　15秒未満 ②移動歩行能力：3 m Timed Up and Go test　11秒以上 註：アップアンドゴー（TUG：Timed Up and Go）テスト

※日常生活自立ランク
ランクJ＝独力で外出できる
ランクA＝介助などがないと外出できない（要支援、要介護1、2）

症を含む運動器疾患に基づく移動機能障害が始まっている、あるいは進行している状態です。一方、運動器不安定症は高齢化に伴って運動機能低下を来す11の運動器疾患に基づく日常生活自立度低下と運動機能低下がみられる状態としており、要介護度の高いロコモです^(表6、7)。

　運動器不安定症の診断基準^(表6)は、下記の運動機能低下を来す11の運動器疾患^(表7)または状態の既往があるか、罹患している者で、日常生活自立度がランクJまたはランクAと判定されるか、あるいは運動機能評価が表の①または②に該当するものです。日常生活自立度ランクJとは生活自立、独力で外出でき、ランクAとは準寝たきり、介助なしに外出できないというのが目安です（162ページ「COLUMN 高齢者の日常生活自立度判定基準」参照）。

表7　運動機能の低下を来す疾患

①脊椎圧迫骨折および各種脊柱変形（亀背、高度腰椎後弯・側弯など）
②下肢骨折（大腿骨頚部骨折など）
③骨粗しょう症
④変形性関節症（股関節、膝関節など）
⑤腰部脊柱管狭窄症
⑥脊髄障害（頚部脊髄症、脊髄損傷など）
⑦神経・筋疾患
⑧関節リウマチおよび各種関節炎
⑨下肢切断後
⑩長期臥床後の運動器廃用
⑪高頻度転倒者

運動器不安定症の中核をなす2つの能力の評価に際しての注意点を次に示しておきますので参考にしてください。

　①バランス能力：開眼片脚起立時間測定は、靴、あるいは素足で滑らないようにという配慮のもと、ある程度固さのあるしっかりした床の上で、転びそうになったら即座につかめる物のそばで実施します。検査をする人が傍に立ち、倒れそうになったら支える体制でも構いません。両手を腰に当て、片脚を床から5cmほど上げ、立っていられる時間を測定します。

　大きく体が揺れて倒れそうになるか、上げた足が床に接地するまでの時間を測定します。立ち足がずれても終了とします。1〜2回練習してから左右それぞれ2回ずつ測定を行い、最もよい記録を選びます。不安定症の検査としては60秒程度まで測定すれば十分でしょう。

　②移動歩行能力：3m Timed Up and Go testでは移動歩行能力、すなわち椅子に座った姿勢から立ち上がり、3m先の目印点で折り返し、再び椅子に座るまでの時間で測定します。

　危険のない範囲でできるだけ速く歩くように指示します。転倒に対する予防が特に大切で、医療・介護施設職員がつき添って歩くなどの予防策が必要です。

◎ロコチェック（ロコモの簡便自己チェック法）

　ロコモをどのように自己チェックするのでしょうか。次の「7つのロコチェック」（ロコモーションチェックの略）で、1つでも当てはまればロコモのリスク（可能性／疑い）があります。早めの予防や悪化を防止するために、今日からロコトレを始めましょう。

　ロコチェックでは、バランス力、筋力、歩行能力、運動器ど

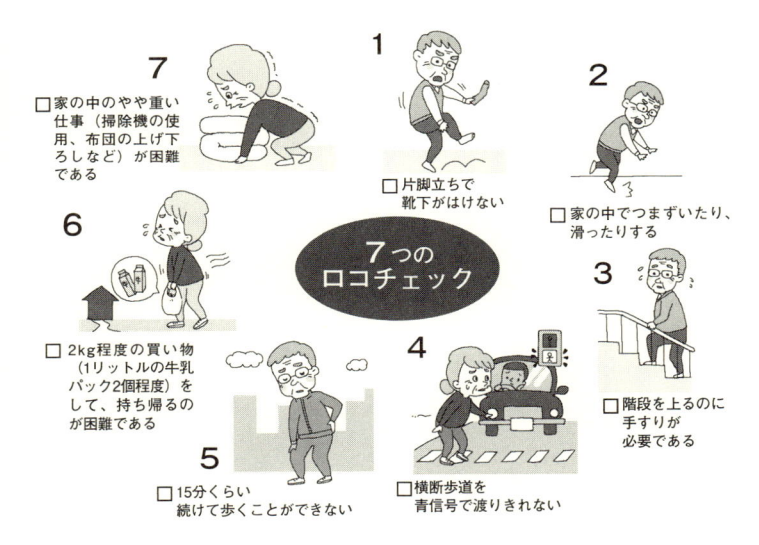

7 □家の中のやや重い仕事（掃除機の使用、布団の上げ下ろしなど）が困難である

1 □片脚立ちで靴下がはけない

2 □家の中でつまずいたり、滑ったりする

7つのロコチェック

6 □2kg程度の買い物（1リットルの牛乳パック2個程度）をして、持ち帰るのが困難である

3 □階段を上るのに手すりが必要である

5 □15分くらい続けて歩くことができない

4 □横断歩道を青信号で渡りきれない

図38　ロコチェック
思い当たることがないか、運動器に不具合が出ていないかを確認してみよう
（「ロコモパンフレット2010年度版」企画・制作：社団法人　日本整形外科学会より）

うしの連携の程度をみています。さらに、腰、膝の病気や足の血管の病気の可能性もみています。

　1つでも該当項目があれば、筋力（足趾把持力、膝伸展筋力）、バランス能力（開眼片脚起立時間、functional reach）、運動能力（歩行速度、Timed Up and Go）が低下していると判定します。

　ロコチェックはたいへん簡便な検査であり、また、該当数が多くなるにつれ、運動機能がより低下しているという研究報告もあります。しかし、この検査は該当率や運動機能との相関性は項目ごとに異なり、1つひとつの質問項目はあるかなしかで

あるため、程度を示す尺度ではありません。

　運動機能そのものを評価するものではないこともあって、新しい評価法の開発が望まれていました。そして、2013年には日本整形外科学会が、若い年代から、重症度を判定できる指標として、2つの簡易なテスト（立ち上がりテスト、2ステップテスト）と、ロコモ25という25項目で総点100点となる質問項目を提唱しました。

　これにより重症度の判定に用いるためのより詳しい指標の設定が可能になり、さらなる普及啓発に用いられています。

第 3 章

ロコモを評価するに際して
高齢者の健康度を調べるための
総合的機能評価を知ろう

高齢者の健康度を包括的に総合的機能評価するための基本となるのが高齢者総合的機能評価（Comprehensive Geriatric Assessment：CGA）です。高齢者の包括的な健康障害の概念は、このCGAを基にした「加齢症候群」と考えられます。

　加齢症候群より以前に同じ概念の「老年症候群」という名称が提唱されましたが、ネガティブなイメージがあるためか、最近では「フレイル」「ロコモ」「サルコペニア」が一般的になってきているかと思われます。しかしながら、この3つの概念は重複しており、フレイルは身体的、精神・心理的、社会的要因からなりますが疾患概念に乏しく、ロコモは身体的要因のうち骨・関節の障害、サルコペニアは身体的要因のうち筋肉減少症に重点がおかれています。したがって、生活支援対策や医療介護支援の立案などにはフレイル、ロコモ、サルコペニアの観点のみでは不十分な部分があり、高齢者の日常生活動作および精神・心理・社会面からのより総合的評価がどうしても必要であり、以下、少し長い名称ですが、高齢者総合的機能評価について解説します。

◎高齢者総合的機能評価の必要性

　心身の機能が衰えた高齢者が地域で暮らしていくには、その生活状況に即した疾患の管理・治療ならびに介護、福祉との連携が必要です。

　薬が正しく飲めない高齢者にエビデンス（大規模臨床試験の結果）に基づいた最新の医療を提供しようとしても、実践される可能性は低く、思うような効果が望めないという現実があります。

　一方、閉じこもって日常生活動作（ADL）が落ちている高齢

者に、閉じこもり防止のための介護予防プログラムに参加するよう勧誘することは、薬を処方することよりもはるかに効果が期待できます。

　すなわち、地域で高齢者をみていくには、医療・療養環境を把握し、福祉・介護と連携することが必須です。その手助けになるのが高齢者総合的機能評価です。

　独居高齢者が急性期病院に入院した場合にしばしばみられることですが、肺炎や心不全などの疾患が改善しても、認知機能やADLが悪化すると、在宅生活に戻れなくなります。また、家族と同居していたとしてもそれが老老介護家庭であったり、子供が同居していても日中不在であったりする場合など在宅家庭力・介護力が足りない状況であれば、やはり在宅へ向けての退院は望めません。

　そうなると、入院中に早めに転院もしくは施設入所を検討することになります。それには急性期医療と慢性期医療・施設療養との連携が必要であり、高齢者総合的機能評価とそれに基づく退院支援が必要です。

高齢者総合的機能評価を用いた退院支援

　高齢者総合的機能評価（CGA）の必要性の項（156ページ）に記載したように、急性期病院から退院する際、患者さんの病状はもとより、生活機能、退院後の療養環境によって、在宅退院できるか、それとも転院、施設転所になるかが決まります。在院日数を短縮するためには、早めに見通しをつける必要があります。

　そのため、入院して病状がある程度落ち着いたら、早い機会に高齢者総合機能評価を行うことになります。そしてその結果を患者さんおよび家族などに説明し、要点を診療録に記載していきます。

　高齢者総合的機能評価は、退院時も有用です。退院後、その患者さんに適した療養環境を作るためには、退院後の療養に関わる医療・看護・介護職との情報連携が必要です。これらの職種の人々に高齢者総合機能評価の結果を含めた入院中の情報を伝達することは重要なことなのです。

COLUMN

高齢者総合的機能評価の実際

　最後に事例を紹介します。症例は、糖尿病、高血圧症のため外来に通院していた75歳の女性です。時折、外来面接中に被害妄想的な発言がみられることはありましたが、コミュニケーションに障害はないと考えられていました。ところが、猛暑の夏、大腿骨近位部骨折で、手術とリハビリで6週間入院し、軽快退院後に話のつじつまが合わないことが増えてきました。このため、高齢者総合機能評価（CGA）を行った結果、MMSE（認知症テスト）の得点の低下（のちに認知症と診断）と手段的ADLの障害（買い物、食事の準備、服薬管理、金銭管理が不可）があることが分かりました。

　この女性は独居者であったため、退院後1人で食事療法、服薬管理ができないと判断し、地域包括支援センターを通じて介護保険を導入し、各サービスを受けられるようにしました。

　このように、高齢者総合的機能評価によって患者さんの生活状況を具体的に把握し、問題点に応じて、生活支援対策や疾患管理計画を立てることができるのです。

註　認知症の知能検査として、1）HDS－R（改定長谷川式簡易知能評価スケール）、2）MMSE（Mini Mental State Examination）があります。HDS－R（30点満点）におけるカットオフ値（cutoff point）は20/21で20点以下は認知症の可能性が疑われ、MMSE（30点満点）のカットオフ値は23/24で23点以下は認知症の可能性が疑われます。（本書シリーズ『認知症に負けないために』に記述）

◎生活機能低下のスクリーニング

すべての患者さんに高齢者総合的機能評価（CGA）をルーチンとして行うことは膨大な作業になります。このため、通常はスクリーニングとして高齢者総合的機能評価簡易版（CGA7）を用います[表8]。

CGA7はCGAの簡易版であり、CGAの各検査の中から感度が高い項目を7つ抽出したものです。すなわち、①意欲、②認知機能（復唱）、③手段的ADL、④認知機能（遅延再生）、⑤基本的ADL（入浴）、⑥基本的ADL（排泄）、⑦情緒の7項目です。 CGAをすべて行うには30分くらいかかりますが、この簡易版のCGA7であれば5分程度です。そして、フレイルやロコモの診断や治療方針を決定するのにも有用です。生活意欲に関して、外来通院患者であれば、診察室に入ってきたときに自分から挨拶をするか、入院患者であれば、朝自ら起床するか、または、リハビリその他の活動に自分から参加する意思を示すかで判断します。

続いて、即時記憶をみるために「桜、猫、電車」の復唱をしてもらいます。次に手段的ADLに関して、乗り物の利用について尋ねます。これは次の短期記憶課題のための干渉課題としての役割も持つものです。

次が、課題2の遅延再生で短期記憶をみるための課題です。その次の2項目は屋内生活の自立をみるための基本的ADLに関する2項目です。最後はうつに関する質問です。それぞれの項目に問題があった場合、より詳細な高齢者総合的機能評価をすることになります。

表8　高齢者総合的機能評価簡易版（CGA7）

	質問事項	反応
（1） 意欲	外来または診察時や訪問時に、被検者の挨拶を待つ	自分から進んで挨拶をする＝○ 返事はするまたは反応なし＝×
（2） 認知機能 （復唱）	これから言う言葉を繰り返してください。後でまた聞きますから覚えておいてくださいね。桜、猫、電車。	可能＝○ 不可能=×（できなければ（4）認知機能は省略）
（3） 手段的ADL	外来患者の場合：ここへどうやって来ましたか？ 入院患者（入所者）の場合：普段一駅離れた町へどうやって行きますか？	自分でバス、電車、タクシー、自家用車を使って旅行＝○ 付添が必要＝×
（4） 認知機能	先ほど覚えていただいた言葉を言ってください。	ヒントなしで全部可能＝○ 上記以外＝×
（5） 基本的ADL （入浴）	お風呂は自分1人で入って、手助けなく体を洗うことができますか？	自立＝○ 部分介助または全部介助＝×
（6） 基本的ADL （排泄）	漏らすことはありませんか？トイレに行けないときは、尿瓶を自分で使えますか？	失禁なし、集尿器自立＝○ 上記以外＝×
（7） 情緒・気分	自分が無力だと思いますか？	いいえ＝○ はい＝×

（出典：高齢者総合的機能評価簡易版 CGA7 の開発. 日老医誌 41：124,2004. より一部改変）

高齢者の日常生活自立度判定基準

高齢者の日常生活の自立度を判定する基準があります。次に示す障害者用と認知症高齢者用の2つが代表的なもので、介護保険の場でも使われています。

表9　障害高齢者の日常生活自立度（寝たきり度）判定基準
（平成3年11月18日 老健第102-2号 厚生省大臣官房老人保健福祉部長通知による）

生活自立	ランクJ	何らかの障害等を有するが、日常生活はほぼ自立しており独力で外出する 1.交通機関等を利用して外出する 2.隣近所へなら外出する
準寝たきり	ランクA	屋内での生活は概ね自立しているが、介助なしには外出しない 1.介助により外出し、日中はほとんどベッドから離れて生活する 2.外出の頻度が少なく、日中も寝たり起きたりの生活をしている
寝たきり	ランクB	屋内での生活は何らかの介助を要し、日中もベッド上での生活が主体であるが、座位を保つ 1.車いすに移乗し、食事、排泄はベッドから離れて行う 2.介助により車いすに移乗する
	ランクC	1日中ベッド上で過ごし、排泄、食事、着替えにおいて介助を要する 1.自力で寝返りをうつ 2.自力では寝返りもうてない

※判定に当たっては、補装具や自助具等の器具を使用した状態であっても差し支えない

表10　認知症高齢者の日常生活自立度判定基準
（平成 5 年 10 月 26 日 老健第 135 号 老発第 0403003 号 平成 18 年 4 月 3 日改正厚生省老人保健福祉局長通知による）

ランク	判断基準	見られる症状・行動の例	判断にあたっての留意事項及び提供されるサービスの例
I	何らかの認知症を有するが、日常生活は家庭内及び社会的にほぼ自立している。		在宅生活が基本であり、一人暮らしも可能である。相談、指導等を実施することにより、症状の改善や進行の阻止を図る。
II	日常生活に支障を来すような症状・行動や意思疎通の困難さが多少見られても、誰かが注意していれば自立できる。		在宅生活が基本であるが、一人暮らしは困難な場合もあるので、日中の居宅サービスを利用することにより、在宅生活の支援と症状の改善及び進行の阻止を図る。
IIa	家庭外で上記 II の状態が見られる。	たびたび道に迷うとか、買い物や事務、金銭管理などそれまでできたことにミスが目立つ等	
IIb	家庭内でも上記 II の状態が見られる。	服薬管理ができない、電話の対応や訪問者との対応などとひとりで留守番ができない等	
III	日常生活に支障を来すような症状・行動や意思疎通の困難さが見られ、介護を必要とする。		日常生活に支障を来すような症状・行動や意思疎通の困難さがランク II より重度となり、介護が必要となる状態である。「ときどき」とはどのくらいの頻度を指すかについては、症状・行動の種類等により異なるので一概には決められないが、一時も目を離せない状態ではない。在宅生活が基本であるが、一人暮らしは困難であるので、夜間の利用も含めた居宅サービスを利用しこれらのサービスを組み合わせることによる在宅での対応を図る。

IIIa	日中を中心として上記IIIの状態が見られる。	着替え、食事、排便、排尿が上手にできない・時間がかかるやたらに物を口に入れる、物を拾い集める、徘徊、失禁、大声、奇声をあげる、火の不始末、不潔行為、性的異常行為等	
IIIb	夜間を中心として上記IIIの状態が見られる。	ランクIIIaに同じ	
IV	日常生活に支障を来すような症状・行動や意思疎通の困難さが頻繁に見られ、常に介護を必要とする。	ランクIIIに同じ	常に目を離すことができない状態である。症状・行動はランクIIIと同じであるが、頻度の違いにより区分される。家族の介護力等の在宅基盤の強弱により居宅サービスを利用しながら在宅生活を続けるか、または特別養護老人ホーム・老人保健施設等の施設サービスを利用するかを選択する。施設サービスを選択する場合には、施設の特徴を踏まえた選択を行う。
M	著しい精神症状や周辺症状あるいは重篤な身体疾患が見られ、専門医療を必要とする。	せん妄、妄想、興奮、自傷・他害等の精神症状や精神症状に起因する問題行動が継続する状態等	ランクI〜IVと制定されていた高齢者が、精神病院や認知症専門棟を有する老人保健施設等での治療が必要となったり、重篤な身体疾患が見られ老人病院等での治療が必要となった状態である。専門医療機関を受診するよう勧める必要がある。

※日常生活自立度Mとは？：I〜IVのどのレベルからもMレベルになる可能性がある一方で、精神症状（せん妄など）や問題行動の原因が治癒したら元のレベルに戻る可能性が高い状態でもある。せん妄についてはシリーズ書『認知症に負けないために』に記述

◎生活習慣病（lifestyle related disease）のチェック

　運動、栄養等生活習慣がロコモの予防と治療のポイントです。生活習慣病は1996年から厚生労働省が提唱した名称で、それ以前は成人病（成人病検診など）といわれていました。英訳は見当たりますが、非感染性疾患（NCD:Non-Communicable Disease）に含まれています。

　厚生労働省の定義によると、生活習慣病は「食習慣、運動習慣、休養、喫煙、飲酒等の生活習慣が、その発症・進行に関与する疾患群」とされています。そして健康日本21（第二次）では、がん、循環器疾患、糖尿病、慢性閉塞性肺疾患（COPD）の4疾患を生活習慣病として取り上げています。実臨床では、高血圧、糖尿病、脂質異常症、肥満・メタボ、COPD、慢性腎臓病（CKD）、高尿酸血症など動脈硬化、喫煙、飲酒などの生活習慣に関連する10数疾患の総称です。生活習慣の多くは相当進行するまで自覚症状がありません。

　ここでは圧倒的に患者数の多い次の5項目を取り上げますが、それ他の疾患いずれもロコモとの関連性は深く、因みにCOPDの総患者数は26万1000人（平成26年度、厚生労働省）、透析患者数は33万人（2016年度、日本透析医学会）、その予備軍のCKDは1,330万人（平成20年度、日本腎臓学会）と推計されています。

　以下、動脈硬化の御三家といわれる高血圧、糖尿病、脂質異常症と、肥満・肥満症・メタボについて概説します。これらの直接的あるいは間接的原因となっている生活習慣の見直しと実践は言うは易く行うは難しの面が多く、特に高齢者の生活習慣や健康問題は、長年の生活歴、暦年歴と身体年齢、生活歴、価値観・人生観、併存合併症に依存します。

極端あるいは全面的な生活習慣変更は困難であり、生活の質を低下させる可能性も多くなります。したがって、以下に述べる目標に向かって個別に対応していただくとして、これらの生活習慣病の予防や改善には共通事項として、運動が非常に大切で、その運動の阻害要因であるロコモを予防し改善に努めましょう。

高血圧症

　日本人の高血圧患者数は4300万人でそのうち血圧をコントロールできているのは1200万人と推計されています。「世界高血圧デー（5月17日）」と合わせて日本高血圧学会と日本高血圧協会では同日を「高血圧の日」と制定しています。高血圧は別名サイレントキラー（「静かなる殺人鬼」）とも呼ばれます。「自覚症状がないから大丈夫」と考えてはいけません。

　血圧の単位はmmHg。Hgは水銀のことです。水銀の比重は水の13.6倍。140mmHgを水圧に換算すると1m90cmで自転車のタイヤ圧くらいになり、血管にはかなりの圧が加わっています。

　平均血圧＝下の血圧＋（上の血圧-下の血圧）÷3です。上の血圧が140mmHg、下の血圧が90mmHgなら、平均血圧は107mmHg。平均血圧は100mmHg未満がよいといわれています。

　低血圧の基準値は決まっていませんが、急に立ち上がったときに、上の血圧が20mmHg以上、下の血圧が10mmHg以上下がって、立ちくらみなどを起こすことを起立性低血圧といいます。

　血圧は1日中、同じ値ではありません。血圧は測定するたびに異なりますし、喫煙後やコーヒーを飲んだ後には一時的に血圧が高めにでることがあります。血圧測定は朝と就寝前の2回

測定するのが基本です。1回につき2度測定して、その平均値をとるのが原則です。

　血圧の日内変動に関してはストレスの多い日中が高値であり、就寝後は低値となるのが通常です。しかし、夜間の血圧が日中の血圧と同等であるとか、夜間血圧の方が高いなどという人もあり、これらの人は脳・心血管障害のハイリスク群と考えられています。

　また、高血圧のために降圧薬治療中の患者の場合、通常降圧薬は朝食後に服薬します。果たして1回の服薬で24時間血圧が良好にコントロールされているか否かは、翌日の早朝服薬前の血圧を測定しなければ判然としません。

　翌日早朝の血圧が高値の場合は降圧薬を変更するか、夕食後に降圧薬を追加して経過を観察することになります。このようなことから、血圧測定は朝と就寝前の2回測定することが必要であり、家庭での自己血圧測定が必要なのです。

　高血圧が長く続くと、動脈硬化が進行し、それによって、脳卒中、心臓病、腎臓病を起こしやすくなります。高血圧の治療は脳・心・腎の血管を守ることが最終目的なのです。

　高血圧の人は、食塩摂取を制限するとともに、体内の余分な塩分を排泄する作用のあるカリウムを摂ることが大切です。カリウムは新鮮な野菜や果物などに多く含まれています。

　また血圧が少し高めの人は、速歩程度の運動習慣で下降が期待されます。心臓から心房性ナトリウム利尿ペプチドが分泌されたり、体内で体内麻薬とも呼ばれるモルヒネ様のβエンドルフィンが分泌されて、運動後の爽快感とともに血圧が下がるとされています。

　5年ぶりに改訂された高血圧治療ガイドライン（JSH2019）

では、降圧目標を下げ、生活習慣を目標としています。降圧目標値は、合併症のない75歳未満の成人（若年・中年・前期高齢者）では130/80mmHg未満（家庭血圧では125/75mmHg）、合併症のない75歳以上の成人では140/90mmHg未満（家庭血圧は135/85mmHg未満）です。

冠動脈疾患者、尿蛋白陽性の慢性腎臓病患者、糖尿病患者、抗血栓薬服用中の患者は130/80mmHg未満（家庭血圧125/75mmHg未満）です。

さらに、脳血管障害患者、蛋白尿陰性の慢性腎臓病患者では、上記の合併症のない75歳以上の成人と同じ降圧目標値です。いずれの場合にも高血圧の診断は家庭血圧を優先します。

なお、血圧が正常といわれていても、突然に急上昇することがあり、これを「血圧の高波（血圧サージ）」といいます。繰り返して起こると血管がダメージを受けて、そのために命を縮めることになりかねないとされています。

高血圧の人にも血圧サージが起こることがあり、その場合はさらに危険です。したがって家庭血圧測定の回数を増やして、このようなことがあればかかりつけ医に相談しましょう。

糖尿病

我が国では糖尿病は、高血圧に次いで多い国民病といわれております。なお、11月14日は「世界糖尿病デー」で、インスリンを発見したFrederick G. Banting の誕生日（1891年11月14日）に因んでいます。

糖尿病は、すい臓から分泌されるインスリン（ホルモン）の働きが悪くなって、血液中のブドウ糖が代謝されず、細胞にエネルギー源であるブドウ糖が行き渡らなくなる病気です。

　厚生労働省の2017年（平成29年）「国民健康・栄養調査」によると、糖尿病有病者（糖尿病が強く疑われる人）の割合は、男性で18.1％、女性で10.5％でした。この調査での「糖尿病有病者」は、HbA1c（NGSP）値が6.5％以上であるか糖尿病の治療を受けている人です。（註：NGSP ＝ National Glycohemoglobin Standardization Program ／国際標準値）。

　今や我が国の５人に１人（約2000万人）が糖尿病またはその予備軍ですが、その90％以上は生来の糖尿病遺伝因子に生活習慣が関与して加齢とともに発症しやすくなる２型糖尿病（インスリン作用の不足）です。生活習慣には、肥満、過食、運動不足、ストレス、加齢などの環境因子が含まれます。

　糖尿病の主な合併症は次の３つに分類されます。

　１）小血管合併症としては、糖尿病性腎症・糖尿病性腎臓病（透析の恐れ：年間約16000人が血液透析を導入）、糖尿病性網膜症（失明の恐れ：年間約3000人が失明）、糖尿病神経障害（下肢切断の恐れ：年間3000人が下肢切断）、

　２）大血管合併症としては、閉塞性動脈硬化症（下肢切断の恐れ）、脳血管障害（脳梗塞などの脳卒中）、虚血性心疾患（狭心症、心筋梗塞：心不全の恐れ）などの大血管障害、

　３）その他、歯周病、骨粗しょう症、骨折、うつ、がん、認知症（アルツハイマー型、レビー小体型、前頭側頭型などの神経変性疾患）、不眠、レストレスレッグス（むずむず脚）症候群などを合併・続発する可能性が少なくありません。

「風邪は万病のもと」とよくいわれますが、高血糖や糖尿病もまさに「万病のもと」なのです。糖尿病の治療の３本柱は

食事、運動、薬物です。今後は先進的医療などの分野でP4（Predictive：予測的、Preventive：予防的、Personalized：個別化、Participatory：参加型）という言葉が提唱されているように、糖尿病診療においてもオーダーメイドの予防、診断、治療を行う個別化医療・精密医療が目指すかたちとされています。

空腹時（12時間以上絶食で測定）血糖値の基準値は70 〜 109mg/dLで、126mg/dL以上では糖尿病型です。血糖測定値が2回の検査で糖尿病型であった場合は高血糖が持続していると判断され、糖尿病と診断されます。また、測定された血糖値が糖尿病型であり、同時に測定されたHbA1c値が6.5％以上であった場合は1回の検査で糖尿病と診断されます。

食後には血糖値が上昇し、1時間半や2時間後にピークとなりますが、糖尿病でない人は通常200mg/dL以上となることはありません。したがって、糖負荷試験で2時間後の血糖値（75gOGTT 2時間値）が200mg/dL以上なら糖尿病型です。

空腹時血糖値は高くなくても食後血糖値が急激に高血糖になる「血糖値（グルコース）スパイク」のある人は、2型糖尿病、心筋梗塞、認知症、がんになるリスクが上がるとされています。

血糖値はこのように食事によって変動するので、血糖値の1〜2カ月の平均を反映するHbA1c（ヘモグロビンエーワンシー）も測定しましょう。その基準値は国際基準値（NGSP）6.2％未満で、糖尿病の人は6.5％以上となります。

メタボの人は糖尿病にも詳しい医師による血糖コントロール（薬物療法）、食事指導（食事療法）、生活指導（運動療法）を受けましょう。

また、適正な体重を維持し、肥満気味の人は減量しましょ

う。適切な食事療法と運動療法を2～3カ月続けても血糖コントロールが目標値に達しない場合には薬物療法を行うこととされています。

　肥満合併2型糖尿病の治療としては、アメリカ糖尿病学会の新しいガイドラインで、BMIが30以上の方には肥満手術の適応が明記されています。また、2017年に開かれた第2回糖尿病外科サミット（Diabetes Surgery Summit；DSS-II）でも、これまで肥満手術の対象とはならなかったBMIが35以下の2型糖尿病患者に対する、肥満手術の減量や糖尿病改善効果が確認されました。

　日本糖尿病学会もこの治療アルゴリズムに賛同を表明しています。このように内科的疾患と考えられた糖尿病においても、肥満手術の登場で治療法が大きく変わりつつあります。

　1型糖尿病の原因は自己免疫で、生活習慣はあまり関係がありません。急性1型糖尿病、緩徐I型糖尿病と激症1型糖尿病にわけられます。PD-1モノクローナル抗体ニボルマブ（オプジーボ®）の副作用で激症I型糖尿病が起こることがあります。

　妊娠糖尿病とは、妊娠してはじめて発見された糖尿病のことで、妊婦の7～9％に発症するとされ、妊娠高血圧症候群や羊水量異常が起こりやすくなります。出産後は元の血糖値に戻ることが多いのですが、「プレ糖尿病」という状態なので、将来は糖尿病になる可能性が高いようです。

　糖尿病患者が、治療中に発熱、下痢、嘔吐、食欲不振、意識障害を来すことがあり、シックデイ（病気の日）といいます。その多くは血糖値の異常高値や異常低値を伴っていることがあり、正確な診断と適切な治療を受けるために速やかにかかりつけ医や医療機関を受診しましょう。

脂質異常症

高脂血症から2007年に脂質異常症と改名されて基準が変わりました。日本動脈硬化学会では動脈硬化性疾患予防ガイドライン2017年版を刊行し、それに基づく脂質異常症の診断基準が作成されています。

以前は、総コレステロール値が220mg/dl以上を異常としてきましたが、新しい基準では、総コレステロール値を基準にするのではなく、「悪玉（LDL）コレステロール（低比重リポ蛋白）が多い」「善玉（HDL）コレステロール（高比重リポ蛋白）が少ない」「トリグリセライド〈中性脂肪〉が多い」の3型を明確にし、いずれも脂質異常症としました [表11]。

また、「家族性高コレステロール血症」（指定難病79）は生活習慣病とは違って、遺伝性原発性脂質異常症であり、生まれつき悪玉（LDL）コレステロールが高く、若いころから動脈硬化が進み、男性では20～40歳代、女性は30～50歳代を

表11　脂質異常症の診断基準（空腹時採血）

高LDLコレステロール血症：LDLコレステロール	140mg/dL以上
境界域高コレステロール血症：LDLコレステロール	120～139mg/dL
低HDLコレステロール血症	40mg/dL未満
高トリグリセライド（中性脂肪）血症：トリグリセライド（中性脂肪）	150mg/dL以上

上記の1つでも当てはまると脂質異常症とする。留意事項として、
①LDLコレステロールが境界域でも、他の危険因子があると要注意。
②HDLが異常に高い（90mg/dL以上）では狭心症、心筋梗塞、それによる死亡率が上がる。
※また、家族性高コレステロール血症の診断基準は、下記のうち2つ以上が当てはまるかで判断する
①高LDLコレステロール血症：180mg/dL以上（未治療時）
②腱黄色腫：コレステロールが沈着した黄色味の強い隆起が手背、膝、肘等またはアキレス腱肥厚）あるいは皮膚結節性黄色腫
③家族性高コレステロール血症あるいは早発性冠動脈疾患の家族歴（2親等以内〈両親、祖父母、兄弟、子供〉）

中心に心筋梗塞、狭心症、脳梗塞などを来しやすいとされています[表11]。

「悪玉」の呼称は、LDLコレステロールが過剰になると血液中に溢れて血管壁に沈着して動脈硬化の主要原因となること、一方「善玉」は、HDLコレステロールが血管壁に沈着したり細胞で余ったLDLコレステロールを回収して動脈硬化の進行を抑えてくれることに由来しているのでしょう。

　最近、診断の目安として「LH比」も重視されています。LH比とは、「LDLコレステロール値÷HDLコレステロール値」のことで、LHが2.5以上では動脈硬化や血栓のリスクが高くなるので、2.0以下を目標とする医師が増えています。脂質には油と脂とがあります。融点の差による分け方としては、室温で液体のオリーブ油、魚油などの油と、バター、ラード、肉脂などの固体になる脂があります。

　トリグリセライド（中性脂肪：Triglyceride）はグリセロールに脂肪酸が3つ付いたもので、脂肪酸は酸性ですが、トリグリセライドは中性脂肪といわれるように中性となります。血液中のトリグリセライドが余分になると、いろいろな部位にたまってきます。肝臓にたまれば脂肪肝、体にたまるのが体脂肪（内臓脂肪、皮下脂肪）です。その他、異所性脂肪といって、心臓周囲、膵臓、筋肉（脂肪筋）にも脂肪はたまります。

　ダイエットにおいて「体重」以上に重要なキーワードが「体脂肪率」です。体脂肪率とは、全体重のうち、体脂肪が占める重さの割合のこと。体脂肪率（%）＝体脂肪の重さ（kg）÷体重（kg）×100という計算式で求められます。体脂肪が30%ということは体の3割（30%）が脂肪ということです。

　日本人の理想体脂肪率は、男性15〜20%、女性20〜25%と

されています。家で簡単に体脂肪率を測るには、体脂肪率を測定できる小型体脂肪計を使うことです。正確な体脂肪率を求めるためには専門の施設等で全身DEXA法やCTスキャンを用いて測定するしかありません。なお、体脂肪率とBMI値は異なる指標です。

　治療の基本は、食事療法、運動療法などの生活習慣の改善が主です。生活習慣病に対する魚の効果が注目されており、厚生労働省は「日本人の食事摂取基準」の中で、魚に多くふくまれるオメガ3脂肪のEPA（エイコサペンタエン酸）・DHA（ドコサヘキサエン酸）を1日1g（1000mg）摂取することを推薦しています。

　脂質異常症の治療薬は主にLDLコレステロールを下げるスタンチン系薬剤とトリグリセライド（中性脂肪）を下げるフィブラート系薬剤がありますが、薬効により、スタチン（HMG-CoA還元酵素阻害薬）、小腸コレステロールトランスポーター阻害薬（一般名：エゼチミブ）、多価不飽和脂肪酸一般名：オメガ-3脂肪酸エチルなど）、PCSK9阻害薬（一般名：エボロクマブなど）など9種に分類されていますが、スタチン（一般名：プラバスタチン、シンバスタチン、フルバスタチン、アトルバスタチンなど）が中心です。服薬中は横紋筋融解症（CK〈クレアチニンホスホキナーゼ〉上昇）、肝不全、糖尿病、膵炎などの重篤な副作用の発現に注意する必要があります。

肥満・肥満症

「肥満」とは脂肪組織に脂肪が過剰に蓄積した状態をいいます。現在のところ脂肪組織を正確にまた安価に測定することが難しいため、肥満度は体格指数（BMI：Body Mass Index ボ

ディマス指数）で計算します。体重（kg）÷身長（m）÷身長（m）で求められる値（kg／m2）であり、BMI18.5未満は低体重、BMI18.5〜24.9の範囲を標準（ふつう）とし、BMI≧25を肥満とします。

「肥満症」とは肥満に起因ないし関連する健康障害を合併するか、その合併が予測される場合で、医学的に減量を必要とする病態とされています。なお、BMI値25以上30未満は肥満1度、30以上35未満は肥満2度、35以上40未満は肥満3度、40以上は肥満4度と分類します。なお、肥満症学会ではBMI35以上を高度肥満とし、診療指針を肥満症と高度肥満症に区分しています。

「肥満」はどの部位に脂肪が蓄積するかによって、皮下脂肪型肥満（女性に多い）と内臓脂肪型肥満（男性に多い）に分けられます（図39）。

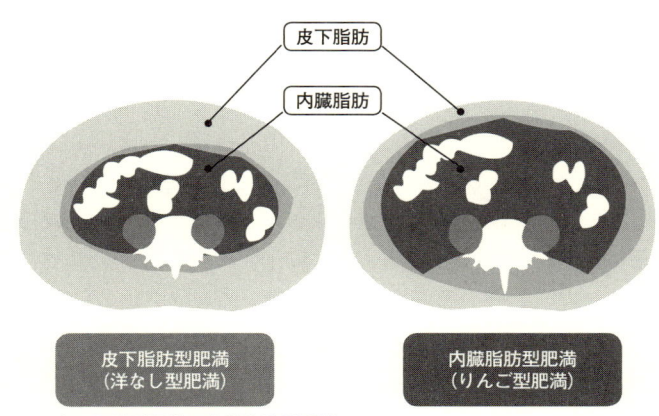

皮下脂肪

内臓脂肪

皮下脂肪型肥満
（洋なし型肥満）

内臓脂肪型肥満
（りんご型肥満）

図39　皮下脂肪型肥満と内臓脂肪型肥満

内臓脂肪とは、胃や腸などの周りについている脂肪組織で、その増大が腹囲増加、生活習慣病の発症、動脈硬化性疾患、隠

れ肥満と関係が深いとされています。隠れ肥満とはBMIは標準なのに内臓脂肪が多い場合をいいます。

「肥満」「肥満症」になると、10以上の健康障害や疾患を引き起こします。すなわち、高血圧、糖尿病、脂質異常症、脳血管障害（脳梗塞、一過性脳虚血発作）、心疾患（冠動脈疾患／心筋梗塞、狭心症）、高尿酸血症・痛風、非アルコール性脂肪性肝疾患、肥満関連腎臓病、睡眠時無呼吸症候群（高血圧、疲労、肥満・メタボ、日中の眠気の原因となる）、睡眠負債（睡眠不足が積み重なっている状態）、月経異常・妊娠合併症を合併しやすくなるのですが、股関節や膝関節に荷重がかかることもあって、運動器疾患（ロコモ）も重要な肥満合併症に挙げられています。

そしてロコモ（例えば変形性関節症（肩関節／膝関節／股関節）、変形性脊椎症）になると、運動不足となって肥満やメタボを増強するという悪循環に陥ります。

目標とするBMIは、日本人の食事摂取基準（2015）によれば、18〜49歳では18.5〜24.9、50〜69歳では20.0〜24.9、70歳以上では21.5〜24.9です。肥満や高度肥満症の治療として、食事療法、運動療法（有酸素運動、レジスタンス運動）、薬物療法（各種の肥満症治療薬、食欲抑制薬）や手術療法（肥満外科手術／腹腔鏡下スリーブ状胃切除術）が挙げられます。

この中でも、高度肥満の内科治療後のリバウンド率は90％以上ともいわれる中で、内科治療に比較して肥満外科手術が、合併症予防・生存率の両面から有意に優れていることが多くの臨床試験から明らかとなっています。

肥満外科手術は、①6カ月以上の内科的治療が行われているにもかかわらず、BMI35以上であること。②糖尿病、高血圧、

脂質異常症、睡眠時無呼吸症候群のうち1つ以上を有していること、という条件の患者に保険適応で手術を受けることが可能となりました。

メタボ（メタボリックシンドローム　metabolic syndrome：Mets）

　メタボリックシンドローム（代謝症候群。メタボリズム＝代謝。単にメタボと略されている）は、ウエスト周囲長（おへその位置の腹囲）が男性85cm以上、女性90cm以上です（必須条件）。この基準は腹部CT検査の臍の位置の腹部横断面画像から内臓脂肪組織の総面積を実測して100cm²以上の群では高血糖・脂質代謝異常・高血圧の合併率が有意に高率となることから採用された基準です。

　この必須条件に加え、

①血圧高値（収縮期130mmHg、または/かつ拡張期血圧
　85mmHg以上）、

②糖尿病（空腹時血糖値110 mgdL以上）、

③脂質異常症（トリグリセリド150mg/dL以上、HDLコレス
　テロール40 mg/dL未満の両方またはいずれか）

の3項目（①②③）のうち2項目以上が合併する状態をメタボと定義します。

　この3つは、代表的な生活習慣病で、過食や運動不足、喫煙、飲酒、ストレスなど、日常の生活習慣がその発症に大きく影響しています。

　BMIが25以上で、腹囲が上記の数値以上であれば、簡易測定型内臓脂肪計（健診センターなど）や腹部CTスキャンで内臓脂肪面積が100平方cm以上あれば内臓脂肪型肥満や肥満症であり、上記の高血圧などを合併していればメタボです。なお、

内臓脂肪面積100平方cmは男性のウエスト周囲長85cmのときの計測値とほぼ一致しています。

　単に太っているだけで他の生活習慣病などの合併がない肥満はメタボとはいわず、「ただの肥満」とか「おなかポッコリ」といわれています。しかし、「ただの肥満」でも内臓脂肪や体脂肪が増えることは腰や膝に大きな負担がかかり、腰痛症や変形性膝関節症を来しやすくなります。

　また、のどの周りに脂肪がたまっていびきをかきやすくなり、閉塞性睡眠時無呼吸症候群・肥満低換気症候群の原因になり得ます。

　また、メタボが進行していく過程で、メタボリックドミノ（メタボの連鎖）といって脳卒中、虚血性心疾患、神経症、糖尿病、慢性腎臓病などの生活習慣病がが引き起こされることもわかっています。

　最近では肥満の脂肪組織における慢性炎症の病態に注目が集まっており、「イムノメタボリズム（免疫代謝学）」という新しい学問領域も出てきています。

　肥満の状態では脂肪細胞から放出される「ケモカイン」によって、免疫細胞の1つである炎症性マクロファージが集まり炎症性のサイトカインを放出することで、インスリンの抵抗性を増悪させ糖尿病の悪化を誘発するなど、慢性炎症の状態が「メタボ」における様々な病態を引き起こすとされています。

　また、肥満症の病態研究から、アディポネクチン（脂肪細胞から分泌される善玉脂肪ホルモンで、メタボのバイオマーカー）の血中濃度数値（$3 \sim 30 \, \mu g/mL$）を高く保つことがメタボ、糖尿病、高血圧の予防や改善に有用といわれています。

第4章

ロコモと関連する病態を知ろう

高齢者の加齢に伴う生活機能低下は様々な症状を起こしたり、多くの疾患のリスクになったりすることから、異なる概念名や症候群名がつけられています。それらの違いは、病態それ自体の違いであることもあるし、病態のいずれの要因に注目するかによることもあります。

　超高齢社会に向けて健康阻害概念として近年ロコモ、サルコペニア、フレイルが注目されるようになりました。

　これらの概念は互いにリンクしていますが、いまだ高齢者の健康阻害概念としては包括的でなく、今後に残された課題と言わざるをえません。

　このことを具体的な例で示しましょう。ある患者さんを診察した医師が、不具合をフレイルと診断します。この医師は老年病科の領域を得意としています。ところが整形外科の医師であればロコモと診断するかもしれません。

　すると両方の医師を受診した患者さんはフレイルとロコモとを併発している、と受け取るでしょう。そういう場合も確かにあります。しかし、諸要因が絡み合う病態そのものには明らかな違いはないにもかかわらず、診察した医師が重視する要因により、つけられる概念名に違いが生じることがあります。

　これが高齢者医療の現実です。しかし、皆さんが頭の中で、この実態を把握しておくと、医師の説明とは別に、自分の状態を正確に理解することができるようになるでしょう。

　高齢者では、ロコモのみならず、栄養面などにより全身性脆弱化が重なります。これについては異なる視点から様々な概念が提唱されています。例えば、高齢者の栄養に問題があり、筋肉量の減少と筋力の低下を認めたときには、筋肉という要因を重視してサルコペニアと診断されるでしょう。

高齢者の加齢に伴う生活機能低下に対していくつかの概念が提唱されていますが、どの概念もいまだ確立されたものはなく、今後の発展が期待されます。

　この章では、各概念が十分には確立していない中ですが、その違いを改めて整理することを試みました。このまとめを理解すれば、ロコモの立ち位置が見えてくるようになると思います。

表12　加齢・老化に伴う身体的・精神的障害の5つの概念

ロコモ：運動器の機能低下に着目してつけられる病名です。診断する医師の根拠は、骨・関節・筋肉などの疾患や衰弱の程度におかれています。
老年症候群（加齢症候群）：加齢とともに日常生活機能が低下し、治療や介護が必要になる身体的・精神的諸症状および疾患の総称です。
フレイル：老年症候群と同様に加齢に伴う脆弱化（虚弱）を見据えた病名で、さらには精神・心理的障害や社会的環境（独居や困窮）をも併せて捉えています。適切に対処することにより可逆性であることが強調されています。
サルコペニア：筋肉の状態に注目した病名です。加齢に伴う全身の筋肉量および筋力の低下もしくは身体活動機能の低下によって起こる症候群を指します。
生活不活発病：上記とは別、または加えて、年齢にかかわらず、体を動かさないことによって生じる病態で、以前は廃用症候群と呼ばれていました。

　以下、老年症候群（加齢症候群）、フレイル、サルコペニア、生活不活発病について概説します。

◎老年症候群（加齢症候群）（Geriatric Syndrome）、老化症候群（Aging syndrome）

　老年症候群が一般的ですが、加齢症候群や老化症候群も散見されるようになっています。高齢者の健康には個人差がありますが、その身体機能は一般に衰退して「虚弱」となり、複数の疾病、症状を持つようになります。1つ病むと、連鎖的に次々と疾病が重なることが多く、多病となります。老年症候群や加齢症候群という用語は、加齢とともに起こる数多くの日常生活機能の低下を来し、治療・介護が必要となる身体的および精神的諸症状と疾患の総称です。

　老年症候群は、生理的老化と病的老化が混在します。生理的老化は加齢によって誰にでも起きる変化であり、病的老化は疾患やけがなどによる病態です。またロコモ、フレイル、サルコペニア、生活不活発病のような特定の観点からの呼称をすべて含む病態であり、それぞれは重なり合い、また、互いに関連する病態といえるでしょう。

　老年症候群に含まれる病態（症状、徴候）は50項目以上あるとされていますが、よくあるものとしては、移動機能障害（寝たきり現象、転倒、骨折）、生活不活発病（廃用症候群）（後述）、精神心理的障害（認知症、せん妄、抑うつ、閉じこもり現象）、排泄機能障害（排尿障害、便秘、尿失禁、便失禁）、感覚障害（視覚障害、聴覚障害、味覚障害）、免疫機能低下（易感染性）、栄養摂食障害（低栄養、脱水）、その他（めまい、失神、褥瘡、不眠）、などです^{（図40）}。そして、これらの症状を複数併せ持つために複数の診療科を受診するのが老年症候群の特徴です。

　老年症候群は、心身の脆弱化によって、ストレスに対して適応できなくなり、些細なストレスにより「虚弱化」し、施設入

　老年症候群にいたる原因として多いのは、脳血管疾患や心疾患などの疾病、骨折・転倒、関節疾患、認知症などです。高齢者がこれらの疾患に罹った場合は、何らかの対策をとらないと介護が必要な状態へと陥ってしまう可能性が高くなります。そうならないために、日頃から適度な運動を行うなど、積極的に予防策を講じる必要があります。

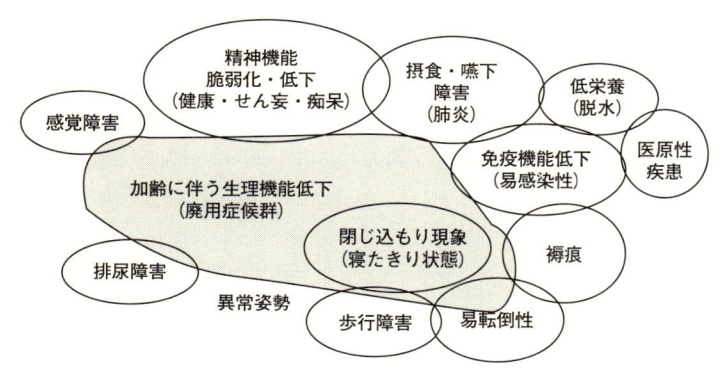

図 40　老年症候群の諸症状・疾患とお互いの関係性
（『知っておきたい高齢者のフレイル』p29　図 1-4）

◎フレイル（Frailty）

　フレイルは英語の frailty（フレイルティ：名詞）、frail（フレイル：形容詞）を語源とする、日本の医学用語です。英単語の意味するところは、物質的には fragile（壊れやすい）、抽象的には delicate（繊細な）の２つを合わせたものでしょう。日本語に訳せば「虚弱」ということになりますが、適確な日本語訳がない言葉です。このため、2014年、日本老年医学会は「フレイルに関する日本老年医学会からのステートメント」を発表しま

した。その内容の趣旨は、高齢者の多くは健常な状態からフレイルの段階を経て要介護状態になるので、フレイルを早期に発見し対処することが必要であるとし、診療科や専門分野を問わず医療・介護関係者に広く呼びかけました。

なお、単語 frailty について辞書を引くと「Frailty, thy name is woman！　もろき者よ、汝の名は女なり」（Shakespeare シェイクスピア作：Hamlet ハムレット）という有名な台詞が出てきます。欧米では既に医療現場で定着して使われている言葉のようです。

これまで述べてきましたように、ロコモは老年医学におけるフレイルと相互に重なる部分が多く、例えば高齢者の日常生活動作（ADL）や移動機能低下は骨や関節、筋肉といった運動器自体の疾患と加齢（フレイル）による運動器機能低下がその要因となってきます。サルコペニアは、あとで述べますが、加齢に伴う筋肉量および筋力の低下という観点から見た病態で、フレイルと密接に関係してきます。日本歯科医師会は、オーラルフレイル（Oral-frailty）「歯・口の機能の虚弱」（口腔機能低下）啓発活動を唱えています。

フレイルの概念は要介護状態にはなっていないが、それに近い前段階として位置づけられています。運動器疾患や高齢化にともなう筋力低下や移動機能低下などの身体的問題（身体的フレイル）のみならず、認知機能障害やうつなどの精神・心理的障害（精神・心理的フレイル）、独居や経済的困窮などの社会的適応障害（社会的フレイル）を含む包括的な概念で、75歳以上の後期高齢者が要介護に至る要因としても大きな割合を占めています。

配慮が求められる「脆弱な立場の人々（vulnerable

populations）」には、社会経済的地位の低い集団や特定の人種、認知機能障害や精神疾患のある患者、HIV感染者、介護施設の入居者などが挙げられています。

　robust（ロウバスト：健常）→ prefrail（プレフレイル：前虚

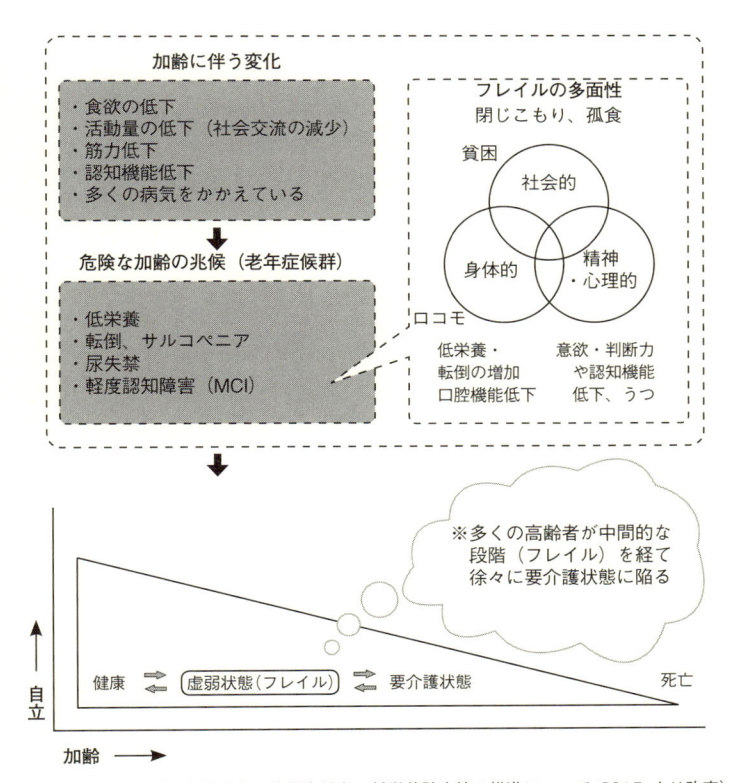

（厚生労働省：後期高齢者の低栄養防止等の推進について.2015.より改変）

図41　高齢者のフレイルの概念と、フレイルから要介護への推移

弱）→frail（フレイル：虚弱）→dependent（ディペンダント：要介護）という流れがありますが、基準としては運動器における歩行能力低下が重要視されています。ただし、フレイルには身体的要因に加えて精神・心理的要因、社会的要因があって、互いに影響しあっています。

Fried（フリード）博士らが、身体的フレイルを早期発見するために提起した以下の基準5項目のうち、3項目以上が該当すればフレイル、1〜2項目ではフレイル予備状態（プレフレイル prefrail）と見なされます。

1）動作緩慢、歩行速度の低下（毎秒1m以下）：青信号で渡り切れない
2）筋力の低下：階段昇降困難、握力低下（男性30kg以下、女性20kg以下）
3）疲れやすくなった：活力低下・倦怠感、疲労感（自己判断）
4）活動性低下（身体活動量の低下）：交流頻度の低下（自己判断）
5）体重の減少：年間5kg以上。年間2〜4kgは要注意

フリードら（2001）によれば、フレイルでは食欲減退などの理由で食べる量が減ることから体重が減少し、低栄養を招きます。低栄養状態では疲れやすくなるため活動量が減り、動かないことで筋力が低下します。この一連の負の連鎖「フレイル・サイクル」[図42] が、様々な身体機能を低下させます。

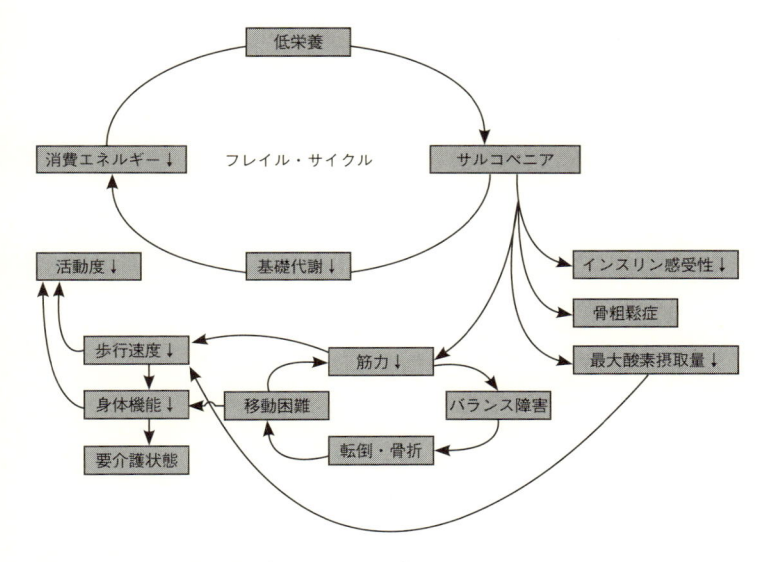

図42　フレイルの悪循環（負のスパイラル）
フレイルになる要因は身体機能の低下（低栄養サルコペニア）だけではなく、高齢期特有の精神心理的要因や社会的要因も関係する
(Xue QL, Bandeen-Roche K, Varadhan R, et al. :Initial manifestations of frailty criteria and the development of frailty phenotype in the Women's Health and Aging Study II. J Gerontol A Biol Sci 63 : 984-990, 2008. による)

　フレイルになると、健常者では問題にならないようなストレスにも弱い状態となっており、加齢とともに多くの病因が影響し合い、身体的・精神心理的に様々な負の連鎖が起こりやすくなります。転倒リスクや入院リスクも高くなり、フレイルの状態に至ると、7年間の死亡率が健常な人に比べて約3倍になるという報告があります。

　フレイル、ロコモ、サルコペニアも可逆性病態であり、まだ回復可能な状態です。年齢は逆戻りできないとしても、体力の回復は実現できるのです。例えば、白内障を手術して視力が回

復したり、腰痛や膝痛が回復したりすると、嬉しくなって外出の頻度が増え、それが足腰の力の復活につながって活動的になります。この結果、認知症も改善し、夜もよく眠れて薬も減る、といった様々な面での改善が実現するような事例です。

　フレイルもロコモも予防法および治療法として定評があるものとして、運動（筋トレなどの筋力増強、早歩きなどの有酸素運動）、栄養（カロリーとタンパク質の摂取、ビタミンDの摂取）、医薬品多剤服用（ポリファーマシーによる有害事象）の抑制、などがあげられています。フレイルにならないためには、若い頃から食事や運動に気を付け、しっかりと"貯筋"をしておきたいものです。

◎サルコペニア（加齢性筋肉減少症）（Sarcopenia）

　サルコペニアは、ロコモおよび身体的フレイルの中核的な要素とも考えられる概念で、筋量減少、筋力低下、活力低下、低栄養、活動度低下等を来します。これらの３つの概念は互いに関連し、悪循環を形成します[図43]。

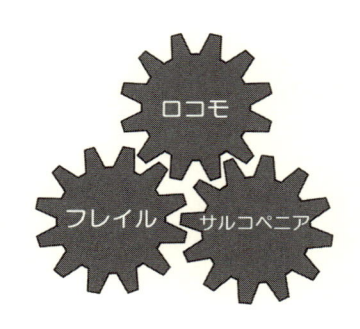

図43　関連するサルコペニア、ロコモ、フレイルの３つの概念。互いに悪循環を形成する

　サルコペニアという言葉は耳慣れないかもしれませんが、1989年にアービン・ローゼンバーグ（Irwin Rosenberg）によって、「加齢による筋肉量減少」を意味する用語として提唱された概念です。ギリシア語で筋肉を表す「sarx（sarco:サルコ）」と減少・喪失を表す「penia（ペニア）」を組み合わせた造語です。

　日本サルコペニア・フレイル学会診療ガイドライン（2017）では、サルコペニアを加齢による骨格筋量減少に加えて、筋力低下または身体機能の低下と定義しています。

　サルコペニアは疾患として扱われることになり、すでに傷病名として登録（2018年）されております。ただし、リハビリテーションや栄養療法において保険点数は未だの段階で今後の目標とされています。

　サルコペニアは最近の研究において、日本人の推定有病率8％、患者数は約370万人（男性120万人、女性250万人）と報告されています。サルコペニアが発症、進行した場合には、転倒・骨折、歩行速度低下、活動度低下、基礎代謝低下が生じやすく、要介護状態の進行につながる可能性が高くなります。そして、寝たきりや嚥下障害の原因としても注目されるようになりました。

　2010年に欧州のワーキンググループ（European Working Group on Sarcopenia in Older People：EWGSOP）が、「サルコペニアとは、進行性かつ全身性の筋肉量と筋力の減少によって特徴づけられる症候群で、身体機能障害、生活の質（quality of life: QOL）の低下、死のリスクを伴うものである」という定義を提案しています。米国ではサルコペニアが健康リスクのトップ5の1つとして認定されていて、予防と対策には高い関心が

寄せられています。

その後2014年にアジア独自（Asian Working Group for Sarcopenia:AWGS）のアジア人の体格に応じた基準も提唱されています。これは基本的には欧州の基準と同様ですが、日本人の体格により対応しているとされています。我が国では、2014年にサルコペニア、フレイル学会が設立され、サルコペニアとフレイルに関して研究の交流、情報発信を行っています。

その基準では、サルコペニアを、加齢以外に明らかな原因のない「一次性サルコペニア」と、活動量不足・疾患・栄養状態に関連した「二次性サルコペニア」とに分類しています。二次性サルコペニアにおいて、活動不足に関連する原因は寝たきりや生活不活発病（廃用症候群）と共通し、疾患に関連する原因には、手術、外傷、骨折、骨粗しょう症、感染症、熱傷などの侵襲、悪液質、神経筋疾患、疾患罹患による炎症性サイトカインの増加など、栄養に関する原因には、消化管疾患、食欲不振を起こす薬剤の使用、タンパク質、アミノ酸、ビタミンD、男性ホルモン、成長ホルモン、インスリンなどの欠乏などがあります。

栄養関連では摂食不良、栄養不良（低栄養）による発症で、高齢者は様々な要因で活動量が低下しやすく、食欲低下等によって栄養摂取量が減少しやすくサルコペニアにつながります。

筋肉量には性差や人種差がかなりありますので、欧米の論文やガイドラインだけではなく、上記のアジアのものも非常に大事なことであり、最近は日本発の新たなサルコペニアスクリーニング法などもでてきており、この疾患概念が広く医療・介護の分野で認知され、予防されていくものと期待されます。

ともあれ、現時点におけるサルコペニアは概念的に「筋肉量」

「筋力」「身体機能」低下であり、それぞれの診断基準は、

　　1）筋量の低下

　　　インピーダンス法で測定、男性7.0kg/m²未満、女性5.7kg/m²未満。例：若年の2標準偏差以下に加えて、

　　2）筋力の低下（例：握力が男性26kg未満、女性18kg未満）、

　　3）身体活動機能の低下（例：歩行速度が男女ともに毎秒0.8m未満あるいは1m未満）

の3つのうち、2)、3)のいずれかが認められる状態と定義されています。すなわち、筋肉量の低下を必須項目とし、筋力または身体能力低下のいずれかが当てはまれば、サルコペニアと診断されます。

　これによると、握力と歩行速度が正常範囲であればサルコペニアなしと判断します（図44）。どちらかが低下していれば筋量測定を行い、正常であればサルコペニアなし、低下があればサルコペニアと判断されます。

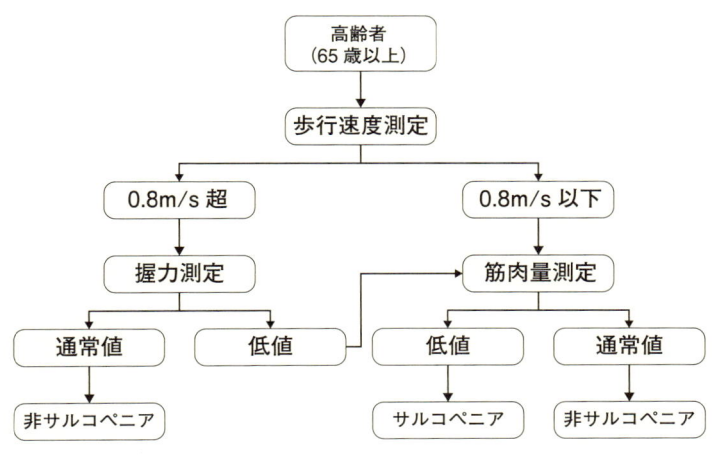

図44　サルコペニアの診断基準（フローチャート）

筋量を測る方法としては、骨密度や骨量も測定するDXA法（Dual Energy X-Ray Absorptiometry：二重エネルギーX線吸収測定法）、BIA法（Bioelectrical Impedance Analysis：生体電気インピーダンス法）、CTなどによる四肢の筋量測定があります。

　例えば、DXA法では、四肢全体の重量、骨量、脂肪量を計測し、四肢全体の重量-（骨量＋脂肪量）＝四肢の軟部組織量≒四肢の筋量（kg／身長m^2）となります。筋量測定結果の経時的変化を記録するのも健康管理のうえで役立ちます。

　サルコペニアの原因や発生のメカニズムについては、ロコモやフレイルと共通する部分が多く、これらを見通したうえで、それぞれの概念や定義の明確化はひきつづいての検討課題です。これら3つに共通する予防や治療の根幹は運動療法（有酸素運動、レジスタンス運動）と栄養補充療法といえます。

◎生活不活発病（廃用症候群）
（Torpidity or Inactivity Syndrome, Disuse Syndrome）

　生活不活発病は産業技術総合研究所の大川弥生部長が提唱した用語と概念です。以前は「使わない機能は衰える」ということから、廃用症候群といっていましたが、「廃」の字のイメージがよくないのか、現在では生活不活発病が専ら使用されています。

　生活不活発病は、生活が不活発なことが原因で全身の機能が低下し、歩行、食事、入浴、洗面、トイレなどの生活行為が不自由になり、家事や仕事、趣味やスポーツ、人との付き合い、電話などの日常活動のレベルも低下した状態を指します。

人は持っている機能を使わないと、その機能が低下することから、生活が不活発になることが原因で、全身の身体機能が衰えてしまいます。高齢者ではそれが及ぶ範囲、機能低下の程度が意外に大きいのです。例えば、寝たきり状態により、日常の活動性の低下が長期間あるいは短期間でも続くと筋萎縮、筋力低下、関節拘縮、起立性低血圧、心肺機能低下、誤嚥、失禁、便秘、下痢、食欲不振、易疲労性（疲れやすさ）、褥瘡（床ずれ）、認知機能低下（認知症）といった症状が現れます。

生活不活発の筋肉への影響を取り上げてみますと、健常者でも体を動かさないでいると意外に早く筋肉が萎縮し、関節が拘縮します。安静による筋力低下は、1週目で20%、2週目で40%、3週目で60%にも及び、1日間の安静によって生じた筋力低下を回復させるには1週間かかり、1週間の安静により生じた筋力低下を回復するには1カ月かかるといわれています。

生活不活発病は一旦起こってしまうと、悪循環を起こして増悪したり、不可逆的となったりしやすいため、治療よりも予防の方が大切です^(図45)。すなわち、動かして起こる身体のリスクより安静にして起こるリスクの方が高いことを認識し、心身の廃用障害を予防しなければなりません。家族や周囲の者が早期にこの病気に気づけば、積極的に体を動かすようにさせること

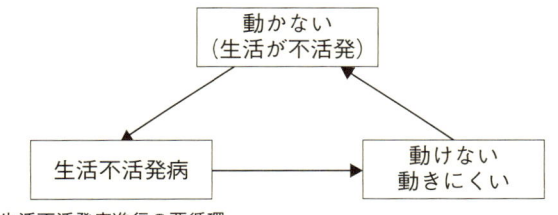

図45 生活不活発病進行の悪循環

で機能の改善・回復も見込めます。

　もう年だからしょうがないという諦めに似た感情が、生活不活発病の悪循環を促進させる最も大きな要因です。高齢者の援助にあたる人は、生活不活発病（廃用症候群）についての正しい知識と認識を持ち、その悪循環を断ち切らなければなりません。

　寝たきりの状態を防ぐには、離床した生活を保つことが必要です。「寝たきりは寝かせきりから」といわれるように、病気にかかってもなるべく早くベッドから起きることです。麻痺や障害が発症したら、できるだけ早くリハビリテーションを始めることも大切です。

　ロコモは運動器の症状に焦点を当てていますが、生活不活発病は全身の状態について考えるものです。生活不活発病の要因には運動器の衰えも含まれるので、ロコモ対策をしっかりすることは生活不活発病の予防にもつながります。

　大規模災害後の仮設住宅での生活は、エコノミークラス症候群（急性運動不足による）や生活不活発病などの原因となりやすく、問題になります。地域の包括支援センター、NPO、災害時派遣医療チーム（DMAT：Disaster Medical Assistance Team）、災害派遣精神医療チーム（DPAT：Disaster Psychiatric Assistance Team）などによる社会的支援が必要です。

◎ロコモ、フレイル、サルコペニアはどう違うの？

　ロコモ、フレイル、サルコペニアへの対策は、ともに高齢者の要介護の予防を目指しています。ロコモと身体的フレイルとはほぼ同義ですが、ロコモは、主として高齢者の中で運動機

能が軽度に低下しかけた病態のことを指しています。すなわち、整形外科医の視点から、高齢者が移動機能障害を起こす原因となる運動器疾患を指します。

　一方、フレイルは、老年医学の視点で、身体的フレイルばかりでなく、精神的・社会的フレイル領域をも含んだ病態です。高齢者の諸問題を包括的に捉えており、したがってロコモを含む包括的な病態といえます（図46）。

　米国では、サルコペニアが健康障害リスクのトップ5の1つとして認定されており、予防と対策に高い関心が寄せられています。ロコモが運動器全般の症状であるのに対し、サルコペニアは運動器の中でも筋肉と筋力、歩行機能に特化した症状を指しています。サルコペニアの発症は、同時にロコモへの負の連鎖が始まっている、ともいえるのです。

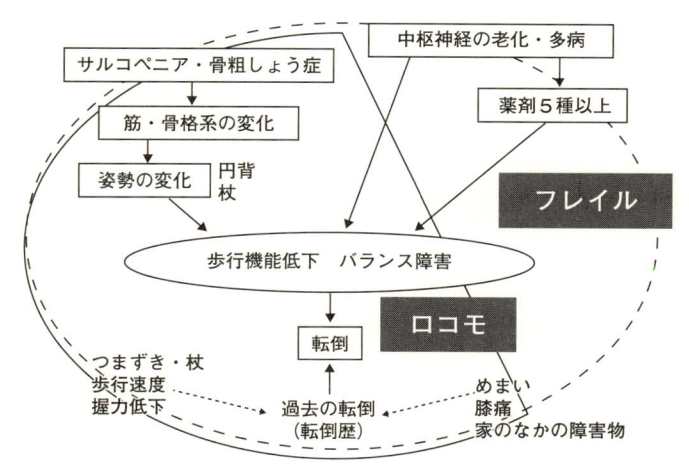

図46　ロコモ、フレイル、サルコペニア、骨粗しょう症、歩行機能などの関係概念図（鳥羽研二：高齢者のフレイルとは. MB Med Reha 170:1-5,2014. より引用）

サルコペニアとフレイルとの間には類似点が多く、サルコペニアはフレイルの重要かつ中核的な要素とも考えられます。また、サルコペニアとそれに伴う筋力低下、活力低下、低栄養、活動度低下など、フレイルの各指標、要素が互いに悪循環、連鎖（cycle of frailty）を形成することも示されています。

　すなわち、ロコモ、サルコペニア、フレイル、生活不活発病、認知症、要介護状態などは、いわば生まれも育ちも異なる言葉ですが、どこから始まっても、お互いに関連する負のスパイラルのキーステーションであるといえます。これから抜け出す方法や社会の仕組みを整えていくのが課題です。

COLUMN

フレイルとロコモとの今後の融合

　フレイルは加齢によって生ずる広範な問題（老年症候群あるいは加齢症候群）を包括的に捉えており、運動器疾患や移動機能障害、栄養状態（身体的フレイル）だけでなく、認知機能、精神状態（精神・心理的フレイル）、社会とのつながり（社会的フレイル）などにおける虚弱を含んでいます。しかし、原因となる疾患を具体的に見据えた取り組みが始まったばかりで、今後の課題とされています。

　ロコモは、高齢者の身体的機能障害を起こす運動器疾患の軽減を念頭に、歩行・移動機能の維持や回復を重視しています。

　ロコモに関して啓発の対象には、わりと健康で移動機能が未だ保たれている、症状が比較的早期の人（いわばプレフレイル段階の人）も含めており、その予防を呼びかける活動がされています。

　フレイルが国際的に共通した概念であるのに対し、ロコモは世界に先駆けて超高齢化が一層進行中の我が国独自の考え方です。したがって、ロコモがフレイルの一部ではなくて、運動器障害という別の視点であることなどが国際的に認知されるような働きかけが今後の課題です。

　ロコモ度テスト（立ち上がりテスト、２ステップテスト、ロコモ25）と、サルコペニア評価法（握力や歩行速度）との関係を統合することで、今後両者の関連性を示すことが望まれます。そして、高齢化と要介護者の増加

が今後も進行していく我が国にあっては、ロコモ、サルコペニア、フレイル対策を統合的に進めていくのが喫緊の課題と唱えられています。

　フレイルでは、低栄養に起因する体重減少が懸念要素であるのに対し、ロコモでは、例えば骨粗しょう症や変形性関節症の場合には、体重の過度の増加（肥満）が懸念要素になります。ロコモ・フレイル対応策としてロコモ対応は75歳までに重点を置き、フレイル対応は75歳以降（後期高齢者）を中心にして考えていくのが妥当だとも考えられます。

　ロコモとフレイルという2つの概念は、症例としては重なりあう病態や問題点に対処するという、同じ目的のために提唱されたものです。したがって、両者が発展的に融合することを目指しつつ、超高齢社会の課題解決のために国民に周知されていくことが必要なのです。先行する周知事例として生活習慣病のメタボがあります。

知っておきたい高齢者のフレイルとサルコペニア

　高齢になると、身体的にも精神的にも社会的にも、若いときのように思い通りにならなくなります。この3つの要素の衰えにより起こされる高齢者の虚弱状態を「フレイル」と呼んでいます。

　フレイルは健康と要介護状態の中間の状態として定義されています。厚労省と老年医学会はフレイルを正式用語として採用し、その予防や進行を阻止し、要介護や寝たきりを防ぐよう呼び掛けています。

　フレイルの要因となるサルコペニア（筋量の低下）を

2年にわたり追跡した78歳女性のデータを参考までにお示しします。この女性は筋肉の衰えを防ごうと、ウォーキングやハイキング、体操をして努力をしていますが、老齢はそれを次第に追い上げているのです。脊椎骨折が気づかぬうちに起こっている「いつのまにか骨折」などの「いつのまにかロコモ」という状態がありますが、筋量や筋力もいつのまにか減弱して「いつのまにかサルコペニア」という状態になり、「いつのまにかフレイル」になる可能性はあります。

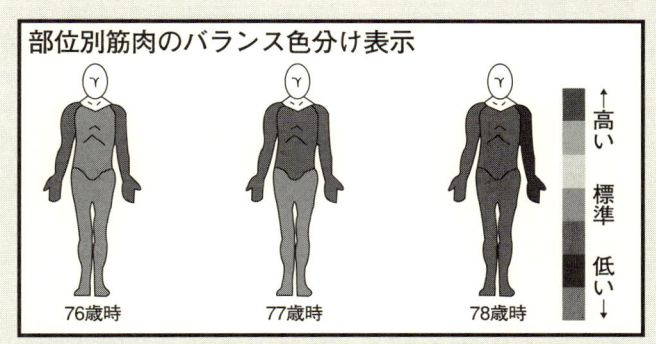

部位別筋肉のバランス色分け表示

76歳時　　77歳時　　78歳時

↑高い　標準　低い↓

図47　サルコペニアの検査（76歳時、77歳時、78歳時）
78歳時には下半身と左上肢の筋肉量が減少している。スクワット、腕立て伏せ、腹筋運動、背筋運動に励もう

「活力の低下を感じていませんか？　知っておきたい高齢者のフレイル」（幻冬舎メディアコンサルティング、2016）という書籍をご参考にしてフレイル予防に役立ててください。

COLUMN

厚生労働省・日本医師会
フレイル総合対策実施へ

　厚生労働省は、2016年度から高齢者の「フレイル」に対する総合対策を示しています。

　フレイルは、後期高齢者の要介護の要因としても大きな割合を占めており、健康寿命の延伸が重視される中で、対策が必須と判断されました。高齢期の疾病予防・介護予防等を推進するために、認知症総合戦略（新オレンジプラン）の推進、肺炎予防の推進、見える化による介護予防の推進に加え、2016年度から栄養指導などのモデル事業を実施し、食の支援などに拡大する方針です。

　将来的に後期高齢者では、フレイルの段階を経て、徐々に寝たきり、要介護に陥るケースが増加していきます。フレイルが原因となって要介護となる割合は、75〜79歳で7.5％、80〜84歳で12％、85〜89歳で24.9％、90歳以上で43.6％と、加齢とともに増加傾向をたどります。フレイルになると、転倒リスクも高まります。

　しかし、フレイル対策として、栄養療法と運動療法を組み合わせた療法（「リハ栄養」）の実施により、筋力を増加させることが有用との報告も臨床現場から出始めています。病院、診療所、薬局などで実施される栄養指導、運動指導も注目されており、サルコペニア対策にも効果大であることはもちろんです。「栄養なくしてリハなし」といわれるように、栄養はリハとの大切な組み合わせです。

　寝たきりの原因として、脳卒中や認知症だけでなく、骨折や関節疾患、サルコペニアなど、整形外科領域の疾患が増加してきています。日本医師会の横倉義武会長は、かかりつけ医を持つ患者の検診率などが高いことから、かかりつけ医にフレイル対策をこれまでにも増して浸透させることの重要性を強調しています。その上で、「フレイル予防活動は国民活動にしていかないといけない」とし、日本医師会としても積極的に取り組む姿勢をみせています（2015年）。

　厚労省は、フレイルだと診断された高齢者に対しては、「栄養を含めてサポートしないといけない。介護だけでも医療だけでもなく、医療と介護一体になってやることが重要」との考えを表明しています。さらに、「日本全体が健康寿命を守る、フレイルを予防するという方向に舵を切るためには、政策的にもメッセージを出す必要がある。行政と医師会で手を組む必要があるのではないか」と述べています。

◎ロコモと認知症は関係があるの？

ロコモと認知症は、前者が身体機能低下、後者が認知・精神機能低下であるため、一見すると関係がないように思われます。しかし、これまでの調査研究の結果を見てみると、その密接な関係が理解できます。

骨折などによって、長期間の入院を強いられたり、家からも出られず引きこもりがちになったりすること、さらに慢性的に痛みを感じ続けることで、うつ状態となります。そうなると、社会との接点が減り、認知症を引き起こすことになります。

寝たきりになることで脳の機能が低下し、幻覚や幻聴といった症状が現れ、今いる場所が分からなくなる、季節や日付の概念が曖昧になる（見当識障害）、などの軽度認知障害（MCI：エムシーアイ）の状態を経てついには認知症にいたることも多いのです。シリーズ書『認知症に負けないために』で記述しましたが、うつ病性仮性認知症、双極性障害（うつ状態と躁状態を繰り返す）と認知症とは区別が難しく、鑑別が必要となります。

認知症と骨密度や骨折との関連性を示した統計的調査では次のような報告があります。
1）閉経後の女性の骨密度の調査によると、主観的記憶障害、軽度認知障害（MCI：Mild Cognitive Impairment、エムシーアイ）、早期アルツハイマー型認知症の3つのグループで比較すると、この順で骨密度が低くなる傾向があることが分かりました。
2）もともと女性は、歳をとるとともに大腿骨骨折（特に近位部骨折）を起こしやすくなるのですが、最近の調査に

よりますと、85 ～ 89歳をピークとして、加齢に応じて発生率が増加することが分かっています。

3）アルツハイマー型認知症群は対照群に比べて骨折発生率が高い傾向にあり、特に大腿骨近位部骨折は有意に高い発生率を示しました。

4）大腿骨近位部骨折の治療を受けた患者さんでは、認知症と呼吸器疾患は、有意に大腿骨近位部骨折の再骨折に関連することが分かりました。

◎ロコモ・認知症・メタボは厄介者トリオ

このトリオはお互いに深く関わっていて、切り離して考えることはできません。これらに共通するリスク因子にフレイルがあり、悪循環を形成します。

フレイルの病態になれば、運動もあまりできず、運動と食事とのバランスも崩れがちであるため、脳卒中の発症リスクもしだいに高まっていきます。

ロコモを起こすと運動することが難しくなって、メタボや認知症を併発してしまう可能性も高くなり、負のスパイラルに陥りやすいのです。このことからも、ロコモは老後の健康寿命を左右する大きな要因です。

認知症は、発生のメカニズムに謎がいまだ多い疾患です。しかし、運動をしない状態、例えば寝たきりである場合などは認知症になりやすく、さらに運動できないことは認知症を悪化させがちであることが知られています。

ロコモによって体が動きにくく、また動かなくなれば、同じ食生活を続けていると当然太りますし、認知症も起こりやすいということです。これを予防するためには、ロコモ対策のト

レーニングが役に立ちます。

　ロコモ予防のためのトレーニングは、運動不足の単なる解消ではなく、自分がどんな晩年を過ごすことになるかを決めるきわめて重要な鍵（キー）となるのです。

　認知症の原因となる寝たきりを防ぐためには、転ばない、骨粗しょう症にならない、膝や腰の痛みに負けない筋肉をつける、といったことが大きなポイントになります。

　若いときから運動器の大切さを理解しておくことが大切ですが、残念なことに若くて元気な時期には、いつまでも元気で過ごせると思い込んでいます。

　骨が活発に成長する10代から20代までの間に、栄養バランスのとれた食事をしっかりとって適度な運動を続けていたかどうかが、後々の健康状態にも大きく影響します。いつまでも元気な状態を保つためには、若いときから体を動かす習慣付けが不可欠です（「貯筋」「貯骨」）。

　子供の頃からはもちろんのこと、中高年になっても運動器を鍛えておくことが、骨粗しょう症や寝たきり、生活習慣病（糖尿病・高血圧など）や循環器病などの病気を予防することに役立ちます。

　まずは、骨と筋肉のバランスや関節の状態をチェックして、自分の状態を知ることが必要です。また寝たきり予防のために長めの距離を歩くには、狭心症があると困難です。そのことを知るためにも、循環器系のチェックは必須となります。

　生活習慣とともに運動器についても配慮し、例えば高血圧や脂質異常症のチェックと同時に、運動器の評価をすることができれば理想的です。　筋力や筋肉量、さらに関節軟骨量の測定なども含めれば、ロコモも予防できるはずです。

　関節疾患や動脈硬化性疾患に加えて、個々の患者さんの状態を全体として診たうえで運動療法を正しく処方することが重要なのです。種々の他疾患の発症リスクが低い若年のうちからの心配りが理想です。

　運動器の保全は生活する機能と直結しており、人生の生き甲斐や生活の質（QOL）の保持にも大きく影響します。車社会が進み便利で歩かなくなった現代人には、ロコモ、フレイルは目前に迫った今よく知っておくべき懸案事項で、決して他人事ではないはずです。まずは、ロコトレなどのロコモ予防（次章）にしっかりと努めましょう。

第5章

ロコモはどのように予防するの？

ロコモはどのように予防するの？

　ロコモの予防と対策の要点は、1）筋力、2）関節の柔軟性、3）身体バランスの保持と修復です。この3項目は、どれも同じように重要かつ必要です。そしてこれらは同時に、転倒防止の基本でもあるのです。

　厚生労働省の平成25年国民生活基礎調査によりますと、65歳以上の日本人における要介護の直接原因（ほぼ"寝たきり"の直接原因）は、第1位が脳血管疾患（17.2％）、2位が認知症（16.4％）、3位が高齢による衰弱・老衰（13.9％）、4位が骨折・転倒（12.2％）、5位が関節疾患（11.0％）となっています。骨折・転倒と関節疾患を合わせると23.2％となり、要介護となる三大疾患は、脳卒中、認知症、ロコモです。

　文明の進歩で身体の運動器を直接的に使う機会が少なくなりました。このことが、筋肉・骨・靱帯等の衰えを促進させ、運動器の障害を増加させています。ただし、運動器の障害も、軽度〜中等度であればただちに骨折や機能障害、生活機能障害につながるものではありませんので、むやみに心配することはありません。

　重症化した場合や、転倒など他の要因が加わったときが危険ですので、重症になる危険因子（リスクファクター）を避け、転倒を予防・防止することが重要です。そうすれば、日常生活に支障を来すことはありません。

　日常的に運動器症状、運動機能テスト、ロコモ25を用いてロコモを診断し、健康状態の改善、運動器機能の改善・維持、障害の軽減や重症化予防などを意識することは、高齢者の健康維持・管理、増進に役立ち、本人、家族、社会の健康水準を上げ

ることに貢献できるでしょう。

　ロコモに基づく症状が原因で、要介護となる可能性を持つ高齢者に対する家族や医療従事者の接し方には、慎重さが求められています。それは接し方次第で、高齢者にロコモ発症への注意を促し、早期にリスクに気づかせ、運動の習慣化を促す啓発活動となるからです。

健康づくりのための身体活動

　身体活動とは、安静にしている状態よりも多くのエネルギーを消費するすべての動作を指します。日常的な労働、家事、通勤、通学等の「生活活動」と、スポーツなど、特に体力の維持・向上や健康増進などを目的として計画的・継続的に実施する「運動」との2つに分けられます。

　身体活動を増やすことで、循環器疾患、糖尿病、がんといった生活習慣病の発症、およびこれらを原因として死亡にいたるリスク、あるいは加齢に伴う生活機能低下（運動器障害および認知症など）を来すリスクを減らすことができます。

　厚生労働省は平成24年、第四次の国民健康づくり対策として「21世紀における第二次国民健康づくり運動〔健康日本21（第二次）〕」を公表しました。〔健康日本21（第二次）〕は、ライフステージに応じて、健やかで心豊かに生活できる活力ある社会を実現し、その結果として社会保障制度が持続可能なものとなるよう、平成25年度から10年間、健康寿命の延伸・健康格差の縮小を実現することを目指して進められています。

　健康日本21最終評価によると、平成9年と平成21年との比較で、15歳以上の1日の歩数平均値は男女ともに約1000歩減

少（1日約10分の身体活動の減少に相当）しています。高齢化が進む我が国において、健康づくりの観点から身体活動を推奨することの重要性は高いといえるでしょう。

身体活動を意識して活発にすることは、健康づくりに欠かすことができない生活習慣です。栄養・食生活や休養・睡眠、こころの健康等の他の分野とともに、その実現に向けた数々の取り組みを推進していくこと、これは高齢者本人にとっても大事なことです。

「健康づくりのための身体活動基準2013」（以下「新基準」という）は、〔健康日本21（第2次）〕を推進するための重要な指針です。厚労省科学研究班「運動基準・運動指針改定に関する検討会」での審議を踏まえて作成されました。これは平成18年に策定された「健康づくりのための運動基準2006」を大幅に改定したものです。

身体活動に関する運動指導の専門家（研究者・教育者や健康運動指導士など）はもちろん、保健活動の現場を担う医師、保健師、管理栄養士などにも、この新基準を積極的に活用して運動指導の質的向上に取り組むことが要請されています。

また、身体活動の推進のためには、個人の努力だけでなく、町づくりや職場づくりなど、個人の健康を支える社会環境を整備するという視点が重要です。したがって、自治体や企業の関係者も新基準を十分に活用することが期待されています。

一方、アクティブガイドは、専門知識を持たない人を対象として、国民のより多くに身体活動の意義を伝え、身体活動への取り組みを啓発することに意を注いでいます。すなわち、新基準は専門家向けで、アクティブガイドは国民一般向けとの棲み

表13　身体活動基準 2013 の基準値、考え方の一覧

METs（メッツ）は「Metabolic equivalents」の略で、生活活動・運動を行ったときに安静状態の何倍の代謝（カロリー消費）をしているかを表す。例えば歩く（近所での散歩）は 2.5METs だが、これは安静時（1.0 METs）の 2.5 倍の代謝（カロリー消費）となる

<基準値>
●18-64歳の身体活動（生活活動・運動）の基準
強度が3メッツ以上の身体活動を23メッツ・時／週行う。具体的には、歩行またはそれと同等以上の強度の身体活動を毎日60分行う。
●18-64歳の運動の基準
強度が3メッツ以上の運動を4メッツ・時／週行う。具体的には、息が弾み汗をかく程度の運動を毎週60分行う。
●65歳以上の身体活動（生活活動・運動）の基準
強度を問わず、身体活動を10メッツ・時／週行う。具体的には、横になったままや座ったままにならなければどんな動きでもよいので、身体活動を毎日40分行う。
●性・年代別の体力：全身持久力の基準
男性18-39歳：11.0メッツ。40-59歳：10.0メッツ。60-69歳：9.0メッツ
女性18-39歳：9.5メッツ。40-59歳：8.5メッツ。60-69歳：7.5メッツ

<考え方>
●全年齢層における身体活動（生活活動・運動）の考え方
現在の身体活動量を、少しでも増やす。例えば、今より毎日10分ずつ長く歩くようにする。
●全年齢層における運動の考え方
運動習慣を持つようにする。具体的には、30分以上の運動を週2日以上行う。

分けをより一層明確にしたものなのです。

　将来、生活習慣病等に罹患するリスクを減少させるために、1人ひとりが達成することが望まれる身体活動の基準値や考え方が、専門家を対象として示されています（表13）。参考までに掲げておきます。性や年代（年齢層）に応じて、目標を宣言するなどして、身体活動や生活習慣に意識して気をつければ、本人が期待していたあるいは周囲から期待されていた以上の結果がでるかもしれません。

　なお、健康日本21では生活習慣病及びその原因となる生活習慣等の課題について、9分野（栄養・食生活、生活活動と運

動、休養・こころの健康づくり、たばこ、アルコール、歯の健康、糖尿病、循環器病、がん）を挙げています。

ロコモ予防のためにどのような運動をすればいいの？

　高齢者のトータルヘルスの観点から、幅広い対応策が必要です。「健康寿命の延伸」や「生活機能低下の防止」のためには、ロコモの予防、早期の発見・対策が重要です。ロコモを予防するための運動を「ロコモーショントレーニング（ロコトレ）」といい、いくつかの運動が推奨されています。一定の負荷をかけて行うのが良いとされていて、レジスタンストレーニングといいます。負荷は最大挙上量の70〜80%がよいとされますが、高齢者では適当に低負荷で行い、回数を増やしたり維持したりすることが大切です。

　ロコトレは、足腰の筋力とバランス力（感覚）を高める運動です。バランス能力を鍛える開眼片脚立ちと、下肢筋肉を鍛えるスクワットをベースにしています。ロコチェックで該当する項目があったり、思い当たることがあったりする人は、まずロコトレを始めましょう。

　また、ロコトレを続けているかどうかを、高齢者本人や家族を訪問して声かけをしたり、電話口で一緒にロコトレをしたりするのをロコモコール（訪問型ロコトレ）といいます。

◎適切な筋トレ（ロコトレ）とは

　筋肉はつねに合成されると同時に、分解もされています。そのバランスで体形が作られています。適切な筋トレと適切な栄養と休息が脂肪を減らし、美しい体形を作ります。

　筋トレという刺激が体にどのような反応を及ぼすかはトレーニングの強度次第です。筋トレで体を変えるには、筋肉に適切な刺激を与え、その反応を引き出すことが必要です。

　激しすぎるトレーニングで強烈な刺激を与えると、筋肉は過度に破壊されないようにするため、炎症を起こすなどして修復に特化する状態になります。

　楽すぎるトレーニングは何の刺激も与えませんし、刺激がなければ筋力は衰える一方です。つまり、体が対応できるギリギリのところの強度を狙って刺激することが、効率よく筋肉をつけるコツです。

　適切な刺激が与えられると、筋肥大に役立つホルモンが分泌されたり、筋肉周辺に存在するサテライト細胞が筋肉に融合したりします。それらの作用で、運動後48時間は、筋肉を合成する体内システムが強く作動するのです。

　このタイミングで、十分な栄養を筋肉に供給し、適切な休息をとると、筋線維は確実に太く大きくなっていきます。筋肉に必要とされる栄養の大部分は、タンパク質が分解されてできるアミノ酸です。それに微量のビタミンやミネラルが使われます。

　本格的に筋トレをする人は、タンパク質をかなり意識的に摂らないかぎり、確実に栄養不足になります。タンパク質摂取量が不足すると、トレーニングで消費したエネルギーを補填するために筋肉が分解されるという状態に陥ります。

　タンパク質が消化・吸収されアミノ酸として血液に入るまでの時間を考えると、3時間に1回のペースで良質なタンパク源である肉や魚、卵などを食べるのが理想です。そうすると筋肉の栄養が血液中に常にある状態を維持でき、それによって筋肉の分解は抑えられます。

1回の食事の量を少し控えめにし、食事と食事の間に良質のタンパク源を取るようにするといいでしょう。アミノ酸の血中濃度を維持できれば、トレーニング中から筋線維の合成が進むため効率的な筋肥大を促進できます。吸収のいいプロテインパウダーなら1時間後、BCAA（分岐鎖アミノ酸）ならさらに早くアミノ酸を血液に供給できます。

　筋肉周囲の毛細血管は、筋細胞に栄養素や酸素を供給し、老廃物や二酸化炭素を回収し続ける働きを担っています。筋トレで生み出された筋肥大に役立つホルモンを、筋肉の材料とともに速やかに筋線維に届けます。

　運動習慣は毛細血管を再開通させ、その数も増加させます。血流が増え、新たなルートもできます。しかし、ルートができてもそれぞれの筋線維に栄養素を上手く手渡さなければ筋肉は大きくなりません。

　意外にも、血液の栄養素を筋肉へ手渡すのは水です。筋肉の構成としてはタンパク質の割合はわずか10％で、75％程度は水です。残りはミトコンドリアなどの酵素タンパク質や脂肪などです。

　水分不足になると筋肉に栄養が届かなくなるだけでなく、水分を介して体内で起きる様々な化学反応が抑制され代謝が悪くなります。そうすると力は出なくなるし、筋線維の合成も進みません。さらに質量自体も減ってしまいます。筋トレでこまめに水を飲むのも、毎日2リットルは水を飲む必要があるといわれるのも、そのためです。発達した毛細血管と、多量の水が揃って初めて、筋肉を増やすための状態が整います。

　筋トレを行うと、筋肉への血流が増え、全身の代謝が活発になります。血液を送り出す心臓や酸素を取り入れる肺も鍛えら

れて、次第に持久力も向上します。さらに胃や腸の消化器も活性化するため消化・吸収機能が高まります。脳も活性化します。

　筋トレで大脳の視床下部が刺激されると、様々なホルモン、特に男性ホルモン（テストステロン）やアドレナリン、成長ホルモンの分泌がさかんになります。

　これらの物質は意欲をもたらし気持ちを前向きにするため、活力や性欲の維持にも深く関与します。すなわち筋トレは、活力を与え、加齢によるホルモン分泌能力の低下を食い止めてくれるのです。

　このように筋肉を強くすることは、様々な器官を強くします。毎日短時間の筋トレでも体を変えることは可能なのです。

　以上、筋トレについて原則的なことを述べてきましたが、シニアの方は体を動かすことだけで筋トレになります。好きな、そしてつらくない運動を組み合わせて筋トレを日々継続しましょう。

◎開眼片脚立ち（開眼片脚起立運動）

　バランス能力をつけ、転倒や転倒骨折を防ぐ効果があるロコトレです。

　　・左右1分間ずつ、1日3回行う
　　・転倒しないように、必ずつかまるものがある場所で行う
　　・床につかない程度に片脚を浮かせる
　　・姿勢をまっすぐにして行う
　　・支えが必要な人は、机に両手をついて行う。

　以前はダイナミックフラミンゴ運動とも呼ばれていました。片脚で立ち続けるためには下肢筋（足指、足関節、膝関節）、体幹筋（股関節）など多くの筋肉が共動することになり、バラ

215

ンス能力が鍛えられて、転倒しにくい体となります。1日に左右1分間ずつを3回行うことで、約50分間の歩行に相当するとの報告もあります。

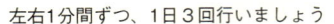
左右1分間ずつ、1日3回行いましょう

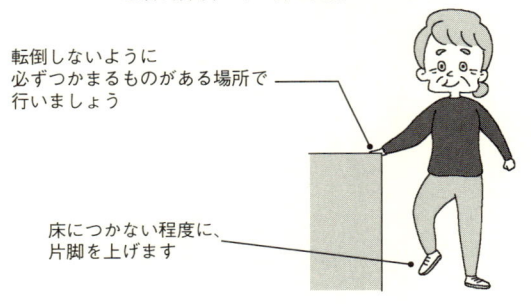
転倒しないように
必ずつかまるものがある場所で
行いましょう

床につかない程度に、
片脚を上げます

図48　開眼片脚立ち訓練

◎スクワット

下肢の筋力をつけるロコトレです。

・肩幅より少し広めに足を広げて立つ。つま先は30度くらいずつ開く
・膝がつま先より前に出ないようにする
・お尻を後ろに引くように身体をしずめる
・フルスクワットは太ももが地面と平行になるまで上体を落とし、ハーフスクワットは太ももが地面と平行になる一歩手前まで上体を落とします。

個人の体力、腰痛とか膝痛の程度に合わせて行うのがよいでしょう。スクワットができないときは、椅子に腰かけ、机に手をついて、腰を浮かす動作を繰り返します。

深呼吸をするペースで5〜6回繰り返し、これを1日3回行

います。安全のために、椅子やソファーの前で行います。支えが必要な人は、机に手や指をついて行います。

お尻をゆっくり下げて、見えない椅子に腰かけるような動きをすることです。お尻を軽く下ろすところから始めて、膝が曲がっても90度を超えないようにします。

姿勢の注意点は、下腿を立ったままの位置、すなわち、垂直にできるだけ保つようにして、膝が前に出ないようにすることです。こうした姿勢を意識することで、大腿四頭筋だけでなく、ふくらはぎ（下腿三頭筋）や大臀筋も収縮します。立つ、座る、歩くなどの基本的運動が円滑になる効果があります。

大腿四頭筋は、四頭（大腿直筋、外側広筋、中間広筋、内側広筋）からなり、大腿伸筋のほとんど全部を作る強大な筋で、膝関節を伸ばす、下腿を固定して大腿を起立させるなどの動きに関与しています。そして、大腿四頭筋の訓練で変形性膝関節症の進行を防げるとされています。下腿三頭筋は、腓腹筋とヒラメ筋の2筋によって構成される下腿後部（ふくらはぎ／こむら、こぶら）の筋肉で、起始部は腓腹筋が2頭になっているため全部で3頭となりますが、下端は単一の踵骨腱（アキレス腱）

深呼吸をするペースで5〜6回繰り返します。
1日3回行いましょう

机に手をつかずにできる
場合はかざして行います

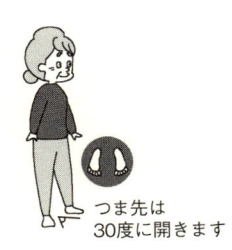
つま先は
30度に開きます

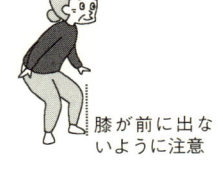
膝が前に出ないように注意

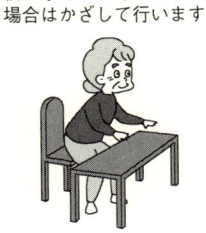

図49　スクワット

となって踵骨についています。大臀筋（だいでんきん）は臀部全体表層に位置する筋肉です。単一筋としては人体で最大となります。

◎その他のロコトレ・ロコトレプラス

その他のロコトレとして、ストレッチング、関節の曲げ伸ばし（関節可動域の保持・向上）、ラジオ体操、テレビ体操、ウォーキングなど、いろいろな運動を積極的にすることが奨励されています。これらのトレーニングを行う際には、転倒などに十分注意する必要があり、トレーニングに際し必要に応じ机や椅子に手を置くことが奨励されています。なお、ランニングやジョギングには両足が同時に地面から離れる瞬間がありますが、ウォーキングではどちらかの足が必ず地面についています。

ロコトレプラスは、ロコトレにプラスする運動で、次の2つが提唱されています。

カーフレイズ

（standing calf raise/calf:ふくらはぎ、raise:持ち上げる）

ふくらはぎ（ヒラメ筋や腓腹筋）の筋力をつける（1日の回数の目安は10〜20回×2〜3セット）。次の2動作を繰り返す。
　・両脚で立った状態から踵を上げる。
　・ゆっくりと踵を下ろす（軽くトンとついて負荷をかけてもよい）。
　・バランスを保つために両手で椅子の背を持って、片脚ずつ交互につま先立ちして踵を上げる（対側の脚は片脚の足首にかける）。

フロントランジ

（front lunge/front：前方に、lunge：突っ込む、踏み出す）

下肢の柔軟性、バランス能力、筋力をつける（1日の回数の

目安は5 〜 10回×2 〜 3セット）。

　　・腰に両手をついて両脚で立つ。

　　・脚をゆっくり大きく前に踏み出す。

　　・太ももが水平になるくらいに腰を下げる。

　　・身体を上げて、踏み出した脚を元の位置に戻す。

開眼片脚立ちとスクワット以外にも、いろいろな運動を積極的に行いましょう

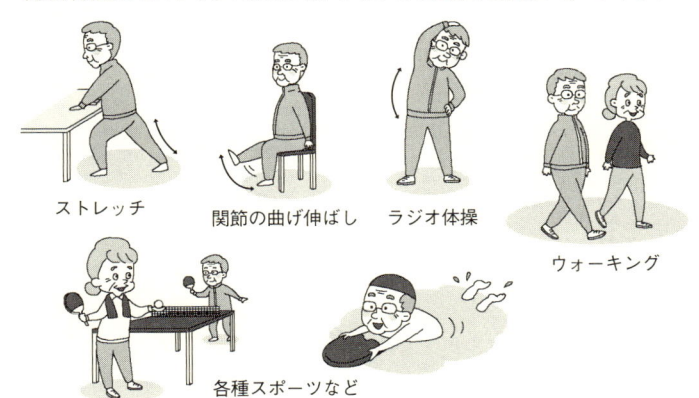

ストレッチ　　　関節の曲げ伸ばし　　ラジオ体操

ウォーキング

各種スポーツなど

図50　その他のロコトレ（ロコモパンフレット 2010 年度版による）

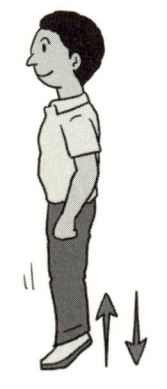

両脚で立った状態から
踵を上げ、
ゆっくりと下ろす動作を
繰り返す

図51　カーフレイズ

高齢者のトータルヘルスの観点から、幅広い対応策が必要です。「健康寿命の延伸」や「生活機能低下の防止」のためには、運動器障害の予防、早期の発見・対策が重要です。自分の体力や運動能力に合わせて、ロコトレ、その他のロコトレ、ロコトレプラスを選択し、トレーニング中に転んだり、バランスを崩したりしないように気をつけましょう。

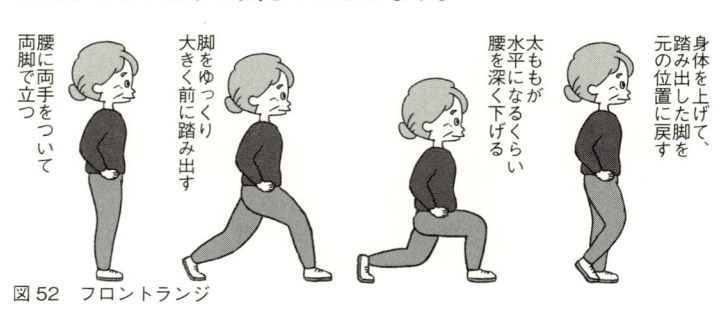

図52　フロントランジ

◎下肢を中心とした筋力維持は、全身健康にも大切

　体の筋肉の大半は下半身にあります。これらの筋肉は意図して使うようにしなければ、20〜40歳にかけて約40％減少するといわれています。特に大腿部の筋肉は、最も衰えが著しいとされています。

　足腰の筋肉は加齢の影響を最も受けやすく、どんどん細く、弱くなっていきます。足は体の機能でいうとロコモーターと呼ばれ、ここが衰えれば思うところに移動できなくなります。長く健康を維持していくためには、体のどの部分も大切であることはいうまでもありませんが、とりわけ足腰は重要です。

　足腰が衰えると自立した生活もままならなくなり、たちまち要介護状態になってしまうのです。

　足腰が丈夫であれば活動の場や機会も広がり、それが脳へもよい刺激をもたらしてくれます。まずは足腰を鍛えることが、元気に天寿を全うする上で、とても重要なカギとなるのです。

　中でも、ふくらはぎの筋肉は「第2の心臓」と呼ばれています。歩くことによって血液が心臓へ戻りやすくなり、このことに伴って血液が様々な臓器に十分に行きわたるようになります。

　逆にいえば、歩かなくなると下肢筋力の低下に伴う歩行機能の低下にとどまらず、全身の血液循環が悪くなり、心臓だけでなく全身の臓器の機能低下を来すということなのです。

　各地での市民マラソン、皇居周辺などランニング人口が増加傾向にあります。ランニング障害として、腸脛靭帯炎（ランナー膝）、脛骨過労性骨膜炎（シンスプリント）、疲労骨折（脛骨、腓骨、足の甲）、アキレス腱炎、足底腱膜炎などがあります。ランニング中やランニング後に下肢の痛みが出たら速やかに整形外科専門医の診療を受けましょう。

◎下半身や下肢の筋肉を鍛えるためには？

　筋肉の一般的特性として、使わないと萎縮しますが、何歳からでも適度に使い始めると筋力を回復させることができます。使うのを止めると元の木阿弥になりますので、継続して使うことが大切です。しかし過度の使用は筋肉を壊しますから、このことを知っておきましょう。

　下肢を中心としたロコモは、要介護のリスクを高めます。高齢者が転倒する最大の要因は、筋力の低下にあります。高齢化がアメリカ以上に進む日本では、転倒が原因で寝たきりになってしまう高齢者が年間10万人にも上ります。よく歩いたり、ウォーキングをしたりして下肢筋力の維持を心掛けている人は、

そのことがロコモ対策になるのみならず、全身の健康維持にもよい影響を及ぼしています。

運動というと大袈裟ですが、日々の生活の中でのちょっとした心掛けで筋トレができます。例えば、脚腰力アップのために、エスカレーターやエレベーターを使う代わりに階段を使うなどの工夫をしてみましょう。

高齢者に安全なトレーニング法として、スロートレーニング（スロトレ）があります。その名の通り、ゆっくりと体を動かすことで、体にあまり負荷をかけず、短時間に効率よく筋肉を鍛えることのできるトレーニングです。具体的な事例として、太極拳が挙げられます。

体をゆっくり動かすのは、筋肉の緊張を持続させ、筋肉内部の血流を制限するためです。それによって、筋肉を動かすときに発生する乳酸などの代謝物質が外に運び出されにくい状態を作りだし、筋肉を激しく動かした場合と同様の効果を得ることができます。

このスロトレは、高齢者の筋力づくりにとても適しているので、自治体や老人介護施設などで導入が進んでいます。

下肢の筋トレとして図53のようなトレーニングがよく行われます。

また、健康維持の基本は運動と食事とされますので、下肢の筋トレとともに筋肉を作る食材（特にタンパク質）をとることが大切です。

タンパク質の中でも、肉では牛肉や豚肉に偏らず鶏胸肉を、また魚でも白身魚よりかつおなどの赤身を意識して摂るのがよいようです。

歩く前のストレッチング／それぞれ左右10秒ずつ

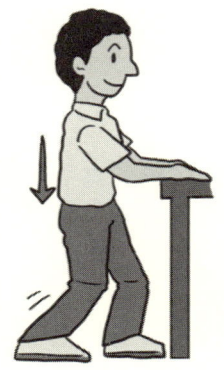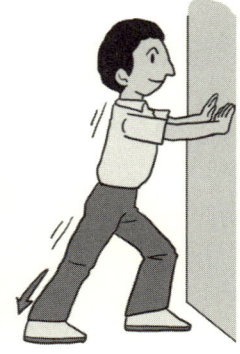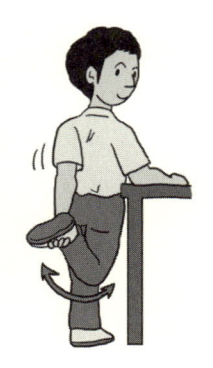

1．アキレス腱：体重を後ろ足にかけて両膝を曲げ、後ろ足のアキレス腱を伸ばす

2．ふくらはぎ：両足を前後に広めに開き、前足の膝を曲げ、後ろ足のかかとで床を押すように伸ばす

3．大腿部の前側：足をつかみ、お尻に引き寄せ、膝を後ろ上方に上げる。転ばないようにもう一方の手を壁や机にかける

日常生活でできるレジスタンストレーニング

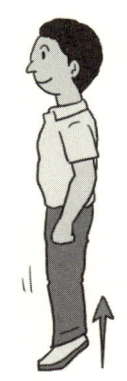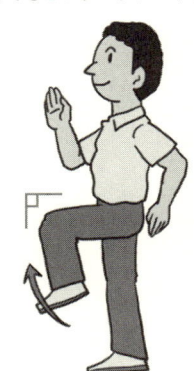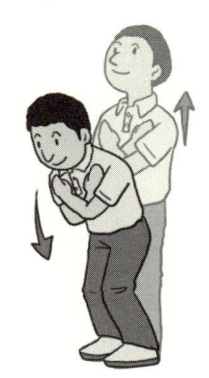

4．つま先立ち

5．その場での足踏み

6．ミニスクワット

図53　下半身を主体とした簡単ストレッチング

筋肉のストレッチングはもともと運動後の筋肉の疲労回復を目的に考案されたもので、伸ばされた筋肉の運動神経がリラックスして筋肉の緊張がほぐれて血流がよくなって疲労が回復するとされています。1時間座ったら5分は立ってストレッチング（1回のストレッチは10秒〜15秒間）するとよいでしょう。座っていても姿勢を変えたりして、同一箇所に負担がかかりすぎないよう、筋肉の負担の分散を心掛けましょう。

貯筋運動とは？

　体は歳とともに変化していきます。筋肉や神経、骨、血管などあらゆる組織の諸機能は、加齢とともに低下します。そして、この老化に運動不足が加わることで、これらの機能低下はさらに加速していきます。現代社会のような、日常生活で体を動かす機会が減っている状況下で長く生活していると、運動機能はますます低下してしまいます。

　いつまでも自分で行きたいところに行け、歳をとっても自立した生活を送るためには、筋肉を一定水準以上に維持していなければなりません。

　欲しいものがあったときに、貯金があれば買うことができます。貯金は「ゆとり」でもあるわけです。筋肉もお金と同じで、いざというときの「貯筋」が必要です。例えば、突然の病気で入院となっても、筋肉の貯筋があれば、病気や怪我が治ったとき、また普通の生活にスムーズに戻ることができます。

　しかし、病気や怪我で入院している間に貯筋が減りすぎてしまうと、寝たきりになってしまいます。病気は治ったのに歩けなくなってしまった、ということにもなりかねません。「備え

あれば憂いなし」は筋肉にもあてはまるのです。

　一般的に筋力は20代にピークを迎え、その後徐々に低下し、60歳を過ぎると劇的に低下します。筋力は何もしなければ少しずつ減っていき、ある時点から減り方が急加速します。まるで貯金のようですね。

　近年の研究結果から、大腿前側の筋肉は、不活動により２日で１％減少することが分かっています。これは、通常の加齢変化の1年分に相当します。すなわち、入院などによって２日間寝たきりの生活を送ると、大腿部の筋肉は１年分、２週間だと実に7年分歳をとったのと同じだけ減少してしまうのです。

　お金は借りることができても、筋肉は借りることができません。自分で貯めておくしかないのです。そして筋肉を貯める唯一の方法は、「使い続けること」なのです。

　元気で自立した生活をいつまでも送るためには、筋力トレーニングや適度な運動で、貯蓄を増やす必要があります。日常生活の中で筋肉を使うことが大切です。そのため年齢に負けないようにあきらめずに、毎日少しずつでもよいので、貯筋しましょう。できることからコツコツ「貯筋」（例えば、筋力トレーニング、適度な運動、日常生活の中で筋力アップなど）をしていきましょう。

　「貯筋運動」というこの言葉は、福永哲夫・鹿屋体育大学学長が提唱したものです。歩く・立つ・座る・階段を上るなど簡単な運動を継続することで、生活の基本動作が自力でできる筋肉を維持し、QOLを高く長く保つことを目指し、将来に備えて筋肉を貯めるイメージで名付けられました。

　貯筋運動は高齢者のロコモや転倒・骨折の予防につながり、ひいては増大する医療費の抑制にも役立つと考えられることか

ら、大いに注目されています。自分自身のためであると同時に、子や孫のためにもなるのです。

　いつまでも元気で自立した生活を送るためには、生活環境に適応できる身体能力（この能力のことを『生活フィットネス』と呼ぶらしいです）が必要です。生活フィットネスは歳とともに低下していきますが、この低下のパターンには大きな個人差があります。

　平均的な生活を送っている人と比べて、よく体を動かしている人は歳をとっても生活フィットネスを高い水準に維持できています。一方、運動不足が続くと生活フィットネスは低下していきます。また、病気などをきっかけにして急激に生活フィットネスが低下してしまう場合もあることは、既に述べた通りです。

　生活フィットネスには筋力、持久力、柔軟性など様々な要素がありますが、中でも特に重要な要素は「脚筋力」です。脚筋力が低下すると椅子から立ち上がる、歩く、階段を上るといった日常動作さえもスムーズにできなくなります。

　また、歩行時に脚が高く上がらず少しの段差につまずいてしまうことや、バランスを崩したときに体を立て直したり踏ん張ったりする筋力が低下していることが、転倒の原因となります。高齢になると骨の強度が弱くなりがちで、転倒による骨折で、寝たきり生活を余儀なくされる場合も少なくありません。

　貯筋運動は、当面の目標として高齢者が自立した生活を送るために必要な筋量・筋力を保証することを掲げています。そのための運動プログラムは、在宅の高齢者、特に要支援、虚弱、ハイリスクに属する人を対象として想定し、以下の３条件を満たす内容が採用されています。

①筋力が弱くてもできること

②ケガや事故の危険性が少ないこと

③特別な施設や用具を必要とせず、自宅でも手軽にできること

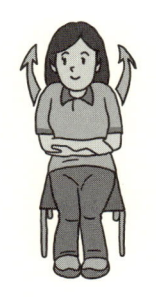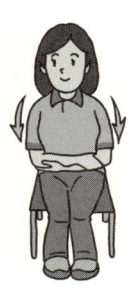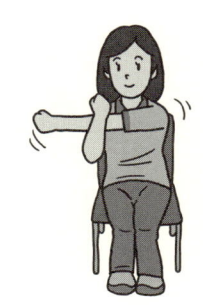

肩周りの
ストレッチング（1）

肩周りの
ストレッチング（2）

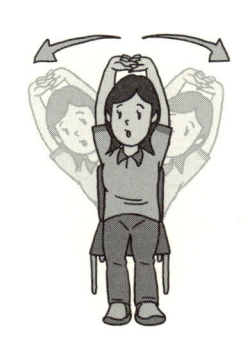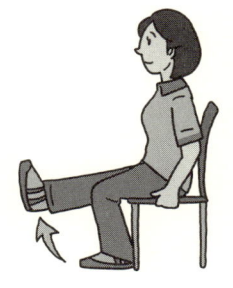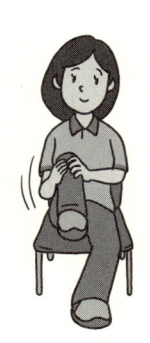

腕と体の
ストレッチング

膝伸ばし

膝・股関節の曲げ

図54　座位での運動

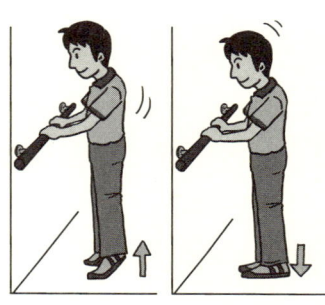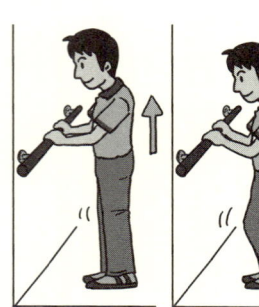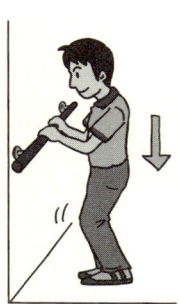

かかとの上げ下げ　　　　　　　ハーフスクワット

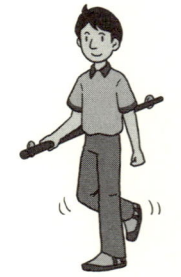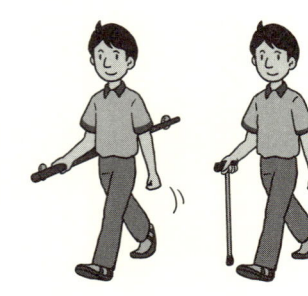

片足立ち（目を開いたまま）　　　廊下歩行

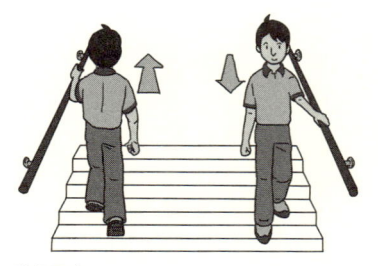

階段昇降

図 55　立位での運動

つまり、高齢者のための貯筋運動プログラムは、現状を見据えて無理なく安全に、特別な器具を使わず手軽にできるトレーニングです。そのために、自分の体重を利用する方法（「自重負荷トレーニング」）を採り入れています。

トレーニングは、体の主要関節を動かして筋力を高めるためのストレッチングを行うもので構成されています。

貯筋運動には、椅子に座ってする運動^{（図54）}と、立ってする運動^{（図55）}がありますが、まずは無理せず座位から始めましょう。大切なのは正しい姿勢です。椅子に浅く座り、背筋を伸ばして、前を見て行いましょう。

運動したら、足をゆすったり手でもんだりして、使った筋肉をほぐすことを忘れないようにしましょう。

通常、貯筋運動は歌（貯筋のテーマ）に合わせて運動をします。歌に合わせることで動作速度（テンポ）と反復回数を自動的に規定することができるというメリットがあります。

貯筋運動を継続すると、主観的にも効果を感じるようになりますが、加えて客観的な数値によって効果の程度が明らかになれば、運動を継続することの意義をより強く認識し、自己効力感も高まります。

貯筋運動の効果を簡単に測定する指標としては、日常生活の動作である「椅子の座り立ち」「起居」「歩行」が規準になります。この3動作を用いた「椅子座り立ちテスト」「上体起こしテスト」「5ｍ最大速度歩行」の3種目が「（貯筋）残高チェック」と称して提案されています。

COLUMN

「リハビリテーション栄養」とは

　低栄養状態で体力が低下してしまっては、リハビリテーションの効果が得られません。

　「リハビリテーション栄養」とは、障害者や患者さんの様々な評価をした上で、その機能などが最大限発揮されるように、適切な栄養管理を行うことです。

　栄養管理では、①主に低栄養や不適切な栄養管理下におけるリスクの管理、②リハビリの時間と負荷が増加した状況での適切な栄養の管理、③筋力・持久力などをより改善させる栄養の管理の3つに注目します。

　回復期リハビリテーションの実態調査によると、入院時・退院時のBMI比較では退院時に肥満（BMI25以上）は減少している一方、低体重（栄養障害状態）（BMI18.5未満）といわれる患者が増加しています。

　その理由として、もともとの低栄養だった可能性や、病気発症時の栄養状態の悪化、またリハビリを行う上での不適切な栄養管理が挙げられます。

　特に回復期リハビリ病棟においては、急性期病院に比べてリハビリの内容や活動量が増加するため、エネルギー消費量は多くなり、適切な栄養管理が行われていないと低栄養状態になる可能性があります。

　また、低栄養状態で強度なリハビリを実施すると、栄養状態がさらに悪化して筋力や持久力が低下する可能性もあります。

　低栄養状態が招く病態の1つにサルコペニアがありま

す。加齢などすべての原因による筋肉量と筋力の低下を言い、手足だけではなく嚥下に関する筋肉にも生じます。

このため日々のケアやリハビリを行う上で、栄養状態を含めた評価が重要となってきます。そのためには、患者さんの入院時からリスクの有無を評価できる簡単なツール（簡易栄養状態評価表/MNA®-SF）（http://www.mna-elderly.com/forms/MNA_japanese.pdf）などを用いて状態把握を行い、常に医師、看護師、管理栄養士、リハスタッフと連携し、患者の状態を共有することが大切です。

普段の生活でのロコモ対策

◎ロコモの危険信号を見逃さない

「立っているのがつらい」「節々に違和感がある」などは、ロコモの危険信号かもしれません。ロコモを防ぐには、骨・関節・筋肉の３つを強化する必要があります。高齢者では加齢による姿勢変化が、ロコモを来す主要な原因となっています。

美しい姿勢は、人を若々しく見せてくれるだけでなく、ロコモを予防します。美しい姿勢とはいかなるものを指すのかは、人それぞれによって異なりますが、姿勢を正しく保ち、立ち居振る舞いをきびきびとリズミカルにすることを心掛けることでしょう。

美しい姿勢を維持するには、時折立ち姿を鏡で確認すると同時に、常日頃から立ち姿を意識することが大切です。

美しい姿勢を維持するコツとしては、肛門をキュッと締める・丹田（へそ下３寸）に力を入れる・頭のてっぺんから糸で吊されているように背中を伸ばすの３点を意識することです。

杞憂であって欲しいのですが、最近の子供たちが幼い時からスマホやゲーム機に熱中している姿を見るにつけ将来の脊柱（特に頚椎）の変形が危惧されます。

◎＋10（プラス・テン）から始めよう！

厚生労働省では「＋10（プラス・テン）から始めよう！」を合言葉に、今より１日10分多く体を動かすことを推奨しています。たった10分プラスするだけでロコモの予防につながります。

・自転車や徒歩で通勤する。

・エレベーターやエスカレーターではなく階段を使う。

・掃除や洗濯はキビキビと。家事の合間にストレッチ。

・テレビをみながらロコトレやストレッチ。

・仕事の休憩時間に散歩する。散歩は骨粗しょう症、認知症
　の予防効果あり。

・いつもより遠くのスーパーまで歩いて買い物に行く。

・近所の公園や運動施設を利用する。

・地域のスポーツイベントに参加する。

・休日には家族や友人と外出を楽しむ。

・歩幅を広くして、速く歩く。

（そのほか、ラジオ体操、ご当地体操など、いろいろな運動が
ロコモ対策になります。）

　目標は、18歳から64歳でプラス10分を加算して最低でも60
分、65歳以上は40分です。普段から元気に体を動かすことが、
ロコモのリスクを下げる第一歩です。【参考：アクティブガイド
〜健康づくりのための身体活動指針〜（厚生労働省、2013）】

◎「ながら運動」のすすめ

「ロコトレ」のすすめとして、毎日の習慣にプラスするための
「ながら運動」も大切です。例えば、歯を磨きながら・テレビ
を観ながら・電車に乗って立っていながら・風呂に浸かりなが
ら運動するなどの「ながら運動」がロコモ対策に効果を発揮し
ます。とにかく、何かをしながら1分でも1秒でも多く体を動
かすことが大切です。スクワットをしたり、腕立て伏せをした
り、ダンベルを持ち上げたり。何でも構いません。普段から少
しでも多く体を動かすことで、生活習慣病や、認知症、ロコモ、
うつ等に華麗に抵抗して行きましょう！

COLUMN

「運動器の10年」世界運動って何？

　1999年に国連のアナン事務総長が支持を表明し、2000年にWHO（世界保健機構）により発足が宣言されたのが「運動器の10年」世界運動です。

　本運動の目標は、

1. 「運動器の10年」は2000-2010年に続き2010-2020年も活動を継続する。
2. 運動器の障害が社会に大きな負担をもたらしていることを世間に喚起する。
3. 運動器の障害をもつ人々やその家族が自らの健康管理に参加し、健やかさを保てるよう支援する。
4. 運動器の障害に対しての真に有効な予防と治療を推進する。
5. 運動器の障害を解明し、予防と治療の研究を深める。
6. 運動器の障害のケアに携わる専門職業人の教育・研修を普及する。
7. これらの目的を達成するために、政府機関、非政府機関、学術機関、企業、メディアの相互連携を推進する。

　重点的対象疾患は、関節疾患（リウマチ性疾患、変形性関節症）、脊椎疾患、骨粗しょう症、四肢の外傷、小児の運動障害、スポーツ障害など運動器に関わる病気の制圧（予防法の開発・本質的な治療）です。

　2016年現在、アメリカ・ヨーロッパを含む世界85カ

国が参加しており、日本でも2000年より活動を開始し、日本整形外科学会を始め54学会がこの運動に賛同しています。また、「公益財団法人　運動器の健康・日本協会」が世界運動の基本理念と活動を承継し、運動器の健康づくりを通して、活力ある社会の実現に寄与する活動を継続して展開しています。

COLUMN

いきいき百歳体操

　高知市が平成14年に開発した、重りを使った筋力運動を意図した体操です〔いきいき百歳体操・かみかみ百歳体操（口腔）・しゃきしゃき百歳体操〕。

　いきいき百歳体操（高知市ホームページ）

　https://www.city.kochi.kochi.jp/soshiki/130/ikiiki.html

　・「いきいき百歳体操」はどんな体操？

　いきいき百歳体操は、米国国立老化研究所が推奨するための運動プログラムを参考に、平成14年に高知市が開発した、重りを使った筋力運動の体操です。

　方法は、椅子に腰をかけ、1) 準備体操、2) 筋力運動、3) 整理体操の3つの運動をします。

　筋力運動では、0 kgから2.2kgまで10段階に調節可能な重りを手首や足首に巻きつけ、ゆっくりと手足を動かしていきます。

　開始当初、市内2カ所だったいきいき百歳体操会場は300カ所（平成26年7月1日時点）を超え、市外・県外を含めると1500カ所（平成24年5月末時点）を超えるまでになっています。

　・「いきいき百歳体操」をするとどうなるの？

　まず、筋力がつきます。筋力がつくと体が軽くなり、動くことが楽になり、動けることが喜びになります。

　また、転倒しにくい体になるので、骨を折って寝たき

りになることを防ぐことができます。

・毎日「いきいき百歳体操」をするの？
　筋力運動は毎日ではなく週2回程度でよいとされています。
　1回運動をしてから2、3日休んだ方が筋肉の疲れがとれて効果が蓄えられ、筋力がつくのです。
　体操に参加された方から、「足がうんと上がるようになって、つまずかなくなった！」「椅子から立ち上がるのが楽になった。膝の痛みもなくなってきた！」「杖なしでも歩けるようになった！」など効果を実感した声が響いています。

・「いきいき百歳体操」の必要物品は？
　椅子（背もたれのついたもの）／重錘バンド／錘の棒（0kgから2.2kgまで10段階の重さ調節が可能）

・いきいき百歳体操の参加者の声は？
　平成31年3月28日翠清会梶川病院の大ホールにて、いきいき百歳体操・健康体操の集い「国泰寺圏域げんき人交流会」を開催し、約70名の方が参加されました。
　広島市が推奨している「いきいき百歳体操」の紹介と、国泰寺圏域内12ヶ所の地域団体より、日頃の活動内容や、自慢ポイント等の発表をしていただきました。
　「膝痛や腰痛がよくなり外出が増えた」「立ち座りが楽になった」「体操を通じて参加者の交流が増えた」「これからも季節の行事やヨガも取り入れていきたい」など今

後の活動のモチベーション向上につながる声が多く活気ある交流会となりました。地域包括支援センターは、体操の集いをはじめ地域活動の輪がさらに広がるよう、今後も支援していきます。（翠清会ニュース No.218）

ロコモ予防のためにどのような食事をすればいいの？

骨は古くなると壊され、新しい骨が作られます。骨は常に生まれ変わっているのです。

そのときに骨を作る材料が不足していると、骨がスカスカ（骨粗しょう症）になり、骨折しやすくなってしまいます。

骨を作るために最も重要な栄養素はカルシウムですが、日本人の1日の平均摂取量は500mgで、一般的に不足しがちです。骨粗しょう症の予防には、1日に700〜800mg程度のカルシウムを摂ることが勧められています。

骨を強くするために、カルシウムを多く含む牛乳などの乳製品や小魚などを毎日たくさんとるようにしましょう。また、コラーゲンなどのタンパク質（肉、魚、卵、豆腐、さばの缶詰など）も骨の大切な材料になるので、十分摂るようにしましょう。ただし、カルシウムの摂取が食事かサプリメントかにかかわらず、中高年者においては摂取量を増やせば骨折を予防できるという証拠は今のところないという報告があります。

ビタミンDは腸でカルシウムの吸収を高める働きがあり、骨量・骨密度の低下を防ぎます。鮭などの魚類（さけ、さんま）やきくらげなどのキノコ類に多く含まれます。日光を浴びることで私たちの皮膚でも合成できますが、不足しないよう食事から十分量を摂るようにしましょう。またビタミンD低値では認知機能障害（認知症）のリスクが高まるという報告もあります。

また、ビタミンKは骨の形成や骨質の維持にも有効に働いており、納豆、青菜、わかめなどに多く含まれますので、こちらも積極的な摂取をお勧めします。なお、ビタミンKには、緑色の野菜などに含まれるビタミンK_1と、納豆などに含まれるビ

タミンK₂とがあります。また、ビタミンKはワルファリン（抗凝固薬）と拮抗してワルファリンの作用を減弱するので、上記のビタミンKを多く含む摂取量については主治医によく相談しましょう。

骨を作るための栄養素としては、その他に、マグネシウム、ビタミンB_6、ビタミンB_{12}、葉酸なども大切で、これらの栄養素を毎日の食生活で不足しないように組み合わせて摂ることも大切です。

マグネシウムは、大豆製品、玄米、ごま、油揚げ、豆腐、海藻、魚介類などに多く含まれます。また、ビタミンB_6はレバーや鶏肉、かつおやまぐろなどに、ビタミンB_{12}はレバー、さんま、あさりなどに、葉酸はほうれん草や春菊などの野菜やいちごに多く含まれています。

加工食品やレトルト食品で使われている食品添加物にはリン（リン酸塩）が多く含まれており、過剰に摂るとカルシウム吸収の妨げとなります。

また、食塩やカフェインの摂りすぎは、カルシウムが尿へ排出される作用を促すことになります。骨の健康のためにも、インスタント食品やコーヒーなどのとりすぎに注意し、減塩を心掛けましょう。

ところで、中高年の男性の2人に1人、女性の5人に1人がメタボリックシンドローム（メタボ）またはその予備軍と推定されています。

メタボは動脈硬化を進行させ、生活習慣病を招く危険性がありますが、怖いのはそれだけではありません。肥満になると、体重が増えた分、腰や膝に負担がかかり、ロコモの原因になるのです。

　一方、ダイエットや食欲不振などによって栄養が不足すると、骨や筋肉量が減ってしまいます。

　ロコモを予防するためには、メタボだけでなく、やせすぎにもならないよう食事に気をつけることが重要です。すなわち、メタボややせすぎもロコモの原因になるのです。

◎1日3回の食事からバランスよくエネルギーと栄養素を摂る

　エネルギーは、身体の機能や活動を維持するための基本となるものです。高齢者の場合は、加齢とともに歯の本数が減り、咀嚼・嚥下力、胃腸の消化・吸収力が低下し、味覚が変わり、唾液が減って、生命力の源である食欲も低下します。エネルギー摂取量が消費量を下回る場合は、必要なエネルギーが十分に摂れていないことになり、身体機能や生活の質（QOL）の低下にもつながりますので、特に注意が必要です。

　私たちが健康に生きていくために欠かせない栄養素は、炭水化物（糖質）、脂質、タンパク質、ビタミン、ミネラルのいわゆる「5大栄養素」です。3大栄養素は、炭水化物、脂質、タンパク質です。タンパク質とビタミンB_6を一緒に摂るとタンパク質の代謝がよくなって筋肉を強くするのに効果的です。「5大栄養素」は運動器の機能を保つのにも欠かせないもので、これらの栄養素を毎日3回の食事から補給することが大切です。

　食事は、「主食」（炭水化物を多く含むご飯やパン、麺類など）、「主菜」（メインとなるおかず：タンパク質を多く含む肉、魚、卵、大豆製品など）、「副菜」（付け合わせのおかず：ビタミン、ミネラルを多く含む野菜、海藻など）の3つからなります。

　1日3回の食事に、主食、主菜、副菜の3つを揃え、これに牛乳・乳製品や果物なども組み合わせると、5つの栄養素をバラ

ンスよく摂ることができます。

　米飯の「主食」、みそ汁やお吸い物の「汁」、魚や肉の「主菜」、野菜を主体とした「副菜」によって構成されている食事は、日本の伝統的な健康長寿食です。

　日本の食事の特徴は食材の豊かさです。ただ、問題はカルシウムが不足することや塩分が多くなりやすいことです。カルシウムはいろいろな食品に含まれていますが、吸収性を考えると乳製品が最も優れています。カルシウムの吸収を高めるビタミンDや骨形成に必要なビタミンKなどもしっかり摂りましょう。また、カルシウムの吸収を妨げる塩分やリン（リン酸塩）、カフェインの摂りすぎに注意しましょう。

　栄養素をバランスよく摂ることが難しい場合には、パンに牛乳や果物をプラスしてみたり、ご飯に具だくさんの味噌汁をプラスするだけでも、栄養バランスがかなりよくなります。

　おいしい食事は何より味覚を満足させますし、アミノ酸など栄養素をバランスよく含み、これらは胃や腸の活性を高めることに十分に利用されるので、体によい食事ということにもなります。

　好きな物ばかりを選ぶ、買い物や調理がおっくうになる、食事そのものへの関心が薄れるといった状況は、必要な栄養素をバランスよく摂ることへの障害となるもので、こうした食生活は軌道修正をする必要があります。

　食事の好みが淡白な和食一辺倒の場合は、タンパク質不足などによる低栄養が心配されます。このような和食の場合、三食とも濃い味のみそ汁や漬物を食べていたりすることが多いので、食塩のとりすぎになるかもしれない点に注意が必要です。

　1食の中で栄養素をバランスよく摂ることが難しい場合は、1

日の食事の中で全体としてのバランスが取れていればよいのです。それも難しい場合は、1週間の中で無理のない程度に摂ることで、バランスのよい栄養素摂取を無理なく続けられます。食事のたびに、過度に神経質になる必要はありません。かえって神経性ストレスの方が悪い影響をもたらします。少し長めの時間幅で大らかに考えていきましょう。

◎献立に変化をつけたり、大勢で食卓を囲んだり……
　　楽しく食べる工夫を

　不規則な生活を続けると、体に本来備わっている健康を維持しようとする恒常性が崩れて、病気を引き起こすリスクが高まります。そういう場合は、まず生活スタイルを見直すことが大切です。

　近年、食糧事情は悪くないのに、高齢者の栄養不足が問題になっています。高齢になると食が細くなる傾向があり、「脆弱老人」と呼ばれる人たちの場合、栄養不足、体重減少、肺炎などの感染症に対する抵抗力の低下を来します。

　高齢者だけの暮らしでは、食事が単調かつ簡素になりがちで、低栄養のために健康障害を来すこともあります。高齢者の食事でも、その食材や調理法を工夫することにより、食べやすくなり、必要な栄養素を摂ることができるようになります。

　栄養を十分に摂るためには、食欲をそそるような工夫が必要です。和食・洋食・中華など献立に変化をつけたり、色の濃い野菜などを取り入れたりして、食卓を彩り豊かにすることも大切です。

　食物の「おいしさ」は、その色合いや匂い、味、歯ごたえなど五感すべての情報が脳に伝えられることによって得られま

243

す。そして、食べる人の空腹の程度、心理状態、健康状態なども「おいしさ」の評価に影響を与えます。

高齢者の嗜好には、長い間に定まった食習慣が影響しており、特に幼少時に食べた料理の種類などが強く影響していると考えられます。いわゆる「オフクロの味」です。頭ごなしに否定するのではなく、やんわりと素材や味付けの好みを訊き、さしつかえない範囲で塩分を控えましょう。食欲をそそるような盛り付け、彩り、器との調和を考えるのもよいでしょう。また、高齢者自身も、周囲の声に耳を傾ける努力は必要です。家族や親しい人たちと一緒に食卓を囲んだり、外食や野外での食事をしたりするのも効果的です。

食事は楽しく摂ることで、おいしく感じられるものです。若いときの「さあ、食べるぞ」という意欲・期待感を思い出しましょう。心の中に不安や怒りがあれば、食事は味気なくなり、食欲が低下して、胃腸がうまく働かず、消化吸収機能も落ちてしまいます。適度な運動も空腹感をもたらすので大切です。

義務で食べるのではなく、喜びを持つようにしましょう。摂食は、人の本能に基づく行動なのです。明るい気持ちで前向きに生きていくことが、生活の活動能力を維持し、さらに食生活を豊かにして、心も豊かにしていくことにつながります。

COLUMN

望ましい食生活

　バランスのよい食生活を実現するには、栄養面だけでなく、暮らし全体から食生活を捉えることが大切です。望ましい食生活のあり方を定めた「食生活指針」10項目を参考にしてください。

食生活指針
1) 食事を楽しみましょう
2) 1日の食事のリズムから、健やかな生活リズムを
3) 主食、主菜、副菜を基本に、食事のバランスを
4) ご飯などの穀類をしっかりと
5) 野菜・果物、牛乳・乳製品、豆腐、魚なども組み合わせて
6) 食塩や脂肪は控えめに
7) 適正体重を知り、日々の活動に見合った食事量を
8) 食文化や地域の産物を活かし、時には新しい料理も
9) 調理や保存を上手にして無駄や廃棄を少なく
10) 自分の食生活を見直してみましょう

（2000年農林水産省、厚生労働省、文部科学省作成）

食生活の合言葉 ～さあにぎやかにいただく～

東京都健康長寿医療センター研究所が開発した「さ（魚）あ（油）に（肉）ぎ（牛乳）や（野菜）か（海藻）い（イモ）た（卵）だ（大豆）く（果物）」という食生活の合言葉は、食品摂取多様性スコアを基に作成されたロコモチャレンジをテーマに考案されたレシピを表したものです。

筋肉量が多い人ほど病気の予後が良いとされています。そこで、必須アミノ酸の多い良質な動物性タンパク質の摂取を意識し筋肉の維持を目的に各ライフステージに応じて食事の量や質を工夫するために、特に高齢期では、病気の予防や心身機能の低下を遅らせるための良好な栄養状態の維持することを目指し、この合言葉とともにその摂取の基準（ガイドライン）が考案されました。

この合言葉の達成度をはかるために、まず図に示す10食品群の1週間の食品摂取頻度から評価します。各食品群に対して、「ほぼ毎日食べる」が1点、「2日に1回食べる」、「週に1、2回食べる」「ほとんど食べない」は0点とし、その合計点を点数化し、その結果を0～3点、4点、5～6点、7～10点の4区分に分け、評価します。

この区分が高いほど、エネルギー摂取量は変わらないものの、体重当たりのタンパク質摂取量が有意に増加し、食物繊維量など種々の栄養素も多く摂取できると考えられます。また、区分が最も高い群は、四股骨格筋量低下のリスクが少なく、握力や通常歩行速度が低下するリス

表14　毎日食べよう10食品群チェック表

日付を入れその日に食べた食品にチェックを入れましょう。

目標は**1日7種以上**です。

			例 3/15	月 /	火 /	水 /	木 /	金 /	土 /	日 /
さ	魚	干物や加工品、イカ、エビ、貝類も	✓							
あ	油脂類 (油を使う料理)	炒め物、パンにバター、ドレッシングなども	✓							
に	肉	肉類のほか、ハム、ベーコンなどの加工品も								
ぎ	牛乳	チーズ、ヨーグルトなどの乳製品も	✓							
や	野菜※ (緑黄色)	加熱などでかさを減らし、たっぷりと	✓							
か	海藻 (またはきのこ)	のりやひじきなど、乾物も	✓							
い	芋	ふかしてお菓子の代わりに								
た	卵	炒り卵などで、少量からでも	✓							
だ	大豆	豆腐や豆乳、油揚げ、納豆なども								
く	果物	朝食やデザートに	✓							
	合計		7							

出典・参考（健康長寿 新 ガイドライン『食生活の新しい目安』（東京都健康長寿医療センター研究所 健康長寿 新 ガイドライン策定委員会〈食生活班〉社会保険出版社））

クも少ないとされています。

　つまり、主食を控えめに、タンパク質やビタミン、ミネラルを多く含むおかずを中心とした「栄養密度の高い食事」が望ましいと考えられているのです。健康長寿新ガイドラインでは、「食べよう！いろいろな食材：さあにぎやかにいただく」で、目標値を7点以上に設定しています。合言葉の「さあにぎやかにいただく」に従って、毎日10の食品群を摂取するようにしましょう。

　このレシピの特徴は、栄養バランスはもちろん、減塩、血糖値の維持、咀嚼のくせ付けなどに注意を払い作成されました。

オーラルフレイル
（口腔ロコモ：歯・口の機能の虚弱）とは？

　人類は生まれたとき既に、お乳を吸う力、ごっくんと飲み込む力が備わっています。やがて歯も生えて咀嚼の力、噛んで呑み込む力がつきます。

　食べる機能について考えると、歯や顎骨、口唇や頬の筋肉、舌、咽頭・喉頭の筋肉、これらがみな協力して、食べ物を口に入れ、咀嚼してドロドロにして、口の奥に送り、ごっくんと嚥下反応を起こして食べ物を食道に送っています。また、気管への道に蓋をして食物が肺に入っていかないように防いでいます。

　ところが、高齢になると、これらの筋肉も歯も虚弱になり、正常に機能しにくくなってきます。口唇周囲や頬の筋肉が弱ると、咀嚼した後に食物残渣（食べ物のかす）がいつまでも歯の周りに残ります。このような口腔機能や嚥下機能の障害がオーラルフレイル（平成25年：日本老年歯科医学会、平成27年：日本歯科医師会が提唱）と呼称される状態です。いわば口腔ロコモともいえる状態です。

　歯根の筋肉が弱ると歯はぐらぐらになり、舌の筋肉や咽頭・喉頭の筋肉が弱ると食物を食道に送る力も弱り、同時に食物が間違って気道に流れるのを防ぐため、鼻腔や気管の蓋をすることができなくなります。これらは、摂食障害や低栄養という生命に重大な危機であるばかりでなく、肺炎を引き起こす誤嚥の原因になります。

　肺炎は日本人の死亡率の第3位ですが、高齢者の肺炎の大部分は誤嚥によるものです。摂食障害や誤嚥性肺炎を起こす前に、オーラルフレイル、あるいは口腔ロコモを予防する方法はある

でしょうか？

　日本歯科医師会は1989年頃から8020（はちまるにいまる）運動といって、80歳で20本以上の自分の歯を保てるようにしようという運動を開始しました。人の歯の本数は永久歯が28本、親知らずが4本です。歯が抜ける原因は、老化ではなく、むし歯と歯周病です。これらの予防を主眼とした運動の開始当初（1989年）は、50代で約25本、60代で約22本とされていて、8020達成率は1割以下でしたが、今では4割を超え、次回調査では半数に達すると予想されています。この歯数保持達成率の上昇には、国民全体の歯に関する関心の高まりと高齢者歯科検診の普及によるところが大きいとされています。因みにむし歯予防の先進国スウェーデンでは、80％の人が80歳で25本の自分の歯を残しているそうです。

　一方、近年になって、要介護高齢者の歯数保持を含めた全体的な口腔管理の重要性の認識が高まって、口腔ケアが訪問歯科診療における主軸となりつつあります。2015年からは8020運動に続いて、オーラルフレイルという概念を提唱し、歯と口の健康習慣、歯周病予防、口腔ケア、口腔機能低下、嚥下機能低下の予防について発信しています。

　栄養摂取や誤嚥に関係する口腔、嚥下機能の問題は医科、歯科、栄養科の接点であり、医師・歯科医師のみならず、栄養士、口腔衛生士、言語聴覚士、看護師・介護士、心理療法士など、多職種の協働による研究・治療が待たれます。行政もこれらの協力、研究を支持しようとしています。

◎口腔ケア（口腔健康管理）
　口腔ケアとは、口の中全般に関わるケアのすべてをいいます。

体に麻痺のある人の口腔を清潔に保つことは、年齢を問わず健康を管理する上で重要なケアの1つです。

虫歯・歯周病と脳卒中や認知症などとの関連は現在も大規模な検証作業が行われていますが、歯周病は、アルツハイマー型認知症を悪化させる危険性が高いことが分かっています。歯周病を予防するための口腔ケアは、認知症の予防・改善に欠かせないのです。因みに、歯周病を起こす細菌は家族からもうつることがあります。また、口の中の細菌を掃除するには歯磨きのみならず、歯科医による定期的なクリーニングがお勧めです。

高齢障害者の口腔状態は、殊の外悪く、多量の食物残渣、虫歯や歯周病の放置、入れ歯の不適合、不潔な入れ歯の放置、舌苔などが多くみられ、きわめて深刻です。高齢者にとって快適な口腔を維持することは、おいしく食事をとることはもちろん、嚥下性肺炎（食物や唾液が誤って気管に入ってしまう誤嚥により起こる肺炎のこと）の予防や嚥下機能のリハビリにもつながります。

脳卒中などの後遺症のため、歯ブラシがうまく使えなかったり、口腔の機能が低下したりすると、むし歯や歯周病そして口臭が発生し、入れ歯がうまく使えなくなり、摂食・嚥下障害などの結果に結びつくことが多いのです。こういった問題は、口腔ケアをきちんとすることで改善することが可能で、それはすべての症状に影響を及ぼします。

口腔ケアは、できるだけ本人が行い、どうしてもできない部分や不十分な部分について、介護者が手助けするようにしましょう。

◎摂食・嚥下障害のリハビリ、口腔体操をしよう

　シリーズ書の『脳梗塞に負けないために』でも触れましたが、舌は食塊をのどに送り込む機能と、後ろ方向に作用して喉頭を塞ぐ機能とがあります。舌は嚥下に関わる筋肉の中で自分の意志で動かすことのできる数少ない筋肉で、リハビリによる機能向上が期待できるものです。

　舌の筋力を測る舌圧測定器（ジェイ・エム・エス社）は、高齢者の舌機能評価や脳卒中患者さんの嚥下機能とリハビリ評価に活用できます。また、むせや呼吸器感染症を起こした人には、嚥下造影（video-fluoroscopic examination of swallowing：VF）や嚥下内視鏡検査（video-endoscopic examination of swallowing：VE）などの検査を行います。

「呼吸を口呼吸から鼻呼吸に変えてアトピー、喘息、歯周病、リウマチ、インフルエンザ・花粉症を撃退！」し、様々な病気を招くと警告されている口呼吸（鼻づまり）が治ると話題になっているのが口の体操「あいうべ体操」です。まず、あなたが口呼吸かどうか、下のチェックリストで確認してください。

口呼吸（鼻づまり）のチェックリスト

- ・いつも口を開けている
- ・口を閉じると、あごに梅干し状のふくらみとシワができる
- ・食べるときにクチャクチャ音をたてる
- ・朝の起床時に、喉がヒリヒリする
- ・歯のかみ合わせが悪い
- ・唇がよく乾く
- ・イビキや歯ぎしりがある
- ・口臭が強い
- ・タバコを吸っている
- ・激しいスポーツをしている

　１つでも該当すれば、口呼吸の可能性があります。
「あいうべ体操」のやり方は次のように紹介されています。

- あ：「あー」と口を大きく開く
- い：「いー」と口を横に大きく広げる
- う：「うー」と口を強く前に突き出す
- べ：「べー」と舌を突き出して下に伸ばす

　これを１日に30回を目安に毎日行うことを勧めています。

COLUMN

口腔訓練用具

　肺炎は日本人の死亡率の第３位ですが、高齢者の肺炎の大部分は誤嚥によるものです。摂食障害や誤嚥性肺炎を起こす前に、口腔ロコモを予防する方法はあるでしょうか？

　先に紹介した「あいうべ体操」の他にも、口をしっかりとじて、ぷっと頬や口唇周囲を膨らませたり、唾を飲み込んでごっくんの練習をしたり、発声練習（「あー」、「パパパ……」、「タタタ……」、「カカカ……」、「ラララ……」、「パタカ……」、「パ、タ、カ、ラ」、「カ、タ、パ、ラ」）（パタカラ体操）をしたり、舌を出したり動かしたり、といろいろな口腔体操（嚥下体操）があります。

　口腔体操はジムに通う必要もなく、エネルギーの消耗も少ないので、こまめにやってみましょう。健康生活を送るための手段として注目されており、近年、いろいろな口腔訓練や口腔洗浄の用具が歯科医療機関、薬局、店頭などで市販や通販をされています。

　「ペコぱんだ®」は、舌圧を高めるためのトレーニング用具です。舌の運動機能や筋力を強化したり、嚥下機能を向上させたりすると説明されています。「パタカラ」は、口輪筋や口唇を鍛える器具で、口腔周辺の筋力（表情筋）を高めます。「ほうれい線（たるみ　しわ　しみ）」対策にも人気があるとのことです。ウェアラブルデバイスは咀嚼機能を評価します。他にも入れ歯洗浄スプレー（誤嚥性肺炎予防）も多種類があります。

ペコぱんだ®

トレーニング方法

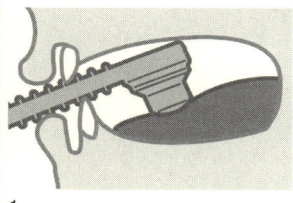

1
ペコぱんだのトレーニング部を舌の上にのせて位置決め部を歯でくわえます。

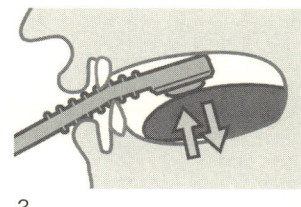

2
舌でトレーニング部を繰り返し押しつぶします。

舌は食べ物を口の中で受け止めたり、のどの奥に送り込んだり様々な働きをします。そういった働きには舌の力（舌圧：ぜつあつ）が必要です

図56　ペコぱんだ®（舌トレーニング用具）
ペコぱんだ®（株式会社ジェイ・エム・エス http://orarize.com/pekopanda/index.html）の資料より抜粋し、許諾を得て転載

上下の歯を噛み合わせず、少し浮かすようにして、唇の力だけで本体を閉じる

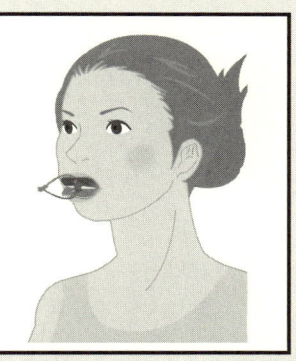

装着後、唇に力を入れてつぐんだ状態を保持します。口を開閉しないでください。
トレーニング時間の目安は、1回3分間、1日4回以上を目標に行ってください。

図57　パタカラ（口唇筋力、口輪筋を鍛える用具）
Mパタカラ（株式会社コムネット http://www.comnt.co.jp/）の資料より抜粋し、許諾を得て転載

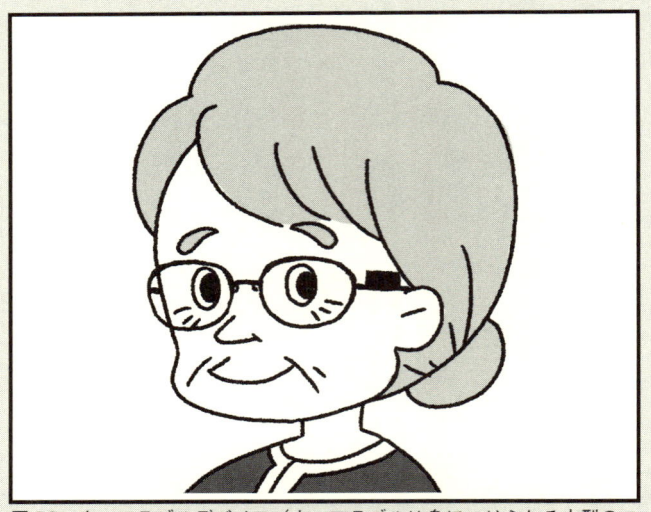

図58　ウェアラブルデバイス（ウェアラブルは身につけられる小型のコンピューターの意味。咀嚼回数をカウントする器具）
眼鏡の縁にセンサーをつけて側頭筋の動きを検出するため食事をしながら咀嚼回数が計れる（シンセシナジー社）。また、ロッテは噛む回数を記録するイヤホン型ウェアラブルデバイス「LOTTE RHYTHMI-KAMU」を発表している。ウェアラブル機器はワイヤレスの小型装置でリハビリ中の患者のバイタルサインなどをモニターできるようになっている

COLUMN

オーラルフレイルを予防し健康寿命を延ばそう

平成25年、日本老年歯科医学会は、「高齢者の口腔機能低下を病名にできるか」と題するワークショップを開催し、その結論の1つとして「病名を国民が理解できなければならない。その見地から考えるとすでに歯科で使用されているフレイルにオーラル（口腔）を付けた名称が適切」であることが示されました。

また厚生労働省老人保健健康増進等事業に関する「食（栄養）および口腔機能に着目した加齢症候群の概念の確立と介護予防（虚弱化予防）から要介護状態に至る口腔ケアの包括的対策の構築に関する研究」報告書（平成26年3月）でも、「オーラルフレイル」という用語を用いることが提言されました。

その中で、摂食嚥下機能低下や咀嚼機能不全を伴いながら、フレイルや要介護状態、運動・栄養障害に至る段階がフレイル期とされました。日本歯科医師会は、「8020運動」に加え、健康長寿をサポートするため「オーラルフレイルの予防」という新たな考え方を示し、その情報発信をホームページで行っています。

高齢者は、口唇周囲や頬の筋肉が弱るので、咀嚼したあと食物残渣が歯の周りにいつまでも残ります。また舌、咽頭・喉頭の筋肉が弱くなり、嚥下反応も機能しにくくなって、「オーラルロコモ」という状態に陥ります。こうした状態は、摂食嚥下障害という生命に対する重大な危機的状況を作るものであるばかりでなく、誤嚥による

肺炎の原因になります。

　口腔リハビリテーションは、口腔ケアや機能トレーニングによって、食べる機能の回復を図るものです。病気やその後遺症、あるいは高齢等で食べる機能に障害が生じた人が対象で、歯科の中でも特殊な分野です。高齢者の誤嚥や窒息事故等が増えていることから、今後、注目されそうです。

オーラルフレイル（口腔ロコモ）予防にむけて
口腔体操をしよう

　赤ちゃんは生まれたとき、すでにお乳を吸う力、ごっくんと飲み込む力が備わっています。やがて歯も生えて咀嚼の力、噛んで飲み込む力がつきます。食べることは人生の最大の楽しみ、ですよね。

　ところが、高齢になると、これらの力がだんだん弱ってきます。

　全身の運動器が弱小になり機能が低下することを、ロコモティブ症候群（ロコモ）といいます。高齢者が要介護になる大きな原因の1つです。食べる機能について考えると、歯や顎骨、口唇や頬の筋肉、舌、咽頭・喉頭の筋肉、これらがみな協力して、食べ物を口に入れ、咀嚼してドロドロにして、口の奥に送り、ごっくんと嚥下反応を起こして食べ物を食道に送っています。また、気管への道に蓋をして食物が肺に入っていかないように防いでいます。

　高齢者ではこれらの筋肉も歯も虚弱になり、機能しにくくなります。口腔ロコモといえる状態ですね。口唇周

囲や頬の筋肉が弱ると、咀嚼したあと食物残渣がいつまでも歯の周りに残ります。歯根の筋肉が弱ると歯はぐらぐらになり、舌の筋肉や咽頭・喉頭の筋肉が弱ると食物を食道に送る力も弱り、同時に鼻腔や気管の蓋をして食物が間違って気道に流れるのを防ぐことができなくなります。

　これらは、摂食障害という生命に重大な危機であるばかりでなく、誤嚥という肺炎の原因になります。

　肺炎は日本人の死亡率の第3位ですが、高齢者の肺炎の大部分は誤嚥によるものです。摂食障害や誤嚥性肺炎を起こす前に、口腔ロコモを予防する方法はあるでしょうか？　口をしっかりつぐんで、ぷっと頬や口唇周囲を膨らませたり、唾を飲み込んでごっくんの練習をしたり、発声練習（カ・タ・パ・ラ）、舌を出したり動かしたり、といろいろな口腔体操があります。また歯科では最近いろいろな口腔訓練の用品が出ています。口腔体操はジムに通う必要もなく、エネルギーの消耗も少ないので、こまめにやってみましょう。

第 6 章

**ロコモで高齢者が
転倒するのを防ぐにはどうすればよいの？**

転倒は、65歳以上の3人に1人、80歳以上の人では半数が経験しているといわれます。内閣府の高齢者白書によりますと、不慮の事故の中では転倒が最も多く、年齢別では70歳以上の高齢者が全体の約3分の1を占めます。

　不慮の事故が起きる場所は意外に居室が多く、死亡事故が多いのは風呂場です。風呂場での事故は全体的な割合としては少ないのですが、起こると致命的となります。

　高齢者の転倒による骨折で多いのは、肩では上腕骨近位端（上腕骨の肩に近い部分）骨折、手首では手のひらをついて転んだときなどに起こる橈骨遠位端骨折（コレス骨折、スミス骨折）、背骨では脊椎圧迫骨折（好発部位は胸腰椎移行部）、下肢の付け根では大腿骨近位部骨折です。

　転倒によって大腿骨近位部を骨折した場合、1年以内に5人に1人は亡くなってしまうことが知られています。これは骨折が直接の死因となるわけではなく、骨折後における身体的・環境的変化に対応できないことが寿命を短縮させているのです。

　骨折の治療には、手術を要するものと要しないものとがあります。いずれの治療を受けるにしても、ある期間は骨折部の固定や安静が必要となりますので、その間に筋力がさらに低下し歩けなくなったり、寝たきりになったりすることもあります。

　歩けなくなったり、寝たきりになったりすると、運動不足になるだけでなく、住む世界が狭くなり、次第に適応力が低下してきます。閉経後の女性の場合、女性ホルモン（エストロゲン）の分泌が急激に減少し、骨吸収量が骨形成量より大きくなることによって骨密度が徐々に低下し、骨粗しょう症が起こることが多いといわれています。骨粗しょう症があると、通常では考えられない軽い衝撃でもあっけなく骨折につながります。

　アルツハイマー型認知症、血管性認知症、レビー小体型認知症など、どのタイプの認知症であっても、骨折をきっかけに寝たきりとなって起こることもあるので、高齢者では骨折しないよう特に注意することが大切です。

　日頃から体を動かす生活習慣を身につけ、無理のない運動を楽しく続けることで身体機能の衰えを和らげ、転倒しない、骨折しない、寝たきりにならないための体づくりに努めましょう。

　滑りやすい・不安定・窮屈な履物をはかないようにしましょう。足のバランスが悪くなったり、筋力が低下したりして歩行が少し危うくなったと感じた人は、外見を気にせず杖を使うことが大切です。

「転ばぬ先の杖」は、まさに高齢者のために用意された言葉で、外出時などには気軽に杖を使うべきです。多くの高齢者が、杖のお陰で転ばずに済んだという経験をされていることでしょう。

　最近は、軽くて素敵なデザインの杖が多く出回っています。少し出費がかさむかもしれませんが、ファッション性のある杖を求められてはいかがでしょうか。杖の長さは、直立姿勢で、手首の位置に握る部分がくるのが最適といわれています。

◎高齢者の転倒防止にはどのような具体策があるの？

　転倒防止を考える場合、その原因を把握することが大切です。

　原因は大別して、外的要因と内的要因に分類されます。それぞれの具体的な要因を見てみましょう。

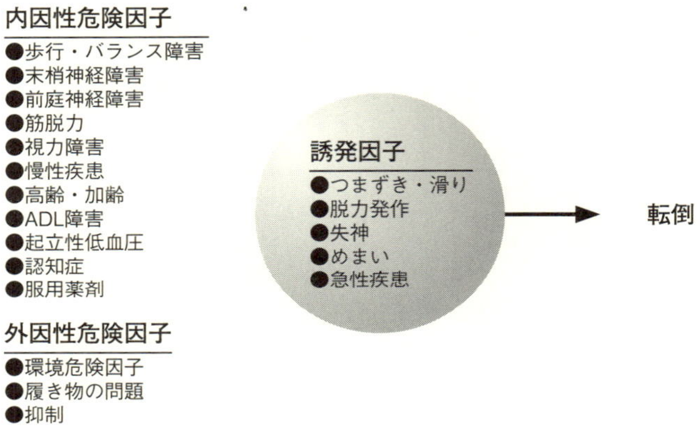

内因性危険因子
- ●歩行・バランス障害
- ●末梢神経障害
- ●前庭神経障害
- ●筋脱力
- ●視力障害
- ●慢性疾患
- ●高齢・加齢
- ●ADL障害
- ●起立性低血圧
- ●認知症
- ●服用薬剤

誘発因子
- ●つまずき・滑り
- ●脱力発作
- ●失神
- ●めまい
- ●急性疾患

→ 転倒

外因性危険因子
- ●環境危険因子
- ●履き物の問題
- ●抑制

図59　転倒の要因とそれらの相互作用
（Med Clin North Am.2006[PMID:16962843]. より引用改変）

転倒の主な外因性危険因子

- ・廊下などの滑りやすさや、物の配置の不適切さ、手すりなどの不備
- ・スリッパなど不適切な履き物
- ・暗い照明と不適切な配置、点灯スイッチの不適切な位置
- ・寝室でのベッドの不適切な高さ、マットレスの不安定さ、ベッド周囲の家具の不適切な配置
- ・風呂場の滑りやすい床、手すりの不備、座椅子の不安定さ
- ・歩行面の整理状態の悪さ、ことに滑りやすい紙、ビニール、クリアファイルなど
- ・高齢者の能力に対する本人および周囲の人の理解の不十分さ
- ・周囲の人の見守り不足や危険性予知の認識不足
- ・高齢者の遠慮

転倒の主な内因性危険因子

- 固有（受容）覚・位置覚の低下による歩行障害
- 近視、老眼、白内障などの視力障害
- メニエール病、椎骨脳底動脈循環不全症などによる前庭・迷路機能低下
- 糖尿病性多発神経炎など末梢神経・筋疾患による歩行障害と視覚障害
- 虚血性心疾患、心不全、不整脈、慢性閉塞性肺疾患などによる心肺機能低下
- 脳血管疾患（脳卒中後遺症、多発性脳梗塞など）、パーキンソン病、正常圧水頭症、運動失調症、アルツハイマー型認知症などによる歩行障害と認知障害
- 睡眠薬、向精神薬、降圧剤、アルコールなどによる副作用と薬物中毒
- 変形性関節症、慢性関節リウマチ、脊椎管狭窄症などの骨関節疾患（運動器不安定症）による歩行障害
- 転倒後症候群

　転倒防止策を実際に策定するに当たっては、高齢者個々の日常生活動作（ADL）を評価する必要があります。

　転倒のリスクを測定し評価する方法として、「ティネッティ（Tinetti）のバランス評価」（立ち上がれるかなどを12点満点でチェックするもの）、「ティネッティの歩行評価」（歩き方や歩幅を16点満点で点数をつけるもの）があります。

　運動機能評価としては、Timed Up and Go（椅子に座ってもらい、立ちあがって3m先の目印まで歩き、戻ってきて再び椅

子に座るまでの時間測定）もよく用いられます。

　高齢者のADLの見極めに際しては、その結果で落ち込ませないようにすること、定期的にバランス・運動機能を評価することが大切です。

　努力により可能であるにもかかわらず、本人がその動作を行おうとしない場合もありますので、単にADLを把握するだけでなく、努力すれば達成できるADLを示すことも大事です。

　転倒後症候群（post-fall syndrome）とは転倒を経験した人が歩くことへの恐怖感や自信を失ってしまうことで、高齢者にみられやすく、閉じこもりの原因ともなります。

　一般的に、過小評価は介護者の過剰介助につながり、本人の持っている能力が発揮されないまま、機能低下に陥ってしまうことになりますので注意が必要です。

　それから、転倒防止のためのリハビリテーションを行う場合には、ADLの評価に基づいた目標を設定することが大切です。

　具体的には、筋力トレーニングやバランス能力の向上訓練を行いますが、その項目として片脚起立運動やストレッチング、椅子からの起立運動などが有効です。

　転倒を防ぐのに福祉用具を利用することがありますが、転倒の原因が視力・聴力の低下による場合も少なくありませんので、眼鏡や補聴器もまた転倒を防ぐために重要な道具といえます。

　ヒッププロテクターは、転倒した場合の大腿骨近位部骨折の発生率を減少させます。また、装具（コルセット）は腰痛予防のためだけでなく、転倒防止やふらつき防止にも効果があるといわれています。

　高齢者は転倒しても、痛みを瞬時かつ適切に訴えられないこともありますので、周囲の人の発見が遅れないようにする、状

況を正確につかむことなどが大切です。

　骨折に対し手術をした場合、術後の安静期間が長びくと生活不活発病（廃用症候群）や認知症を引き起こしがちになりますので、術後の安静期間の短縮化が重要です。このことは、医療関係者のみならず、患者さんの周囲の人々も留意すべき事項です。

　住環境の改善には、介護保険制度の住宅改修や福祉用具のレンタルサービスを利用することができます。その際には、ケアマネジャー（介護支援専門員）とOT（作業療法士）が高齢者宅を一緒に訪問し、高齢者のADLを評価することが大事です。

　転倒予防には、これに関する本人や周囲の学習も大切です。すなわち、転倒の深刻さを十分に伝えると同時に、転倒して起き上がれなくなったときに、どうすればよいかを具体的に話し合っておくことがよいでしょう。

　転倒予防のための運動を日頃からすることの重要性を説明して、本人をその気にさせるという動機付けも大切です。

COLUMN

転倒防止

　転倒は、特に高齢者では、頻度の高い事故です。防衛医科大学リハビリテーション部助教授（当時）の石神重信氏による「転倒防止介助10カ条」と、「高齢者自らの転倒防止10カ条」を次に挙げておきます。本書では履き物（靴）の重要性を強調するために10カ条に、11）と12）を追加しました。

「転倒防止介助10カ条」＋2カ条

1) 見ていないところで起こる転倒
2) 夜明けは高齢者の活動時間帯
3) ベッドの高さは35〜40cm、危ない柵越え事故
4) 乗り移りは最大のリスク
5) 介護と子育ては忍耐が決め手
6) 杖、装具、車いすの有効活用
7) 声をかけ、注意の喚起と安全確認
8) バリアフリーの環境づくり
9) 体力・気力は転倒防止
10) 寝たきりで、起きる転倒、増える痴呆
11) ジョギングには足の安定性の高い靴を
12) ウォーキングには足入れのしっかりした靴を

「高齢者自らの転倒防止10カ条」＋2カ条

1) 足もとの小さな段差に要注意
2) 外出は、時間に余裕をもって
3) 悪天候、夜間の外出要注意
4) 立ち上がり、急な動きは"めまい"のもと
5) 人ごみやバス、電車であわてずに
6) 階段は、手すりをにぎって、上り下り
7) 転ばぬ先の杖
8) 良い履物は身を守る
9) バランス良い食事と体力づくり
10) 歩く前にストレッチング、背筋を伸ばしてゆっくりと
11) どのような地面でも安全な歩行を可能にする靴を
12) 新しいコンフォートラインの靴（RUCOLINE & AGILE 等々）を

高齢者の転倒2事例

〈症例1〉 82歳男性

　平成元年、妻と死別後一人暮らし。65歳で定年退職後も80歳までパートで仕事をしていた。81歳、自転車で倒れているところを発見される。特に外傷はなく、自己転倒と考えられた。意識障害、右へん麻痺、失語が進行し、検査の結果、頭蓋骨骨折、左急性硬膜下血腫で開頭手術を受けた。認知症の進行、ADLの低下で施設入所となった。既往に心筋梗塞に対してバイパス術を受けており、抗血小板薬、抗凝固薬を服薬中であった。

〈症例2〉　84歳男性

　妻の死後、一人暮らし。軽度の脳梗塞、心筋梗塞、心房細動、軽度の認知症があった。80歳時、街中の商店街を歩行中に倒れ、頭部打撲した。

　救急搬送され、脳挫傷、急性硬膜下血腫があったが、保存的加療。ADL（日常生活動作）低下により歩行不能、認知症の進行があり、施設入所となった。抗血小板薬、抗凝固薬を服用中であった。

　2事例から学ぶこと

　高齢者の一人暮らしは認知能力の低下がわかりにくく、屋内外での転倒は多い。転倒して、頭部外傷を起こさなくても、大腿骨骨折、脊椎骨折などで、長期の入院をすると、認知症が進行する場合が多い。多くの既往歴から、抗血小板薬、抗凝固薬を服用中の人が多く、外傷時の出血が多いようである。一人暮らしの高齢者には地域ぐるみの対応が不可欠である。

～転倒とビタミンD～

　高齢者の骨折を防ぐには、転倒を予防することが必須です。高齢者の転倒は、身体運動機能の低下のほか、平衡（バランス）機能、視覚機能の低下や認知機能の障害などの様々な要因によって生じますが、身体運動機能には少なからずビタミンDが関与していると考えられています。

　ビタミンDの摂取による転倒予防効果は、主に、筋に対する作用によって生じると考えられますが、その作用

機序は明らかではありません。

　ビタミンＤは骨粗鬆症の治療薬として広く使用されてきていますが、骨格筋や神経に作用し筋力やバランス感覚を保つという機序から、転倒防止にも役立つとする報告が多くなされてきています。しかし、ビタミンＤをめぐる評価には国際的にも議論のあるところです。

　これまでの研究では、ビタミンＤの血中濃度が高い高齢者のほうが転倒する可能性が低いという結果が報告されています。ビタミンＤ濃度が高ければ高いほど転倒リスクが低く、ビタミンＤ濃度が下がれば下がるほどリスクは高まるという結果となっています。

　このように、転倒のリスクの低い高齢者はカルシウムの吸収がいいため骨が強く、筋肉にもいい効果がもたらせることによるものだと考えられています。

　身体のバランスは、前庭覚、視覚、深部知覚からの情報を統合して保たれています。前庭覚は、耳の最深部にある内耳にあって、頭の回転加速度を感知する半規管と重力などの直線加速度を感知する耳石器からなり、バランス情報の最も重要な感覚器です。

　耳石は骨と同じく炭酸カルシウムでできていて、高齢になるとビタミンＤが不足するとカルシウムの吸収が低下し、耳石も少なくなるといわれています。

　その結果、バランスに障害が生じて転倒にもつながるものと考えられます。

　血液中のカルシウムが不足すると大切な骨を溶かして補おうとしますが、これは、カルシウムが心臓や筋肉の収縮と関連があり生命活動に関わる重要な成分だからで

す。

　ビタミンＤには、カルシウムが腸から吸収されたり骨へ定着したりするのを助け、カルシウムが排出されるのを防ぐ働きもあります。

　ビタミンＤは健康な体づくりには欠かせない栄養素です。筋肉の合成の促進、、免疫細胞の機能の調整、あるいは脳や腎臓の働きにもビタミンＤがかかわっています。

　このようにビタミンＤの摂取は、筋肉の合成を促し、筋力を維持、あるいは高め、筋肉をサポートすることで、骨折の主要な原因である転倒を防ぐことができるのです。

◎高齢者の転倒防止のための筋トレ

　高齢者の転倒転落の防止のために、運動や体操、ストレッチ、筋力トレーニング（筋トレ）のいくつかのプログラムが提唱されています。ここでは、スクワット、上体起こし、膝の抱えこみ、つま先の上げ下げ、ストレッチ（すね、足の甲）のトレーニングをイラストで紹介します。

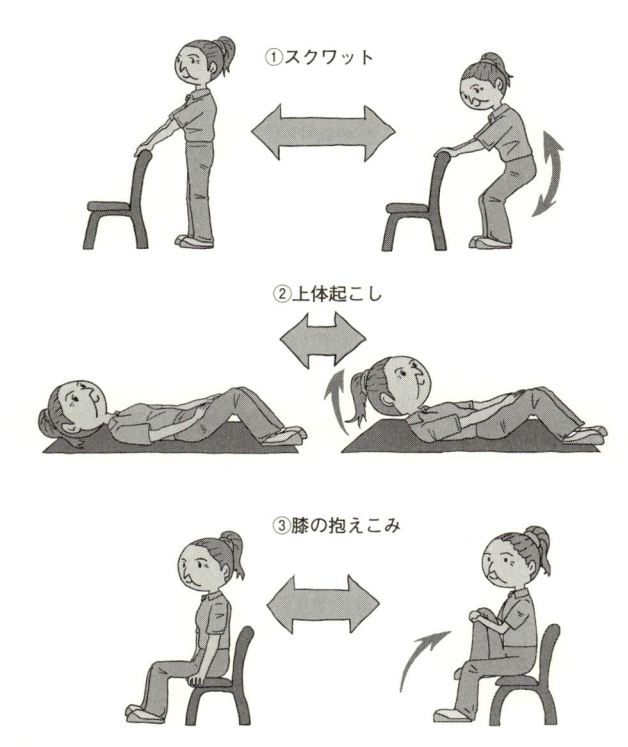

①スクワット

②上体起こし

③膝の抱えこみ

図60　高齢者の転倒防止筋力トレーニング（1）

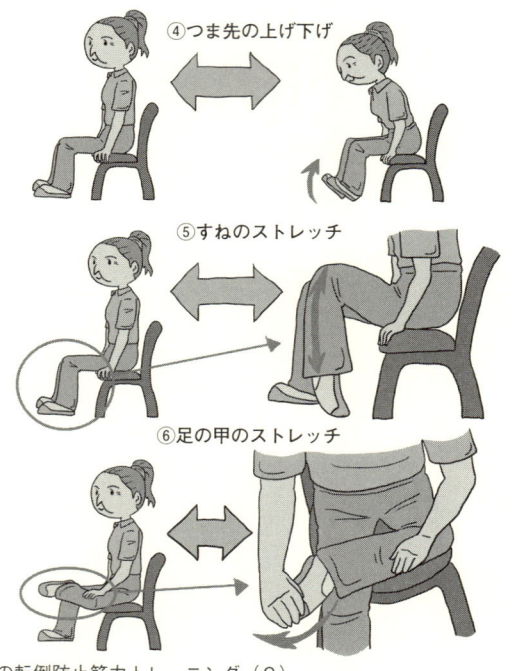

図61　高齢者の転倒防止筋力トレーニング（2）

　筋トレをすると、転倒防止（関節の柔軟性の改善・バランス能力の向上）以外に、階段昇降や荷物の持ち運びなど日常生活が楽に行えるようになり、骨粗鬆症、2型糖尿病、肥満などの慢性疾患の予防・改善に有効とされています。

◎歩くこと（ウォーキング）

　人間の寿命は、生物学的には120歳くらいまで延びる可能性があるそうですが、何歳まで生きたいかはともかく、「健康で長生き」というのが誰しもの共通した願いではないでしょうか。

　高齢者に対して「矍鑠」としているというほめ言葉があります。「かくしゃく」とした方とはどんなイメージでしょうか。いろいろあるとは思いますが「速く歩ける」というのも、その1つかもしれません。

　ところで、普通に歩いてもらったときの速度が速い高齢者は、余命が長いことが最近の研究で分かってきました（あくまでその人にとっての普通の速度で歩いてもらった結果で、無理に速歩きした結果ではありません）。

「速く歩ける」ことは「体が健康である」ことと強く結びついていて、それが長寿につながっているということでしょう。早歩きの訓練として、インターバル速歩があります。これはゆっくり歩きと速歩きを交互に数分間ずつ繰り返す方法で、持久力や筋力が高まり、高血圧などの生活習慣病の改善効果もあるとされています。

「速く歩けないこと」の裏には脳血管障害やパーキンソン病など脳の病気が潜んでいる可能性もあります。「以前とくらべて最近歩くのが遅くなった／運動が緩慢になった」と感じる人は一度脳ドックや人間ドックで自身の健康チェックを行った後、「健康で長生き」するためにウォーキングを頑張りましょう。

　ここで、無酸素運動と有酸素運動についても述べておきます。無酸素運動とは無酸素系（ATP-CP系、解糖系）によってエネルギーを得る運動で、短距離走、重量挙げ、筋力トレーニングなど瞬発的な力を要する運動です。一方、有酸素運動とは有酸

素系（TCA回路系）によってエネルギーを得る運動で、散歩（速歩き）、長距離走（ランニング、ジョギング）、自転車こぎ、水中歩行や水泳など持久力を要する運動です。ジョギングなどの有酸素運動時には、皮下脂肪よりも内臓脂肪が先に消費されます。ロコモ予防やフレイル予防には、全身持久力の保持・向上の点では、専ら有酸素運動が適しています。

ウォーキングの効果をまとめますと、

・医学的効果：肥満や高血糖、高脂血症など生活習慣病や、骨粗しょう症などの運動不足が原因で起こる病気の予防・改善に効果がある

・体力増進効果：筋力の持久力や、バランス機能が回復。転倒やけがも防げる

・心理的効果：自然の中を歩くことで気分が変わり、リラックス効果がある

・社会的効果：外を歩くことで人と触れ合うことができる

のようになります。

日ごろから運動をよく行っている人には、生活習慣病の罹患率が低いことやメンタルヘルスや生活の質の改善に効果をもたらすことが認められています。更に高齢者においても歩行など日常生活における身体活動が、寝たきりになる確率や死亡率を減少させる効果のあることが示されています。要は、運動することが大事だということです。

COLUMN

ノルディックウォーキング

　最近、中高年の人々に適した有酸素運動として、ノルディックウォーキングが普及してきました。ノルディックウォーキングは、両手に1本ずつの2本のポール（ストック）を使って歩行運動を補助し、運動効果をより増強するフィットネスエクササイズの一種です。

　クロスカントリーの選手が、夏の間の体力維持・強化トレーニングとして、雪のない山野を歩き回ったのが始まりですが、最大の利点は、年齢性別を問わず気軽に楽しめ、エクササイズの効率が非常によいことです。

　これは全身の約90％の筋肉を使用する有酸素運動です。一般的な歩行運動と異なり、2本のポールを使用するため、上半身の筋肉がより積極的に使われます。高齢であっても適度な運動、特に速歩きなどの有酸素運動を継続的に行うことで、脳の記憶領域が広がることが分かっています。必ずしも激しい運動がよいのではなく、中等度の運動を習慣化することが効果的です。

　1分間に110歩程度の速度、つまりうっすらと汗ばむ程度で歩けば、普通のウォーキングに比べてエネルギー消費量が平均20％ほど高くなるそうです。

　また足首・膝・腰などへの負担が最大40％軽減されたという研究結果が報告されており、足腰に故障を抱える人や心臓病など循環器系の病気のリハビリの運動にも適しています。また、体幹の筋肉群を強化できるので、腰痛の軽減などに効果があるといわれています。すなわち、

筋力や柔軟性のアップ、関節可動域の広がりが期待できます。

　ポールを持つことにより歩行姿勢が正され、バランスの維持をサポートできます。しかも、公園や街中など、日常生活の中でどこででもできる運動です。1分間の歩数にとらわれず、自分のペースで歩くのもよいでしょう。

　各地にグループができて、短い時間で集まって歩けるので、引きこもりの解消にもなり、メタボ、ロコモ、サルコペニア、生活不活発病の予防になる、まさに、これから先の時代を生きるためのスポーツです。

COLUMN

転倒に関与する薬の副作用

　高齢者の転倒に結びつく副作用のある薬は、決して特殊な薬ではありません。これらの薬は、服用する機会の多い身近な薬です。降圧薬（高血圧治療薬）で血圧が下がりすぎたり、抗ヒスタミン薬（かぜ薬）で、ふらつきや眠気をおこしたりして転倒の原因となりえます。

　国内でのある調査によると、排泄に関わる薬剤（利尿剤・下剤）が最も多く、次いで睡眠薬、降圧薬、麻薬となっています。

　また、認知症に罹患している場合や精神状態が不安定である場合に、抗精神病薬が処方されるケースもありますが、この場合も注意が必要です。抗精神病薬は副作用として、全身がだるくなり、足腰の力が低下するなどの症状を起こします。

　抗不安薬などは、せん妄（意識障害）を引き起こすことがあります。高齢者がこうした症状を示すと、認知症などと誤認されることもあります。

表15　転倒を引き起こす薬の主な副作用

高齢者の状態	薬剤	主な症状
高血圧	降圧薬	めまい・ふらつき
風邪	抗ヒスタミン薬	眠くなる・ボーッとする
睡眠障害	睡眠薬	ふらつく
認知症	抗精神病薬	脱力感・筋肉の緊張低下
心不全	利尿剤	めまい・倦怠感
便秘症	下剤	血圧上昇・降下（失神）

このところ、糖尿病の高齢者の目標設定値をどうするかが議論されていますが、高齢者の血糖管理においては、心身機能や低血糖リスク、社会的サポートの有無などに基づいて目標値を層別化すべきだと考えられるようになっています。

　高齢者では、HbAlcが7.0％未満になると指数関数的に重症低血糖が増え、脳卒中、転倒・骨折、死亡のリスクが上昇することが報告されています。

　逆にHbAlcが8.0％以上と高くなると認知症やうつ、転倒・骨折などが起こりやすくなることも知られています。これらのリスクとHbAlcの関係はJカーブを描き、7.0〜7.5％で最も安全性が高くなると言われています。

　薬剤のうち、転倒を大きな問題に発展させる原因となる可能性のあるものには注意を向ける必要があります。

　出血傾向を強める薬（抗血栓薬）を服用すると、軽度の打撲でも出血の危険性があります。

　また、抗がん剤、インターフェロンなどは造血因子に影響を及ぼし、抗血栓薬と同様に出血傾向が強くなることがあります。

　ステロイド薬は、様々な疾患に処方されるため使用頻度が増加しています。しかし、骨折を起こしやすくなり、また骨密度にも影響を及ぼすことも知っておく必要があります。また抗精神病薬も、副作用としてプロラクチン上昇による骨密度の減少があるため、骨折の原因になります。

第7章

ロコモの痛みの治療

ロコモの痛みにどんな治療法があるの？

　ロコモの原因となっている疾患自体への局所治療は外科的治療と保存的治療があります。骨折や一定程度以上の障害を来している疾患は外科的治療が選択されますが、多くの場合には保存的治療が適応となります。

　局所治療の重要性はいうまでもありませんが、高齢者では疾患が複合していることも多いことから、局所への適切な治療と同時に移動機能そのものへの対応も考える必要があります。

　立ち直り反射（righting reflex）、踏み直り反応（placing reaction）、跳躍反応（hopping reaction）といったダイナミックな姿勢調節反射の衰えは年ごとに増していきます。中高年の移動機能低下や転倒等の防止には、足腰の筋力強化、バランス力の強化が重要です。実施にあたっては、中高年者では膝や腰にすでに変性が始まっていることが多いため、膝、腰に過剰な負荷を与えないことが大切です。

　これらの条件を満たし、簡単にできるロコモーショントレーニング（ロコトレ）として、「開眼片脚立ち」と「スクワット」が勧められています。

ロコモによる慢性疼痛（慢性痛）の治療

　おおむね３カ月以上継続している痛み（がん性疼痛を除く）を慢性疼痛といいます。ひとくちにロコモによる痛みといっても、侵害受容性疼痛か神経障害性疼痛かの痛みの種類により適切な治療を受けることが、苦痛を減らすためにはとても大切です。

慢性疼痛は、ロコモの主な症状の1つですが、慢性疼痛への移行は決してよいことではなく、痛みの早期消退が治療の目的です。

ロコモによる痛みの具体的な治療には薬を中心とした内科的治療、心理的側面からの心療内科的治療、ペインクリニック治療、外科的治療があります。いずれの治療法でも単一で効果が出る場合もありますが、いくつかの治療を組み合わせていくのが効果的な場合も多いようです。

◎内科的治療

鎮痛剤、ビタミンB製剤、血流改善薬（プロスタグランジンE$_1$製剤〈錠剤、注射液〉）、抗うつ薬、筋弛緩薬、抗てんかん薬などの内服薬による薬物療法が中心です。湿布薬も用いられます。侵害受容性疼痛には、NSAIDs（エヌセイズ／商品名：ロキソニン®、セレコックス®、ボルタレン®、インテバン®など）などの消炎鎮痛薬が有効です。NSAIDsよりも効き目はやや弱いが、副作用の少ないアセトアミノフェン（商品名：カロナール®、PL配合顆粒）は急性腰痛にも慢性腰痛にも有効とされています。同じ薬剤でも内服薬より座薬（坐薬）の方が有効なことが多いため、発作的な痛みには座薬を組み合わせて使うなど、かかりつけの医師と適切な治療法をよく相談するとよいでしょう。

一方、神経障害性疼痛では内科的治療だけでは一筋縄ではいかないことが多く、神経障害性疼痛薬物療法のガイドラインでは第一選択薬、第二選択薬、第三選択薬に分類されています[図62]。

神経障害性疼痛にはNSAIDs（非ステロイド性抗炎症薬）の

効果は乏しく、代わって、プレガベリン、デュロキセチン、抗うつ薬や抗てんかん薬・抗けいれん薬、非オピオイド・生物組織抽出物、弱オピオイド系鎮痛薬、強オピオイド系鎮痛薬が選択されます。これらの薬剤の中には痛みを抑える経路である下行性疼痛抑制系機能を賦活化するものもあります。

21世紀初めからのおよそ10年間で使える薬は大きく変わり、これまでの薬と組み合わせることで予想以上の効果がでることも期待できます。即効性は乏しいですが、服薬状況と痛みの関係を日記につけていくなどして、根気強く痛みの治療に取り組むことで、長期的な効果が期待できます。

第一選択薬 （複数の病態に対して有効性が確認されている薬物）

◇プレガバリン（商品名：リリカ®）、ガバペンチン（商品名：ガバペン®）：神経内へのCa²⁺の流入を抑制することで痛みの伝達物質の放出を低下させて、痛み信号の伝導を抑制し鎮痛効果を発揮する。
◇デュロキセチン（商品名：サインバルタ®）：うつ病にも痛みにも効く薬。
◇アミトリプチリン（商品名：トリプタノール®）、ノルトリプチリン（商品名：ノリトレン®）、イミプラミン（トフラニール®）：三環系抗うつ薬はこの他にも多数の商品がある。

第二選択薬 （1つの病態に対して有効性が確認されている薬物）

◇ワクシニアウイルス接種家兎炎症抽出液（商品名：ノイロトロピン®）：非オピオイド・生物組織抽出物。帯状疱疹後神経痛に限定した第二選択薬。
◇トラマドール（商品名：トラマール®）：弱オピオイド系鎮痛薬。

第三選択薬

◇フェンタニル（商品名：デュロテップMT パッチ）、モルヒネ（商品名：オプソ®、アンペック®、パシーフ®）、オキシコドン（商品名：オキシコンチン®、オキノーム®、オキファスト®）、ブプレノルフィン（商品名：レペタン®、ノルスパンテープ®）：オピオイド鎮痛薬

図62　本邦における神経障害性疼痛薬物療法のアルゴリズム（手順）
神経障害性疼痛薬物療法ガイドライン（日本ペインクリニック学会　神経障害性疼痛 薬物療法ガイドライン 改訂第2版　改訂作成ワーキンググループ編、2016による）

◎心理社会的疼痛に対する心療内科的治療

　社会的あるいは自己の環境的要因で引き起こされた精神的な原因（ストレス過剰）で痛みが起こる場合は、サイコソーシャル（心理社会的要因）ペインという概念で定義されます。

　心理社会的要因が大きく関与する疼痛に対しては、内科的治療だけでは無効なことが多く、心療内科医や精神科医によるカウンセリング、認知行動療法（目標を設定し、痛みに対する受け止め方や姿勢などの意識改革〈心理療法／マインドフルネス瞑想〉を図っていく）、集団認知行動療法、催眠療法、抗不安薬（ベンゾジアゼピン系薬など）や抗うつ剤（三環系抗うつ剤、SNRI）による専門的な治療が必要です。またストレス対策として、コーピング（問題に対処する、切り抜ける、上手に対処する）という対処法があり、専門医に相談するとよいでしょう。

　また、ロコモによる侵害受容性疼痛や神経障害性疼痛が慢性的に持続すると、脳内の感覚を司る部分のみならず、意識や意思、情動に関与する部分にも変化が起こります。そうなると、従来の痛みに心理社会的要素も加わることが機能的画像検査で証明されています。痛みの種類が増えるほど、治りにくくなります。症状の中に心理社会的要因に思い当たる節がある場合は、ためらわずに専門医に相談することが大切です。

◎ペインクリニック

　ペインクリニック（痛み診療センター、痛みセンター）では、侵害受容性疼痛、神経障害性疼痛、心理社会的疼痛かを鑑別したうえで、痛みを緩和するために薬物療法に加えて、以下のような麻酔科的低侵襲治療をします。麻酔科医が主体ですが、整形外科医、心療内科医と連携体制をとっているクリニックやセ

ンターもあります。主な対象疾患は、変形性関節症や腰痛症など運動器慢性痛、帯状疱疹急性期痛、帯状疱疹後神経痛、脊椎疾患（脊柱管狭窄症、椎間板ヘルニアなど）、難治性神経因性疼痛、三叉神経痛、癌性疼痛などです。ペインクリニックでは、これらの疾患自体を治療するのではなく、これらの疾患によって生じている痛みそのものを病気ととらえて対処しています。

　神経ブロック療法：感覚神経を麻痺させる薬を注射して痛みの伝達をブロック（遮断）する治療です。

　投与する方法によって、トリガーポイント注射、関節内ブロック、末梢神経ブロック、神経根ブロック（脊髄神経後枝内側枝ブロック）、硬膜外（硬膜外腔）ブロック、仙骨ブロック、局所静脈内ブロックなどに分類され、後者ほど痛みが取れる範囲が広くなります。星状神経節や交感神経幹にブロック注射をする交感神経ブロックでは、神経の興奮抑制と血流の改善によって、慢性疼痛の一部の患者では痛みがかなり長期間あるいはある程度の時間よくなります。

　ラクツカテーテル法（硬膜外神経癒着剥離術）：脊椎の神経が通っている空間（硬膜外腔）にカテーテル（細い管）を入れて癒着を剥がし、神経の炎症を抑えて痛みを改善する治療法です。

　レーザー照射、近赤外線照射療法：痛いところや神経の走行に沿ってレーザーや赤外線を照射します。炎症を抑える作用、局所の血流を改善する作用、創の治癒を促進する作用、感覚神経の興奮を抑制する作用などで痛みを抑えるといわれています。

　その他：専属の理学療法士や臨床心理士による運動療法（ストレッチング）、物理療法、集学的リハビリテーションや自立訓練法などを行うクリニックもあります。物理療法には、温熱

療法（ホットパック、赤外線療法、極超短波療法、超音波療法）、低出力レーザー療法、電気刺激療法、牽引療法があります。

◎外科的治療

慢性疼痛や難治性疼痛に対して、知覚神経を切断する手術療法で除痛をめざした時代もありましたが、最近では脳や脊髄の感覚神経を電気や磁気で刺激することで痛みを和らげる治療が主流になっています。

神経刺激装置を脊髄や脳に埋め込む脊髄刺激療法（SCS：Spinal Cord Stimulation）、脳深部刺激療法（DBS:Deep Brain Stimulation）、大脳運動野刺激療法（EMCS:Electrical Motor Cortex Stimulation）を保険診療で受けることができます。

その他、脊髄後根侵入帯破壊術、痙縮治療にはバクロフェン（baclofen）髄腔内投与（髄注）療法（IBT:Intrathecal Baclofen Therapy）、ボツリヌス（ボトックスの筋肉内注射）療法があります。

これらの治療法はニューロモデュレーション（神経を調節する）治療と呼称され、神経機能異常に関する神経を直接に微弱電気刺激や薬剤髄腔内持続投与などをするもので難治性神経因性疼痛（難治性慢性疼痛）、パーキンソン病、不随意運動などの標準的治療になってきています（日本ニューロモデュレーション学会）。

刺激装置からの刺激をSCSは脊髄（図63）に、EMCSやDBSは大脳表面や脳の深層部（図64）に留置した電極で神経に伝えて痛みや諸症状を和らげます。

1) 脊髄刺激療法：脊椎手術（脊柱管狭窄症手術）後症候群、末梢血行障害、有痛性糖尿病性末梢神経障害、帯状疱疹

後神経痛、パーキンソン病（腰痛）

2) 脳深部刺激療法、大脳運動野刺激療法：パーキンソン病、中枢性脳卒中後痛、本態性振戦、症候性振戦、ジストニアなどの不随意運動

3) 脊髄後根侵入帯破壊術：腕神経叢引き抜き損傷、幻肢痛

4) バクロフェン髄腔内投与（髄注）療法：脳脊髄疾患に由来する痙縮（重度痙性麻痺）

5) ボツリヌス療法：脳脊髄疾患に由来する痙縮、眼瞼けいれん、片側顔面けいれん

電気刺激療法は、電気刺激の強さに応じて除痛の程度が調整できます。刺激装置を体内にいれる手術が必要になりますが、手術による神経へのダメージはなく、患者さんの負担が少ない点が特徴です。

機器は日進月歩で改良され刺激装置の小型化が進んでいることもあり、慢性化した痛み、特に神経障害性疼痛の患者さんの治療として次第に浸透しています。

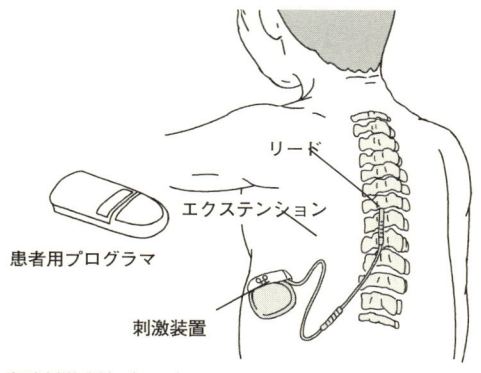

図63　脊髄刺激療法（SCS）
脊髄硬膜外に刺激電極、皮下に刺激発生装置を埋め込む。患者用プログラマ：患者自身が体外から刺激装置の上に当てて刺激条件を調整できる

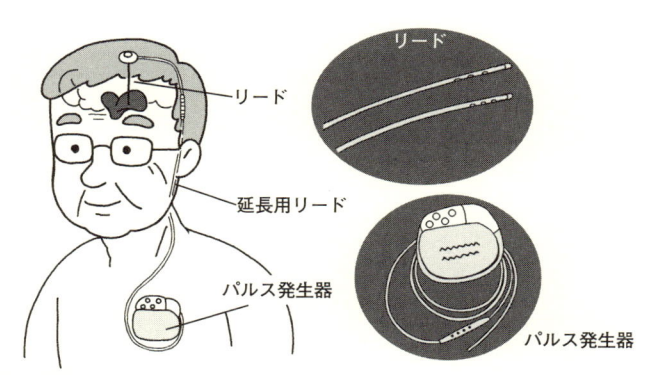

図64　脳深部刺激療法（DBS）
脳内（前頭部）に直径1mm程度の柔らかい刺激電極、前胸部や腰部の皮下に刺激発生装置を埋め込む。体外から専用端末（プログラマー）で刺激条件を調整できる

がんロコモ　〜がんが影響したロコモ〜

ロコモは「運動器の障害により、要介護となる危険性の高い状態」です。実はがんの骨転移による骨折も大きな原因の1つとなっています。

がんは、日本人の死因の第1位ですが、今や担癌患者の長期生存も多くなり、がんの運動器への転移による痛み、しびれ、骨折、筋力低下、がんのホルモン治療による骨粗しょう症、神経障害、手術や放射線治療による筋力低下などで、日常生活が困難になり、要介護状態になることが多く、「がんロコモ」（日本整形外科学会、2018）（がんとロコモティブシンドロームの略）という名称が提唱されました。

がんの骨転移によって、骨、関節の溶骨、硬化による強い痛みや体動困難により移動機能が低下してついには移動できなくなったりします。

骨盤、大腿骨、上腕骨、肋骨、脊椎などへ骨転移を起こすことがあり進行してから発見されることも多く、その時点でかなりのロコモ状態となっています。特に高齢者では骨転移を常に疑って診察することが重要とされています。

がん患者の治療方針は複数の診療科の医師によるカンファレンス「キャンサーボード」で検討されますが、今後ますます整形外科医の参加が求められることでしょう。がんであっても動ける、生活できるを目標に、整形外科医・リハビリテーション医等の参加で専門的手術治療、

装具着用、車いす、杖、コルセット、リハビリテーショ
ンなど、それぞれの患者に合った対処法でがんとともに
生活できるようにするのが目標です。

第 8 章

ロコモの介護体制　〜ロコモになったら〜

ロコモになったら、どうしたらよいか？　例えば、高齢の家族が転倒事故で大腿骨骨折や脊椎圧迫骨折をおこした場合、急性期を過ぎて回復期や維持期・生活期になってくると、在宅介護する家族の多くは、生活が大きく変わってしまい、余裕のない日々を送らざるをえなくなります。

　我が国では、1961年国民皆保険制度実施によって、誰でも、いつでも、どこでも、保険医療が受けられるようになりました。

　一方、介護に関しては2000年4月に介護保険制度がスタートしましたが、高齢化社会、高齢社会、超高齢社会へと高齢人口増加にしたがって、介護保険制度の持続可能性の論議とも並行して、在宅介護を中心に問題点や課題が浮き彫りになってきております。

　ロコモ、フレイル、サルコペニアに限らずいろいろな病態で、要支援・要介護状態になった高齢者に対して、できるだけ心地よい介護支援をするにはどうしたらよいか、また暮らしをどのようにサポートしていけばよいかを考える資料として、次に挙げる項目とその解説を参考にしてください。

◎地域包括ケアシステム（Community-based Integrated Care System）構築

　超高齢社会にあって、認知症や脳卒中への罹患、交通事故や災害の犠牲、ロコモを含めた種々の老年症候群の発症、孤独死など、高齢者にとって様々な害悪の増加が顕在化しています。さらに今後、これらの増加が見込まれることから、その生活を支え健康寿命延伸を図るために、医療介護制度改革、地域包括ケアシステム充実等々の、包括的かつハイブリッドな対処が必須となりました。なお、地域包括という言葉は山口　昇医師

（広島県尾道市　公立みつぎ総合病院・名誉院長）が1974年最初に「寝たきりをつくらない」〈寝たきり老人ゼロ作戦〉〈出前医療〉という考えで、シームレスな医療・介護の連携（地域包括医療ケア）を始めたのが地域包括ケアシステム（community-based care ＋ integrated care）のオリジナルモデルとされています。

　そこで、2014年6月には、地域包括ケアシステムの構築などを目指した医療・介護関連法が改正されました（医療介護総合確保推進法）。すなわち、医療だけではなく、また介護だけではなく、それらを一体的に提供できる体制（システム）を、団塊の世代（堺屋太一氏の造語）が後期高齢者（75歳以上）となる2025年に向け構築する中長期的な視点に立った包括的な地域医療・介護構想が、国の指導下に各都道府県で策定されることになりました。

　この改正介護保険法において、地域包括ケアシステムとは「高齢者が住み慣れた地域で、安心してその人らしい生活を継続するため、高齢者のニーズや状態の変化に応じて、切れ目なく必要なサービスが提供される体制」と定義されました。換言すれば、「地域の実情に応じて、高齢者が、可能な限り、住み慣れた地域でその有する能力に応じ自立した日常生活を送ることに対する支援が包括的に確保される体制」をいいます。

　つまり、地域包括ケアシステムの構築とはそういった考え方であって、住まいを中心として、医療・介護および介護予防・福祉・保健を含めた医療介護体制、在宅医療・在宅介護支援および連携、生活支援などを包括的に支援する一貫したシステムを、地域ごとに模索しながら構築するというものです(図65)。自治体によっては、「くらしサポートセンター」を設置し、福祉

サービス利用を支援する「生活支援員」を養成するなどして、ケアシステムの充実を図っています。

さらに、「地域共生社会」（厚生労働省、2017）の実現に向けて取り組みが整備されていくことでしょう。地域共生社会とは、「制度・分野ごとの「縦割り」や「支え手」（受け手）という関係を超えて、地域住民や地域の多様な主体が、「我が事」として参画し、人と人、人と資源が世代や分野を超えて「丸ごと」つながることで、住民一人ひとりの暮らしと生きがい、地域をともに創っていく社会」としています。

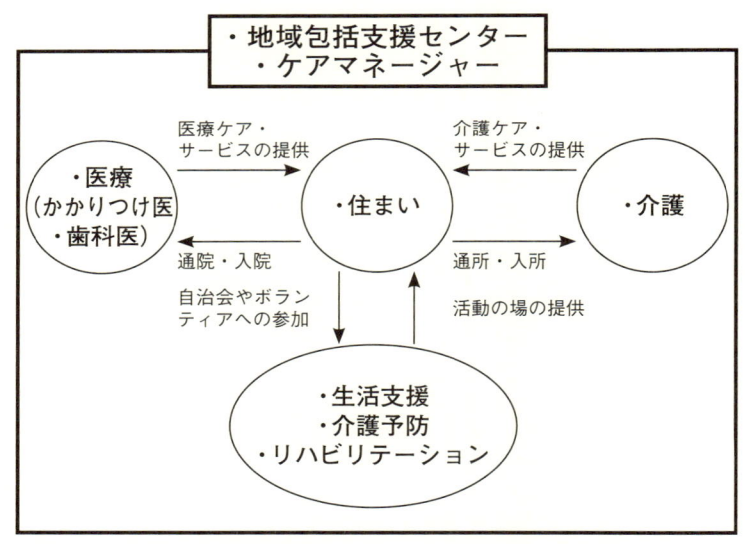

図65　地域包括ケアシステムのイメージ
重度の要介護状態になっても住み慣れた地域で自分らしい暮らしを人生の最後まで続けることができるよう、住まい・医療・介護および介護予防・生活支援といったサービスが一体的に提供されるシステム（厚生労働省、2016）

COLUMN

地域包括ケアシステムを支える
自助・互助・共助・公助とは？

持続可能な地域包括ケア福祉システムの構築のために
は、行政と地域住民の協力が必須といえます。

◇自助（個人）：基礎となる「助」です。自分のこと
は自分でしたり、健診や検診を受けたり受診したり
といった形での健康管理をしながら、市場サービス
（通所リハビリテーション、訪問リハビリテーショ
ン等々）も利用して、自発的に生活課題を解決する
ことです。

◇互助（近隣）：自助を支える「助」です。住民組織
や市民団体による自発的な取り組みとして、高齢者
によるボランティア・生きがい就労などが推進され
ています。しかし、これはあくまで自発的な支え合
いであり、残念ながら費用負担は制度的に未だ構築
されていません。

◇共助（保険）：互助で難しい課題を支える「助」です。
制度化された相互扶助のことで、介護保険・医療保
険（リスクを共有する被保険者の負担）に代表され
る社会保険制度およびサービスです。

◇公助（行政）：自助・互助・共助でも難しい課題（困
窮など）に対する「助」です。最終的な社会福祉制
度で、税による公の負担や一般財源による高齢者福
祉事業、生活保護、人権擁護・虐待対策を指します。
人生100年時代構想推進会議（首相官邸）では公助

297

としての主な検討政策として、高度な教育の普及拡大、企業の人材採用の多様化、社会保障制度の世代を超えた対象拡大を挙げています。

少子高齢化（高齢少子化）、超高齢社会、国家財政状況から、共助、公助の拡充を全面的に期待することは困難なのが現状です。したがって、本人や家人が自助に努めても事態の好転が望めないようなときには、進んで互助・共助・公助による包括的な支援を利用していくことになります。

地域医療構想

　団塊の世代が75歳を迎える2025年を見据えて、都道府県ごとに、病床機能、必要病床数、病床再編成などの内容を含む新しい地域医療構想が策定（2014年）されました。この構想では地域医療は地域住民に寄り添う姿勢が根本で、厚生労働省では、構想の実現に向けて、諸問題について今後も継続して地域医療構想調整会議（ワーキングフループ）において審議するとしています。

　その構想によると、病院病床機能は救命救急や集中医療に対応する「高度急性期」、次いで緊急性の高い「急性期」、リハビリや在宅復帰に向けた「回復期」、「地域包括ケア病棟および病床」、現在の療養病床に相当する「慢性期／維持期」に分類されています。このうち地域包括ケア病棟（病床）は2014年新設されて以来急増中で、現在8万床となり回復期リハビリテーション病棟9万床に迫っています。地域包括ケア病棟の役割は、1）急性期からの受け入れ（ポストアキュート、サブアキュート）、2）在宅復帰支援、3）緊急時の受け入れ、など広範囲で地域医療を守る砦と期待されています。

　今後、病院完結型医療から地域完結型医療へと進むでしょう。また、病診連携・病病連携・診診連携や紹介・逆紹介が密になってくるでしょう。そして、上記のように医療、介護を含む地域包括ケアシステムの確立とともに、2025年を目途に、政策誘導もあって入院医療から介護施設や在宅医療へと大幅なシフトが進み、介護保険給付費が伸びることが予想されています。

　また、高齢化とともに疾病を持つ就労者が増加していきます。その支援システムとして、主治医やかかりつけ医以外に、各地のがん相談支援センター（全国がん診療連携拠点病院など）、

治療就労両立支援センター（全国30か所の労災病院に設置されている、病気を支えながら働く人のサポート機関）などがすでに設置されています。

　現在、診療や治療を受ける手段としては、入院、通院、在宅医療（訪問診療、訪問看護）などがありますが、ひきつづき地域の実情や特殊性をも考慮し、創意工夫をしながら、効率的かつ質の高い医療提供体制を整えていくことになります。その中で、診療所・クリニックは外来医療、在宅医療、健診など地域保健福祉を担当します。

　因みに、往診は依頼があって非定期的に行う訪問する診療であり、訪問診療は患者の同意を得て定期的（月1〜2回）に訪問する診療です。

　筆者らが学生の頃に、今でいう看取りやターミナルケアを含む地域医療・在宅医療・在宅介護のパイオニアで、認知症にも早く対応・支援してきた早川一光医師（京都・堀川病院、1924〜2018）が、すでに最期までわが家で過ごす在宅医療に関し実績を積み重ねていることで有名でした。

　国民（医療を受ける側）にも、健康や未病の時点から地域医療のゲートキーパーたるかかりつけ医を持つことが強く勧められています。そして、日本医師会においてもかかりつけ医を中心とした地域包括ケアシステムの構築に向けて、かかりつけ医の積極的関与と総合的診療能力向上のための「日医かかりつけ医機能研修制度（平成28年4月開始）」に力を注いでいます。因みに、未病とは「病気ではないが、健康でもない状態。健康と病気の間の連続的な変化の過程」を指し、病気を未病のうちに防ぐことが大切です。

かかりつけ医

　かかりつけ医は病気になったときや健康に不安があるときに家族ぐるみですぐに何でも相談できる身近な家庭医のことで、ゲートキーパー機能を備え「寄り添う心（日本医師会）」で外来診療や在宅医療（治し、支える医療）を行います。かかりつけ医は主治医とはニュアンスを異にしますが、入院した場合の診断書や介護施設へ入所した場合の意見書を記載する医師を一般的には主治医と呼称します。地域医療にあっては、かかりつけ医は同時に主治医でもあることが多いわけです。

　在宅医とは外来医療をある程度縮小して、在宅医療（自宅に医療機器を置き、看護師などの訪問指導を受けながら治療するシステム）に取り組む在宅療養支援診療所の医師です。

　また、専ら在宅医療に取り組む在宅医療専門診療所もありますが、本書では使い分けせずに統一して「かかりつけ医」と呼ぶことにします。

　かかりつけ医は専門医の後塵を拝する存在ではありません。地域医療体制の構築には両者の連携と協働が必須で、それによって、患者さんへのより良い対応が初めて可能になるのです。

　かかりつけ医に期待される役割とは、普段の健康管理を基盤としながらも、突然の異変や緊急の事態への適切な対応、あらゆる症状に対する最適な治療を提供することです。

　そのためには、かかりつけ医が医療全般の基本的知識と理解を持ち、次に挙げるような点に対応し、地域で患者や家族を支援できることが求められます。

　　1.　日常的な身体疾患対応、健康管理（疾患の予防）
　　2.　疾患の早期段階での発見・気づき（疾患の早期発見）
　　3.　専門医療機関等への受診誘導（適切初期対応と専門医

や総合診療医への紹介）

4. 家族の介護負担、不安への理解（ケアマネ・地域包括への橋渡し）

5. 地域の介護サービス諸機関との連携（地域介護連携パス）

外来医療における適切な役割分担を図り、より的確で質の高い診療機能を評価するという観点から、かかりつけ医機能を有する医療機関における初診を評価するべく、初診料に機能強化加算するという制度が新設（2018年）されています。

かかりつけ医には患者や家族の生活をサポートするため、地域包括支援センターの所在（連絡先など）、その担当者とセンターの基本的な機能を把握し、必要な支援体制につなげるなど、それらを十分に活用していくことが求められています。また、多職種連携のマネジメントの場合、介護予防マネジメントの場面において、かかりつけ医がまとめ役やリーダーとなり、各職種に必要な助言を行うことも期待されています。

◎地域包括支援センターの主な事業

2000年に介護保険制度がスタートし、2005年に地域包括ケアシステムの要として地域包括支援センターが創設されました。なお、地域包括支援センターには、市町が直接設置しているセンターと法人（社会福祉法人や医療法人など）が市町から受託しているものとがあります。

通常は概ね1中学校区に1つのセンターが設置されていますが、地域によっては支所の役割を持ったサブセンターや総合相談支援業務についての窓口としてのブランチが設置されています。

地域包括支援センターは、地域の高齢者が住み慣れた地域で安心して暮らせるよう、介護、生活、権利擁護などの様々な相談に応じ、関係機関との調整を行いながら、適切なサービス利用につなげていきます。

地域包括支援センターでは、保健師、主任介護支援専門員（主任ケアマネジャー）、社会福祉士などの専門職が相互に連携し、「地域の相談窓口」として、高齢者の保健・福祉に関する総合的な支援を行います。費用の負担はありません。

地域包括支援センターが行う主な事業（包括的支援事業、介護予防支援業務）は、以下の4つが柱になっています。

介護予防ケアマネジメント業務

生活機能に関する基本アセスメント・チェックリストなどで「生活機能の低下がみられる・介護が必要となる可能性が高い」と判定された高齢者や、要介護認定で「要支援1・2」と認定された方に対し、介護予防のためのケアプランを作成し、介護予防事業や介護予防サービスを利用する際の支援をします。

総合相談・支援業務

保健や福祉に関する様々な相談を受けて、地域団体・関係機関等（かかりつけ医、民生委員、地区社会福祉協議会、町内会・自治会、単位老人クラブなど）とのネットワークを構築し、高齢者やその家族からの相談内容やニーズに応じた情報をそれら団体・機関に提供するなどの支援を行います。

権利擁護業務

成年後見制度の活用や虐待の情報受付・早期発見・防止など、

高齢者の権利擁護に努め、必要な支援を行います。特に認知症など判断能力が十分でない人が成年後見制度を利用したいと希望する場合には、利用に関する相談、申し立て支援、成年後見人などの候補を推薦する団体の紹介などに応じています。

包括的・継続的ケアマネジメント

　地域の多様な社会資源を適切に活用したケアマネジメント体制の構築のため、地域のケアマネジャーの後方支援をし、関係機関とのネットワークづくりを行います。介護負担やストレスを軽減するためのサービスの紹介や情報提供などについて包括的および継続的に支援を行います。

COLUMN

アウトリーチとは？

近年よく使われるようになったアウトリーチ（outreach）という言葉は、「out（外へ）reach（手を伸ばす、手を差し伸べる）」ということであり、すなわち「見守り」を意味します。公共機関の現場出張サービスや福祉分野における地域社会への奉仕活動、などを指す言葉です。

一人暮らしの高齢者には、体調不良となったときに気づいてくれる人や、悪質業者に騙されないように見守ってくれる人が必要です。とりわけ一人暮らしの高齢者の孤立やひきこもりが顕著であることから、訪問・巡回・見守り・関係作り（ジョイニング）などを通じて包括的なアセスメントをし、支援ニーズを把握する、介護認定の申請を勧めるといった積極的なアウトリーチが求められています。

また、個別の相談・支援を通じての閉塞感を払拭することも、高齢者と地域とのコミュニケーションづくり、絆づくりにとって重要なアウトリーチです。

孤独死という最悪の結果を招かないために、そして一人暮らしの高齢者が孤立することなく安心して生活できるようにするために、各市区町村では様々な方法で「見守り」をするようになっています。

◎介護支援専門員（ケアマネジャー）、 居宅介護支援事業者、居宅サービス事業者

　厚生労働省「介護保険状況調査」によれば要介護（要支援）の認定者数は、近年の急速な高齢者人口の増大で2018年では630.7万人にも上り、以後も2020年697.8万人、2025年789.8万人、2030年871.3万人と増加が予測されています。

　今後も続く高齢化に対応し、高齢者が住み慣れた地域で自分らしく暮らしていくために身近に相談できる機関として介護支援事業所があり、それぞれの事業所に介護支援専門員（ケアマネジャー：ケアマネ）が配置されています。

　ケアマネジャーは、介護の知識を幅広く持った専門職であり、いわば介護保険制度の要です。介護保険法では、「要介護者や家族からの相談や心身の状況に応じて居宅サービスを行う者との連絡調整を行う者で、要介護者等が自立した日常生活を営むのに必要な援助に関する専門的知識および技術を有する者」とされています。

　すなわち、ケアマネジャーは、介護や支援を必要とする人（要介護者、要支援者など）や家族の相談に応じたり、アドバイスをしたりします。また、主治医、かかりつけ医、多職種との情報交換を行いながら協働し、利用者の心身の状況に応じて適切な居宅サービスや施設サービスを利用できるよう、ケアプランの作成やサービス事業者との連絡・調整を行います。

　居宅介護支援事業者は、都道府県の指定を受けた介護専門の窓口事業者です（指定居宅介護支援事業者）。本人や家族の要望を聞き、代わりに、要介護認定の新規申請手続きや更新申請の手続きを行います。

　そのような事業者の拠点となる事業所を居宅介護支援事業所

といいます。居宅介護支援事業所には、保健・医療・福祉などの介護に幅広い知識を持つ介護支援専門員の資格を有するケアマネジャーが所属しています。

　また、居宅サービス事業者とは、居宅介護支援事業者と同様に、国が定めた基準を充たしている法人や会社などで、都道府県や市町村の指定を受けた事業者です。介護保険法に規定されている居宅サービス（訪問介護〈ホームヘルプサービス〉、通所介護〈デイサービス〉）を提供する事業者です。

　上記の専門員や事業所から、業務上知り得た個人情報がもれることはありません。関連サービス事業所への情報提供には、利用者または家族の同意を前もって得る必要があります。

◎加齢が原因とされる16種類の病気
（介護保険における特定疾病）

　特定疾病とは、心身の病的加齢現象との医学的関係があると考えられる疾病であって、次のいずれの要件をも満たすものについて、総合的に勘案し、加齢に伴って生ずる心身の変化に起因し要介護状態の原因である心身の障害を生じさせると認められる疾病、とされています。この中にはロコモによる疾患が含まれています。

　介護保険は、保険者が市町村で、被保険者は①65歳以上の者（第1号被保険者）、②40〜64歳の医療保険加入者（第2号被保険者）です。第1号被保険者はどのような病気であっても要介護認定を受ければ介護サービス・介護予防サービスを利用できますが、第2号被保険者についてはこの16種類の特定疾病に罹患し、かつ要介護認定を受けた場合しかサービスを利用できません。

・特定疾病については、その範囲を明確にするとともに、介護保険制度における要介護認定の際の運用を容易にする観点から、個別疾病名を列記しています（介護保険法施行令第二条）。

　公的援助としては、「身体障害者福祉法」「介護保険法」のほか、「障害者総合支援法」があります。

表16　介護保険における特定疾病

①がん（がん末期：医師が一般に認められている医学的知見にもとづき回復の見込みがない状態に至ったと判断したもの）
②関節リウマチ
③筋萎縮性側索硬化症（ALS）
④後縦靱帯骨化症
⑤骨折を伴う骨粗鬆症
⑥初老期における認知症（アルツハイマー型認知症、血管性認知症、レビー小体型認知症など）
⑦進行性核上性麻痺、大脳皮質基底核変性症およびパーキンソン病（パーキンソン病関連疾患）
⑧脊髄小脳変性症
⑨脊柱管狭窄症
⑩早老症（ウェルナー症候群など）
⑪多系統萎縮症（線条体黒質変性症、シャイ・ドレーガー症候群、オリーブ橋小脳萎縮症）
⑫糖尿病性神経障害、糖尿病性腎症および糖尿病性網膜症
⑬脳血管疾患（脳出血、脳梗塞など）
⑭閉塞性動脈硬化症
⑮COPD（肺気腫、慢性気管支炎、気管支喘息、びまん性汎細気管支炎）
⑯両側の膝関節または股関節に著しい変形を伴う変形性関節症

第2号被保険者（40～65歳未満）であっても介護保険対象となる。②④⑤⑨⑯がロコモを来しやすい。参照：運動器不安定症：運動機能の低下を来す疾患（151ページ参照）。

◎ **介護保険で利用できるサービス**

　介護保険の給付対象となるサービスには、1）居宅サービス、

2）地域密着型サービス、3）施設サービスがあります。要介護1〜5、要支援1〜2の介護度によって利用できるサービスが異なります。

　特に要支援1〜2の人は利用できないサービスが多いので、市町村の介護保険担当部署、地域包括支援センター、居宅介護支援事業所のケアマネジャーに詳しい説明をしてもらうのがよいでしょう。

　また、これらの介護保険サービスのみでなく、自治体サービス、ボランティア団体も介護者の負担軽減活動を行っていますので、ためらわずに利用しましょう。

居宅サービス（居宅介護支援）

　居宅には、自宅以外に軽費老人ホーム、養護老人ホーム、「介護付き」・「住宅型」・「健康型」有料老人ホーム、サービス付き高齢者向け住宅（一般型・介護型）などの居室も含まれます。

　サービスを利用できる対象者は、これらの居宅で生活を送る要介護認定を受けた方です。軽費老人ホームは家庭環境、住宅事情などの理由により在宅で生活することが困難な高齢者が、低額な料金で利用できる施設です。

　養護老人ホームは、環境上および経済上の理由により居宅で養護を受けることが困難な高齢者が入所し養護を受ける施設です。

　有料老人ホームは、入居した高齢者に対し、入浴、排せつもしくは食事の介護、食事の提供またはその他の日常生活上必要なサービスの提供を行う施設のうち、老人福祉法上の老人福祉施設ではないものです。ホーム内で食事・生活相談・身体介護・生活活動・健康管理・見守り・リクリエーションなどの

サービスが提供されます。

　サービス付き高齢者向け住宅は、高齢者に安全な居住空間を確保し、介護や医療と連携したサービスを提供するバリアフリーの賃貸住宅のことで、「サ付き住宅」「サ高住」ともよびます。住宅内で生活介護・安否確認・食事（オプション）などのサービスが提供されます。これとは別に、外部の介護保険事業者のサービス、訪問看護、訪問介護、デイサービスなどについては入居者が必要なサービスを契約する必要があります。

　受けられるサービスとして次のようなものがあります。留意事項としては、退院後に行き場のない医療難民・介護難民の受け皿としての住まい・施設として不適切な状況にならないようにする必要があります。関連して、毎年増え続けている住宅型有料老人ホームやサービス付き高齢者向け住宅においては、必要以上の介護サービス提供や利用前提居住契約は不適切事例とされています。

①訪問サービス：要介護1〜5は利用可。要支援1、2は訪問入浴介護、訪問看護、訪問リハビリテーションは可能ですが、訪問介護については問い合わせてください。
　・訪問介護（ホームヘルプサービス）
　　自宅等で、ホームヘルパーや介護福祉士による入浴、排せつ、食事等の日常生活上の世話を受けるサービス
　・訪問入浴介護
　　自宅等で、簡易浴槽を使って入浴の介護を受けるサービス
　・訪問看護
　　自宅等で、看護師や保健師などによる療養上の世話や必要な診療の補助を受けるサービス

・訪問リハビリテーション

　自宅等で、理学療法士や作業療法士による理学療法、作業療法その他の必要なリハビリテーションを受けるサービス

②通所サービス

・通所介護（デイサービス）

　通所介護施設（デイサービスセンター）に通って、入浴、排せつ、食事等の日常生活上の世話を受けるサービス

・通所リハビリテーション（デイケア）

　老人保健施設、病院に通って、理学療法、作業療法等の必要なリハビリテーションを受けるサービス

③短期間の入所

・短期入所生活介護（ショートステイ）

　短期入所施設、特別養護老人ホーム等に短期間入所し、入浴、排せつ、食事等の世話や機能訓練を受けるサービス

・短期入所療養介護（ショートステイ）

　老人保健施設、介護療養型医療施設、介護医療院等に短期間入所し、看護、医学的管理のもとで介護、機能訓練、日常生活上の世話を受けるサービス

④その他の居宅サービス

・居宅療養管理指導

　自宅等で、医師・歯科医師・薬剤師・管理栄養士・歯科衛生士等による療養上の管理や指導を受けるサービス

・特定施設入居者生活介護（有料老人ホーム等における介護）

　有料老人ホーム、軽費老人ホーム（ケアハウス）等で、入浴、排せつ、食事等の生活上の世話、機能訓練、療養上の世話を受けるサービス

・福祉用具貸与

自宅等で、車いす、ベッド等の福祉用具の貸与を受ける
サービス
・特定福祉用具購入費支給
入浴、排せつ等に使う福祉用具購入のサービス
・住宅改修費支給
手すりの取付けや段差の解消など、住宅改修のサービス

地域密着型サービス

　高齢者の住みなれた地域での生活を継続するために、日常生活圏域（身近な生活圏）ごとに事業所があります。利用できる対象者は、原則65歳以上の方、要介護（1〜5）認定を受けている方、原則としてサービス事業者と同一の市町村に住民票を有する方です。ただし、40歳以上65歳未満で特定疾病（16種類の病気）によって要介護認定を受けている方も対象になります。要支援1〜2の方は利用できません（下記の④、⑤は利用できます）。

　受けられるサービスとして次のようなものがあります。
①定期巡回・随時対応型訪問介護看護
　　　24時間安心して在宅生活が送れるよう、定期的な巡回訪問や随時通報により、日中・夜間を通じて、訪問介護や訪問看護を受けるサービス（定期介護、訪問看護、24時間随時対応相談、随時駆け付け介護）
②夜間対応型訪問介護
　　　24時間安心して在宅生活が送れるよう、定期的な巡回訪問や随時通報により、夜間に訪問介護を受けるサービス
③認知症対応型通所介護
　　　認知症の方が通所介護施設（デイサービスセンター）に

通って、入浴、排せつ、食事等の日常生活上の世話や機能訓練を受けるサービス（定員12人、認知症患者のみ対応）

④介護予防認知症対応型通所介護

要支援者のみが利用できる認知症デイサービス

⑤介護予防小規模多機能型居宅介護（要支援1、2が利用可）

要支援者のみが利用できる。通いを中心に、心身の状況や希望に応じて、随時泊りや訪問サービスを組み合わせて受けるサービス

⑥認知症対応型共同生活介護（高齢者グループホーム）（要支援2は利用可）

認知症の方が共同生活を営む住居（高齢者グループホーム）において、入浴、排せつ、食事等の日常生活上の世話や機能訓練を受けるサービス（1ユニット9人までの少人数の認知症患者のみの共同生活）

⑦地域密着型介護老人福祉施設入所者生活介護

要介護3〜5の方が、入所定員が29名以下の小規模な介護老人福祉施設（特別養護老人ホーム）に入所して、入浴、排せつ、食事等の日常生活上の世話、機能訓練、健康管理、療養上の世話を受けるサービス。要介護1、2の方は原則利用できませんが、居宅での日常生活が著しく困難なことについてやむを得ない事情があれば、特例的に入所が認められる場合があります。また末期がん患者の訪問診療・急性期訪問看護が利用可能です。

⑧看護小規模多機能型居宅介護（複合型サービス）

小規模多機能型居宅介護と訪問看護を組み合わせて受ける医療依存度の高い利用者に対応するサービス。訪問介護、通所介護、訪問看護、ショートステイ、レスパイトケアを

提供する。

⑨地域密着型通所介護

　　利用定員18名以下の小規模デイサービスで、要介護1以上
　　の人に対して食事、入浴、排泄などの介護や機能訓練、レ
　　クリエーションなどのサービスを行います。

施設サービス

　　施設（入所、入院）サービスは、自宅で生活することが困難
　　な場合に受けるサービスです。地域包括ケアの他、高齢者の在
　　宅での生活をバックアップし要介護高齢者の在宅復帰ケアの役
　　割も担っています。

　　介護保険適応の施設サービスとして、介護老人福祉施設、介
　　護老人保健施設、介護療養型医療施設、介護医療院があります
　　(表17)。この4つの介護保険施設は原則として要介護認定を受け
　　た人が入所対象です。

表17　介護保険適用の4施設の分類と比較

	介護老人福祉施設 （特別擁護老人ホーム）	介護老人 保健施設	介護医療院	介護療養型 医療施設
概要	生活施設	リハビリ等を提供し、在宅支援・在宅復帰のための施設	長期療養・生活施設	療養病床
入所対象者	要介護3〜5	要介護1〜5	要介護1〜5	要介護1〜5
根拠法	介護保険法 老人福祉法	介護保険法 医療法：医療提供施設	介護保険法 医療法：医療提供施設	介護保険法 医療法：医療提供施設
医師基準	非常勤委託	常在	常在	常在

①介護老人福祉施設（特別養護老人ホーム／略して特養）（入所）

介護老人福祉施設は介護保険法での名称で、特別養護老人ホームは老人福祉法での名称です。

入所して、施設サービスに基づいて、入浴、排せつ、食事等の日常生活上の世話、機能訓練、健康管理および療養上の世話を行うことを目的とする施設です。

身体上・精神上著しい障害のため常に介護を必要とし、在宅介護が困難な要介護者対象とする生活介護が中心の生活施設です。入所定員は30人以上です。原則として要介護3〜5の方が利用できます。

要介護1〜2の方は、原則として利用できませんが、居宅での日常生活が著しく困難なことについてやむを得ない事情があれば、特例的に入所が認められる場合があります。要支援1〜2の方は利用できません。

②介護老人保健施設（略して老健）（入所）

入所して、看護、医学的管理を基にした介護、機能訓練等の医療や日常生活上の世話を受ける包括的ケアサービス施設です。看護、介護、機能訓練（リハビリテーション）などのサービスを提供します。在宅復帰、在宅療養支援のための地域拠点となる施設で、またリハビリテーションを提供する機能維持・改善のための役割を担う施設とされています。

対象者は、病状が安定期にあり、入院治療の必要はないが、看護・医学的管理のもとにおける介護、機能訓練等の医療や日常生活上の世話を受ける必要がある方です。入所サービス対象は要介護1〜5の方です。短期入所療養介護（ショートステイ）は要支援1、2の方も対象となります。

その他、多くの施設で通所リハビリテーション、訪問リハビリテーションの在宅支援機能部門が併設されています。なお、療養病床から転換した転換型介護老人保健施設は介護療養型保健施設という名称となり、介護医療院への転換の候補となっています。

③介護療養型医療施設（介護療養病床）（入院）

　病院や有床診療所の療養病床等に入院して、療養上の管理、看護、看取り、医学的管理を基にした介護や機能訓練、その他の必要な医療を受ける施設です。療養や介護が中心の施設です。療養病床をもつ病院・診療所の介護保険適用部分に入院する要介護者となります。

　病状が安定期にある方に対し、療養上の管理、看護、医学的な管理下での介護や世話、リハビリ等の医療を行う施設です。対象は要介護1〜5の方で、要支援1、2の方は利用できません。2018年4月に介護医療院が創設され、介護療養病床は受け皿の介護医療院などへの転換（経過措置期間：施行後6年間すなわち2024年3月までに廃止）が現在進行中です。

④介護医療院（入所）

　入所して、療養上の管理、看護、医学的管理を基にした介護や機能訓練、その他の必要な医療を受ける（長期医療と生活施設の両機能を兼ね備えた）施設です。住まいとしての機能を併せ持つことを特徴とした療養病床廃止後の新しいタイプの介護保険施設として2018年4月に創設され、介護療養病床や介護療養型老人保健施設などから介護医療院へ転換が進行中です（2019年8月現在で223施設）。

　つまり、要介護者に対し、「長期療養のための医療」と「日常生活上の世話（介護）」を一体的に提供する施設で、Ⅰ型介

護医療院、Ⅱ型介護医療院の2種類があります。対象は、Ⅰ型は要介護4〜5と高く、Ⅱ型はⅠ型よりも軽度で、ともに在宅復帰を目指す要介護者および長期療養を要する要介護者です。主として長期にわたり療養が必要とする人を対象にし、在宅と施設との橋渡しをし、医学的な管理が必要となった後も、高齢者が住み慣れた地域で暮らせるよう支援を行う施設です。診療所併設の介護医療院もあります。

COLUMN

レスパイトケア

レスパイト（respite）とは「一時休止」「一時中断」「小休止」「休息」「息抜き」といった意味です。

2025年を見据えた地域包括ケアシステムが整備されていくにつれて、病院医療・施設介護から在宅医療・施設介護に移行が進んでいき、家族や介護者の看病疲れや介護疲れに対応するシステムが必須となってきます。

要介護者や難病患者等を在宅介護している家族や介護者の介護疲れ、病気、ストレス、所用など介護者側に何らかの不都合が生じた場合、介護者の介護疲労や介護負担を軽減する短期間のレスパイトケアやレスパイト入院を提供するシステムがあります。これにより介護者が休めるとともに、患者さんの病状をチェックする機会ともなります。

介護保険が適応となるレスパイトケアの代表的サービスはデイサービスとショートステイですが、これには小規模多機能型居宅介護などの通所サービスや在宅強化型介護老人保健施設なども含まれます。

在宅で医療的管理をされていて介護保険によるショートステイができない方は、レスパイト入院を行っている医療機関に医療保険を利用しての入院となります。これには地域包括ケア病棟（地域包括ケア病床）やホスピスへの入院も含まれます。

◎人生会議／アドバンス・ケア・プランニング（ACP）

「アドバンス・ケア・プランニング」（Advance Care Planning：ACP）とは、自分の終末に向けての数ある準備のなかで、自分がこれから受けたい、あるいは受けるかもしれない医療や介護（ケア）、看取り（エンドオブライフ・ケア）についての自分の考えや希望を、本人が事前に家族や医療者に意思表示をし、文書などに残しておくことです。一人ひとりの希望や思いが医療やケアに反映されることを目標としています。

　ACPというネーミング（名称）がなかなか普及・啓発・浸透しないので、厚生労働省のACP愛称選定委員会がなじみやすい愛称として「人生会議」を採用しました。また「いい看取り・看取られ」の語呂合わせから11月30日を「人生会議の日」としました。

　意思を伝えておくべき事態にはいろいろなものがあります。例えば、

　　　①急病にかかったとき

　　　②がんなどで末期を迎えたとき

　　　③身体不自由、あるいは認知症になって、介護を受けるとき

などです。ACPとは、こうした事態に陥った場合に、どのような医療や介護を受けたいかを書き残しておくことです。

　この書類は、遺言書のような法的効力はありませんが、「エンディングノート」（終活ノート）と同等のものといわれ、周囲の人間が本人の意思を尊重したいと考えたときに役立ちます。「人生会議」で作成する書類には、人生の終盤に起こりうる万一の事態に備えて、医療や介護、緩和ケアや終末期（エンドオブライフ）ケア、葬儀や墓、保険や財産などについての自分

の希望や、家族への伝言、連絡すべき知人のリストなどを記しておきます。そうすると、残された家族、医療・ケアチームなどが本人の意思を十分に確認・共有でき、その意思に寄り添ったかたちのあり方をまとめやすいと指摘されています。

　この書類の作成に当たっては、本人を主体として、家族や近しい人、医療・介護チームが話し合いを繰り返しながら、本人の希望、人生観や死生観、価値観などに沿った意思決定をしていきます。

　その意思決定の支援において、かかりつけ医の担う役割は大きいと考えられます。書類には自分の考え方、取り巻く環境が変わった場合には、書き改めることができます。もし、何らかの事情により自らの意思を伝えられなくなった場合には、この書類に記された医療・介護の方針を尊重して決定していくことが推奨されています。

　今後、以上のような意思決定や書面記載などを定着させるためには、支援の在り方、法的な観点、倫理的な問題などを含めてより深く掘り下げていくことが課題であると思われます。

おわりに

　日本は世界に先駆けて超高齢社会を迎えています。運動器をこれほど長期間使用し続ける時代を、人類はこれまでに経験したことはありません。これに伴い運動器の障害も増加し、支援・介護を必要とするロコモを患う人も急増しています。

　人は運動器に支えられて生きていると言われます。これまでも、多くの人が歳をとると「足腰が弱る」ということは分かっていました。

　人は加齢により身体機能が衰えます。これに骨や関節の障害と運動不足が加わると、運動機能の低下が起こって容易に転倒しやすく（易転倒性）なり、それが原因で骨折、寝たきりなど介護が必要となる危険性の高い状態、すなわちロコモになります。

　ロコモの原因には、運動器自体の疾患と加齢による運動器機能不全の2つがありますが、高齢者では運動器の多くの病態のいくつかが複合しています。すなわち、1つの運動器について多くの病気がでることもあるし、複数の運動器それぞれに病気がでることもあります。

　したがって、加齢によるバランス能力・移動歩行能力低下がみられるところに、運動不足に伴う身体機能の低下、運動器疾患による痛み、軽微な外傷によっても起こる骨折など、多様な要因が加わると、あっけなくロコモへの負の連鎖に陥ります。

　負の連鎖に一旦陥ると、日常生活動作（ADL）を自立して行うことができなくなります。すると、健康寿命が短縮し、閉じこもり、生活不活発病（廃用症候群）、寝たきりなどの要介護状態になるのを、高齢者は避けることができません。

我が国にとっては、今後も社会が超高齢化していく中にあって、元気で長生きするための方策を真剣に検討することが待ったなしの時代になりました。高齢者の健康管理の観点からも、ロコモに対して有効な対応策を講ずることが緊要の課題となっています。

　健康寿命を延伸させ、生活機能低下を防止しなければならないのです。この観点から、ロコモの予防、早期発見・早期治療が重要で、運動器を長期間使用し続けるために「ロコチェック」と、「ロコトレ」を誰もが知り実行することが求められる時代となりました。

　人類の身体はもともと60歳（還暦）程度の寿命を想定して設計されており、それ以降は欠陥車が無理をして走っているようなものです。しかし自分の体も機械であれば定期検査で部品の取り換えも効くのに……とマイナス思考ではいけないと思います。

　機械にできないことでも人間ならできるのです。今後、我が国民は、高齢になってからではなく、働き盛りの時期から、予防に関する知識を持ち、ロコモ対策に取り組むことが大切な段階に入ったのです。

　ロコモの多くは早期であれば可逆的で、適切な対策により改善が望めます。高齢者の皆さんが要介護とならず、いつまでも自分の足で動き、自分の意思をつらぬける生活を送ることができる健康寿命の延伸のためのお役に立てるよう、整形外科的なロコモを主題にしながらも、ロコモと密接な関連のある加齢に伴う他の症候群であるフレイルやサルコペニア、さらに認知症などについても解説してみました。また、神経学的視点のロコモ（"Neuro-Locomo"）に重点を置きすぎたり、かなりの勇み足

おわりに

の部分もあるかもしれません。ご海容いただければ幸いです。

主要参考文献（発行年順）

- Rosenberg IH：Summary comments. Am J Clin Nutr 50:1231-1233,1989.
- 加藤伸司，他：改訂長谷川式簡易知能評価スケール（HDS-R）の作成.老年精神医学雑誌 2:1339-47,1991.
- 厚生省老人保健福祉局老人保険課（監修）：骨粗鬆症による寝たきり防止マニュアル.財団法人 骨粗鬆症財団発行,1993.
- 矢富直美,他：日本老人における老人用うつスケール（GDS）短縮版の因子構造と項目特性の検討.老年社会科学 16（11）：29-36,1994.
- 松林公蔵，他：総合的日常生活機能評価法—1 評価の方法d.老年者の情緒に関する評価.Geriat Med.32（5）:541-546,1994.
- 厚生労働省介護予防マニュアルの改訂に関する研究班：介護予防のための生活機能評価に関するマニュアル2000.
- Fried LP,Tangen GM,Walston J,et al.:Frailty in older adults. Evidence for a phenotype. J Gerontol A Biol Sci Med Aci 56:M146-157,2001.
- Toba K, Nakai R, Akishita M,et al.：Vitality index as useful tool to assess elderly with dementia. Geriatr Gerontol Int 12:23-29,2002.
- 鳥羽研二（監修）：高齢者総合的機能評価ガイドライン.厚生科学研究所,2003.
- 福永哲夫（監修）：貯筋運動指導者マニュアル.保健同人社,2006.
- 日本整形外科学会,日本リハビリテーション学会（監修）：運動器リハビリテーション実践マニュアル.全日本病院出版会,2008.
- Xue QL,Bandeen-Roche K,Varadhan R,et al.:Initial manifestations of frailty criteria and the development of frailty phenotype in the Women's Health and Aging Study II. J Gerontol A Biol Sci 63:984-990,2008.
- 日本整形外科学会（編集）：ロコモティブシンドローム診療ガイ

ド.文光堂,2010.

・社団法人 日本整形外科学会：ロコモティブシンドローム（ロコモ）.ロコモパンフレット2010年度版.2010.

・武藤芳照（監修）：ここまでできる高齢者の転倒予防.日本看護協会出版会,p3 ～ 7,2010.

・Cruz-Jentoft AJ，Baeyens JP,Bauer JM,et al:Sarcopenia:European consensus on definition and diagnosis;Report of the Europan Working Group on sarcopenia in older people.Age Ageing 39:412-423,2010.

・中村耕三（監修）：ＮＨＫきょうの健康 寝たきりを防ぐ！ ロコモ体操.NHK出版,2010.

・中村耕三：ロコモティブシンドローム－実践！ロコモーショントレーニング.三輪書店,2010.

・鳥羽研二：ロコモティブシンドロームの予防．虚弱の概念と予防.Prog Med 30（12）：3061-3065,2010.

・日本老年医学会（編）：健康長寿診療ハンドブック―実地医家のための老年医学のエッセンス―.メディカルビュー社,2011.

・鳥羽研二：老年医学・高齢者医療の最先端.医学のあゆみ239（5），2011.

・日本整形外科学会，日本脊椎脊髄病学会（監修）：腰部脊柱管狭窄症診療ガイドライン2011.南江堂,2011.

・日本ペインクリニック学会神経障害性疼痛薬物療法ガイドライン作成ワーキンググループ（編）：神経障害性疼痛薬物療法ガイドライン.真興交易医書出版部,2011.

・日本骨粗鬆症学会,日本骨代謝学会,骨粗鬆症財団:骨粗鬆症の予防と治療ガイドライン2011年版.ライフサイエンス出版,2011.

・日本整形外科学会,日本骨折治療学会（監修）：大腿骨頚部/転子部骨折診療ガイドライン2011年版．南江堂,2011.

・星野雄一：運動器不安定症（MADS:マーズ）．日老医誌 48：630-

632,2011.

・中村耕三：つらい腰痛、膝痛が楽になる～骨・関節・椎間板を守る
ロコモ対策～．大和書房,2011.

・中村耕三：ロコモティブシンドローム（運動器症候群）総説 日老
医誌49:393-401,2012.

・中村耕三（編集）：ロコモティブシンドローム．メディカルレビュー
社,2012.

・厚生労働省：要介護者等の状況．平成22年国民生活基礎調査の概況．
2012.

・渡邊敏文、関矢一郎、宗田　大：高齢者の自立を支える人工膝関節
置換術.Clinical Calcium 22:557-563,2012.

・Seichi A,Hoshino Y,Doi T,et al.:Development of a screening tool for
risk of locomotive syndrome in the elderly:the 25-question Geriatric
Locomotive Function Scale.J Orthop Sci ;17（2）:163-172.,2012

・山田陽介、山縣恵美、木村みさか：フレイル＆サルコペニアと介護
予防．京府医大誌　121（10）535-547,2012.

・日本整形外科学会運動器疼痛対策委員会（編集）：運動器慢性疼痛
診療の手引き.南江堂,2013.

・中村耕三（監修）：今日からできる ロコモティブシンドローム対処
法.講談社,2013.

・帖佐悦男：ロコモティブシンドローム　運動器疾患を取り囲む新た
な概念 -ロコモ予防とリハビリテーション- リハ医学50（1）：48-
54,2013.

・Clegg A, Young J, Iliffe S, et al.:Failty in elderly people
Lancet:381:752-62,2013.

・JE Morley B, Vellas A, van Kn, et al.:Frailty consensus: A call to
action, J Am Med Dir Assoc,:14:392-397,2013.

・厚生労働省：運動基準・運動指針改定に関する検討会.健康づくり
のための身体活動基準2013,2013.

- 内閣府：高齢者の介護．平成25年度版高齢者白書．
- 厚生労働省：運動規準・運動指針改定に関する検討会．健康作りのための身体活動指針（アクティブガイド）．2013.
- 大川弥生：「動かない」と人は病む 生活不活発病とは何か．講談社現代新書，2013.
- Chen LK, Liu LK, Woo J, et al:Sarcopenia in Asia:consensus report of the Asian Working Group for Sarcopenia.J Am Dir Assoc 15:95-101,2014.
- Arai H, Akishita M, Chen LK:Growing research on sarcopenia in Asia. Geriatr Gerontol Int Suppl 1:1-7,2014.
- 日本整形外科学会ロコモパンフレット 2014.
- 日本運動器科学会，日本臨床整形外科学会（監修），岩谷 力ほか（編集）：運動器リハビリテーションシラバス—セラピストのための実践マニュアル．南江堂，2014.
- 日本整形外科学会：ロコモチャレンジ！推進協議会．日本整形外科学会ロコモパンフレット 2014.（https://locomo-joa.jp/about/）
- 中村耕三（著）：実践！ロコモティブシンドローム 第2版 自分の足で歩くためのロコトレ．三輪書店，2014.
- 中村耕三：なぜ、今、ロコモティブシンドローム？：整形外科における第4の巨大の波． Bone Joint Nerv 4:387-392,2014.
- 大庭建三（編著）：すぐに使える高齢者総合診療ノート．日本医事新報社，2014.
- 日本転倒予防学会（監修），武藤芳照，鈴木みずえ（編著）：認知症者の転倒予防とリスクマネジメント（第2版）病院・施設・在宅でのケア．日本医事新報社，2014.
- 近藤和泉（編集）：高齢者のフレイル（虚弱）とリハビリテーション（MB Medical Rehabilitation（メディカルリハビリテーション）ムック．No.170.全日本病院出版会，2014.
- 鳥羽研二：高齢者のフレイルとは． MB Med Reha 170,1-5:2014.

・葛谷雅文,雨海照祥（編集）フレイル 超高齢社会における最重要課題と予防戦略.医歯薬出版,2014.

・日経メディカル特別編集版:ロコモティブシンドローム特集,2014.

・荒井秀典:日本サルコペニア・フレイル研究会（Japanese Study Group on Sarcopenia and Frailty）設立趣旨、http://jssf.umin.jp/aisatsu.html、2014.

・日本整形外科学会雑誌:シンポジウム「ロコモの診断基準策定のためのエビデンス」89,359-360,2015.

・野原幹司（編）:認知症患者の摂食・嚥下リハビリテーション．南山堂,2015.

・飯島勝矢（主任研究者）:食（栄養）および口腔機能に着目した加齢症候群の概念の確立と介護予防（虚弱化防止）から要介護状態にいたる口腔機能支援等の包括的対策の構築および検証を目的とした調査研究．平成26年度老人保健事業推進補助金　老人保健健康増進等事業．2015.

・第87回日本整形外科学会総会シンポジウム ロコモの診断基準策定のためのエビデンス日整会誌89：359-388,2015.

・濱　弘道:「前田整形外科學」（1936年刊）にみる先見の明．整形外科66：No.3（2015-3）:252,2015.

・現在のロコモ度を判別する「臨床判断値」を発表　ロコモ度テストによるロコモ度判定法．Japan Medical Society 222:30-33,2015.

・古家政吉（監修）:自重筋トレの教科書．日本文芸社,2015.

・小川　都（企画・監修）,中川種昭:特集 日常診療に必要な口腔ケアの知識．日本医師会雑誌6月号,2015.

・中村耕三、田中　栄（監修）:日本医師会　生涯教育シリーズ88、ロコモティブシンドロームのすべて．日本医師会雑誌　第144巻・特別号（1）,6月号,2015.

・竹下真一郎,富永　篤,溝上達也,栗栖　薫,他:脊髄硬膜外刺激療法:難治な慢性疼痛の外科的治療．広島医学68：469-470,2015.

- 荒井秀典（企画・編集）特集：超高齢社会におけるフレイルの意義を考える.Modern Physician 35（7），2015.
- 葛谷雅文：認知機能障害とサルコペニア・フレイル．日本認知症学会誌29,551-559，2015.
- 神崎恒一：認知症患者の転倒と骨折．日本認知症学会誌29：560－570，2015.
- 荒井秀典、鈴木隆雄、平野浩彦、葛谷雅文、吉村典子：（特集）フレイル・サルコペニア・ロコモを知る・診る・治す．日老医誌52：328-353,2015.
- 厚生労働省：後期高齢者の低栄養防止等の推進について．平成27年10月2日第89回社会保障審議会医療保険部会資料4．
- 島田裕之（編）：フレイルの予防とリハビリテーション．医歯薬出版，2015.
- 日本医師会：特集　高齢者診療の現状と課題．日本医師会雑誌144（11），2016.
- 内館牧子：終わった人．講談社、2015
- Cefalu WT, Rubino F, Cummings DE.: Metabolic Surgery for Type 2 Diabetes: Changing the Landscape of Diabetes Care. Diabetes Care 2016; 39: 857-860.
- 日本ペインクリニック学会　神経障害性疼痛薬物療法ガイドライン改訂作成ワーキンググループ（編）：神経障害性疼痛薬物療法ガイドライン改訂第2版．真興交易（株）医書出版部，2016.
- 梶川　博、森　惟明：脳梗塞に負けないために -知っておきたい、予防と治療法．幻冬舎メディアコンサルティング、2016.
- 梶川　博、森　惟明：ロコモに負けないために -知っておきたい、予防と治療法．幻冬舎メディアコンサルティング、2016.
- 森　惟明、梶川咸子、梶川　博：活力低下を感じていませんか？知っておきたい高齢者のフレイル．幻冬舎メディアコンサルティング、2016.

- ・日本サルコペニア・フレイル学会　サルコペニア診療ガイドライン作成委員会：サルコペニア診療ガイドライン2017年版．ライフサイエンス出版．2017．
- ・森　惟明、梶川　博、梶川咸子：サクセスフルエイジングへと導く50の答え．幻冬舎メディアコンサルティング、2017．
- ・慢性疼痛治療ガイドライン作成ワーキンググループ（編）：慢性疼痛治療ガイドライン．真興交易（株）医書出版部、2018．
- ・梶川　博：誌上臨床講義　知っておきたい高齢者のフレイル．広島市内科医会報 82:14-23、2018．
- ・梶川　博、森　惟明：改訂版　認知症に負けないために　-知っておきたい、予防と治療法-幻冬舎メディアコンサルティング、2018．
- ・飯島勝矢（編著）：健康長寿　鍵は"フレイル（虚弱）"予防．クリエイツかもがわ、2018．
- ・中村耕三：運動器リハビリテーションとロコモティブシンドローム．日医雑誌　147：1789-1792、2018．
- ・日本医師会：パンフレット「終末期医療　アドバンス・ケア・プランニング（ACP）から考える」、2018．
- ・日本骨粗鬆症学会 骨代謝マーカー検討委員会（編集）：骨粗鬆症診療における骨代謝マーカーの適正使用ガイド 2018年版．日本骨粗鬆症学会、2018．
- ・森　惟明、梶川咸子、梶川　博：サルコペニア　-高齢期を若々しく過ごすために知っておきたい予防と対策-　幻冬舎メディアコンサルティング、2018．
- ・葛谷雅文、田中　栄、楽木宏美（編）：フレイルとロコモの基本戦略．先端医学社、2019．
- ・葛谷雅文、楽木宏美（監）、北原　糺（編）：聴平衡覚と健康長寿・フレイル対策．先端医学社、2019．
- ・日本サルコペニア・フレイル学会　サルコペニア診療実践ガイド作成委員会（編）：サルコペニア診療実践ガイド．ライフサイエンス

出版、2019.

・森　惟明：健やかな老後をめざして.高知新聞総合印刷、2019.

・日本医学教育学会地域医療教育委員会・全国地域医療教育協議会合同編集委員会（監修）：国試・改訂コアカリ対応　地域医療学入門.診断と治療社、2019.

・日本老年医学会（編集）：改訂版　健康長寿診療ハンドブック　-実地医家のための老年医学のエッセンス．株式会社メジカルビュー社、2019.

むすび

　筆頭著者の梶川　博先生は、京都大学脳神経外科同門で、数多くの学術論文や参考書を世に送り出した脳神経外科医です。

　JCS（Japan Coma Scale）（意識障害の重症度スケール）の提唱者である太田富雄大阪医科大学名誉教授の薫陶を長年にわたり受けられ、人生の師と仰いでおられます。

　梶川先生とは、近年まで親交はありませんでしたが、最近、私の拙い近著を何冊か差し上げたところ、感銘を受けられたということで、執筆された論文や随想の校閲の依頼を受けるようになりました。先生が執筆されたものを見せていただき、寸評を加えていたところ、非常に感謝され、「人生第2の師になってほしい」との有り難いお言葉をいただきました。

　年齢的にもそれほど先輩でもなく、メンターの資格もない私ですが、頻回にメールでのやり取りをさせていただいているうちに、単なる社交辞令ではないように思われてきました。

　最近、梶川先生は病院開院35周年を迎えられ、介護老人保健施設、地域包括支援センターも併設されてきた経験を踏まえて、その間に発刊された多くの病院広報誌「翠清会ニュース」をもとに、一般の人ことに高齢者向けの啓発書を発刊したいが、何かいいアイディアはないかとのご相談を受けました。

　そこで、このところ多くの人が最も関心を寄せている健康問題の中で、高齢社会にあって寝たきりになりやすい三大疾患、すなわち脳梗塞・認知症・運動器症候群（ロコモ）につき共同執筆を提案致しました。

　このような事情で、私が原稿の編集者として支援させていただくことになりました。梶川先生が作成された草稿を私が何回

かにわたり点検させていただき、出版社へ届ける素稿にして差し上げました。

本書が梶川先生の脳神経外科医として生きてこられた証になるよう、2人して心血を注いで原稿の作成に取り組ませていただきました。

幻冬舎ルネッサンスの編集者の留場菜月さんと近藤　碧さんには、3つの疾患につき猛勉強していただき、その結果を編集に反映していただきました。私たち2人の作成した素稿が編集者の留場さん、近藤さんの手にわたってからは、専ら梶川先生がお2人とやり取りをしてくださり、時に私がコメントする恰好で作業を進めました。

今回のロコモ改訂版刊行に際しましては、幻冬舎メディアコンサルティング渡邊真澄氏に大変お世話になりました。ここに深謝申し上げます。

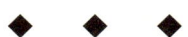

我が国は世界でも屈指の長生き国家となりましたが、およそ80年の国民の生存期間のうち10年近くは要介護や寝たきりの状態であるのが現状です。

我が国での長命の中で浮かび上がった問題は、「平均寿命」と「健康寿命」との間に大きなギャップが認められるということです。

単に寿命を延ばす長命ではなく、生活の質の向上を重視する考え方に基づき、世界保健機関（WHO）が2000年に提唱した概念が「健康寿命」です。

寿命が長くなること自体は喜ばしいことですが、長生きには必ずリスクを伴います。身体的には歳を重ねるほど多病となり、生活の質が低下します。

高齢者は要介護となると容易に寝たきりとなり、近い将来、国民の「3人に1人は寝たきり」の時代になりかねません。

　高齢者の生活の質を低下させる「老人病」ということで最近社会的問題になっている病気として、脳梗塞・認知症・運動器疾患の三大疾患が挙げられています。これらの疾患は「寝たきり」と「認知機能低下」をもたらし、根治療法がないため、介護が主体の治療とならざるを得ず、その結果「健康寿命」を短くします。

　ヒトのみに与えられた老後という貴重な時間も、寝たきりとなってしまえば楽しみが苦しみになってしまいます。日本が次に求められているのは、「質の高い長寿」です。今後は、国民1人ひとりが健康増進の意識を高めていき、平均寿命と健康寿命とのギャップを縮めていくことが重要課題です。

　高齢者の医療・介護・福祉に充てられる国家予算が年々増大する中、高齢者が寝たきりにならず、自立して健やかな老後を送ることに本書がお役に立てれば、微力ながら社会貢献をさせていただけたことになります。

　一方、介護を必要とする状態になったとしても、生きていけることは、地球上の生命体の中でもヒトの文化・文明の成果だと思います。要支援・要介護になった場合においても、本人も周囲も楽しく生きていくためには何が必要かを国民全体で考えていかねばなりません。

　皆様が健康寿命を延ばして、すこやかな老後を送られることを心から願っております。

2019年（令和元年）10月 吉日

森 惟明

高知大学名誉教授

用語・略語一覧表

あ

- あいうべ体操　p253
- アウトリーチ　p305
- アディポネクチン　p178
- アドバンス・ケア・プランニング（Advance Care Planning：ACP）　p319
- アロディニア（異痛症）（allodynia）　p131

い

- いきいき百歳体操　p236
- 一次性サルコペニア　p190
- いつのまにかサルコペニア　p199
- いつのまにかフレイル　p199
- いつのまにかロコモ　p199
- イムノメタボリズム（免疫代謝学）　p178
- 医薬品多剤服用（ポリファーマシー）　p188
- イヤホン型ウェアラブルデバイス「LOTTE RHYTHMI-KAMU」　p256
- インターバル速歩　p275

う

- ウィリアムズ体操　p44
- ウェアラブルデバイス　p256
- ウォーキング　p275
- 運動器　p27
- 運動機能の低下を来す疾患　p151
- 「運動器の10年」世界運動　p234
- 運動器不安定症（Musculoskeletal Ambulation Disorder Symptom Complex：MADS：マーズ）　p150

え

- 栄養管理　p230
- 栄養管理士　p231
- 栄養補充療法　p192
- 嚥下性肺炎　p251
- 嚥下造影（video-fluoroscopic examination of swallowing：VF）　p252
- 嚥下内視鏡検査（video-endoscopic examination of swallowing：VE）　p252
- エンドオブライフ・ケア　p319

お

- 欧州のワーキンググループ（European Working Group on Sarcopenia in Older People：EWGSOP）　p189

- 横紋筋融解症　p174
- オピオイド（opioid）　p129
- オメガ3脂肪酸　p174
- オーラルフレイル（口腔ロコモ：歯・口の機能の虚弱）　p249
- オーラルロコモ　p257

か
- 開眼片脚規律時間測定　p152
- 開眼片脚立ち（開眼片脚起立運動）　p215
- 介護医療院（I型、II型）（入所）　p316
- 介護支援専門員（ケアマネジャー）　p306
- 介護保険適用の4施設　p314
- 介護保険で利用できるサービス　p308
- 介護予防ケアマネジメント　p303
- 介護予防小規模多機能型居宅介護　p313
- 介護予防認知症対応型通所介護　p313
- 介護療養型医療施設（介護療養病床）（入院）　p316
- 介護老人福祉施設（特別養護老人ホーム）（特養）　p315
- 介護老人保健施設（老健）（入所）　p315
- 介護ロボット　p99
- 外傷性頚部症候群（頚椎捻挫、むち打ち損傷）　p104
- 外側型狭窄／神経根型　p87
- かかりつけ医　p300
- 隠れ肥満　p175
- 下垂指（drop finger）　p116
- 下垂手（drop hand）　p115
- 家族性高コレステロール血症　p172
- 下腿三頭筋　p217
- 活性型ビタミンD_3誘導体製剤　p50
- 家庭血圧　p168
- カーフレイズ（standing calf raise）　p218
- カルシウム　p239
- カルシウム製剤　p50
- カルシトニン製剤　p48
- カルバマゼピン（商品名：テグレトール®）　p136
- 加齢が原因とされる16種類の病気（介護保険における特定疾病）　p307
- 加齢・老化に伴う身体的・精神的障害　p181
- 簡易栄養状態評価表/MNA®-SF　p231

・間欠性跛行（intermittent claudication）　p123

・看護小規模多機能型居宅介護　p313

・関節鏡視下手術　p73

・関節症　p67

・関節の変形　p67

・関節リウマチ　p77

・関節リウマチの治療　p78

・管理栄養士　p231

・関連痛　p57

・がんロコモ　p290

き

・偽痛風　p82

・脚筋力　p226

・境界域高コレステロール血症　p172

・共助（保険）　p297

・居宅介護支援事業所　p306

・居宅サービス（居宅介護支援）　p309

・居宅サービス事業者　p306

・筋・筋膜性疼痛症候群　p118

く

・口呼吸（鼻づまり）のチェックリスト　p253

・グリコアルブミン（glycated albumin；GA）　p53

け

・頚肩腕症候群　p118

・頚椎カラー　p119

・頚椎偽痛風（Crowned dens 症候群）　p82

・頚椎後方固定術　p118

・頚椎前方固定術　p118

・軽度認知障害（Mild Cognitive Impairment：MCI：エムシーアイ）　p202

・経皮的椎体形成術（バルーンカイフォプラスティ、Balloon Kyphoplasty：BKP）　p61

・経皮的内視鏡下腰椎椎間板摘出術（percutaneous endoscopic lumbar discectomy:PELD）　p85

・頚部の牽引療法　p119

・血圧の高波（血圧サージ）　p168

・血圧脈波検査による動脈硬化の検査　p125

・血管性間欠跛行　p88

・血管性跛行　p124

・血糖値（グルコース）スパイク　p170

・ケモカイン　p178

・健康づくりのための身体活動　p209

・健康づくりのための身体活動基準 2013　p210

・腱鞘炎　p116

こ

・抗 IL-6 受容体抗体　p79

・高位脛骨骨切り術　p73

・高 LDL コレステロール血症　p172

・高血圧症　p166

・膠原病（SLE、リウマチ、結節性多発動脈炎など）　p111

・口腔訓練用具　p254

・口腔ケア　p250

・口腔体操　p252, 258

・口腔リハビリテーション　p258

・公助（行政）　p297

・合成 DMARDs（csDMARDs）　p79

・後頭神経痛　p133

・高トリグリセライド血症　p172

・硬膜外ブロック療法　p90

・高齢者総合的機能評価（Comprehensive Geriatric Assessment：CGA）　p156

・高齢者総合的機能評価簡易版（CGA7）　p161

・高齢者の転倒防止　p263

・高齢者の転倒防止のための筋ト レ　p273

・高齢者の日常生活自立度判定基準　p162

・誤嚥　p257

・互助（近隣）　p297

・骨吸収マーカー　p41

・骨形成マーカー　p41

・骨折連鎖　p42

・骨粗しょう症（osteoporosis）　p37

・骨粗しょう症ドック（骨ドック）　p40

・骨粗しょう症に用いられる薬　p49

・骨粗しょう症の治療　p44

・骨粗しょう症の予防　p43

・骨粗鬆症リエゾンサービス®（Osteoporosis Liaison Service：OLS）　p51

・骨密度（骨量）（BMD：Bone Mineral Density）　p40

・骨密度や骨量も測定する DXA 法（Dual Energy X-Ray Absorptiometry）　p192

・固定術　p92

・コラーゲン繊維　p44

・混合型　p87

・混合性疼痛（mixed pain condition）　p126

さ

- 災害時派遣医療チーム（DMAT：Disaster Medical Assistance Team） p194
- 災害派遣精神医療チーム（DPAT：Disaster Psychiatric Assistance Team） p194
- サイコソーシャルペイン p285
- 在宅医療（訪問診療、訪問看護） p300
- 座位での運動 p227
- サイボーグ型ロボットスーツHAL® p99
- サルコペニア（加齢性筋肉減少症）（Sarcopenia） p188
- サルコペニアの診断基準 p191
- 三叉神経痛（顔面痛） p135

し

- 脂質異常症 p172
- 脂質異常症の診断基準 p172
- 歯周病 p251
- 自助（個人） p297
- 視床出血、視床梗塞 p120
- 視床痛 p120
- 自重負荷トレーニング p229
- 施設サービス p314
- 疾患修飾抗リウマチ薬（DMARDs：Disease Modifying Anti-Rheumatic Drugs） p79
- しびれ（しびれ感）（numbness） p106
- 社会的フレイル p184
- 尺骨神経 p114
- 重症下肢虚血（CLI:critical limb ischemia）（重症虚血肢） p125
- 手根管症候群 p113
- 除圧術 p90
- 障害高齢者の日常生活自立度（寝たきり度）判定基準 p162
- 症候性三叉神経痛 p136
- 上腕骨近位端骨折 p262
- 食生活の合言葉 〜さあにぎやかにいただく〜 p246
- 食生活の新しい目安 p247
- 侵害受容性疼痛（nociceptive pain） p126, 283
- 神経圧迫性の下肢・腰部の末梢神経障害 p119
- 神経圧迫性の上肢の末梢神経障害（絞扼性神経障害） p112
- 神経根ブロック p90
- 神経障害性疼痛（neurogenic pain） p128
- 神経障害性疼痛薬物療法のアルゴリズム p284
- 神経性跛行 p124
- 神経痛（neuralgia） p132

- 神経伝導検査　p121
- 神経ブロック療法　p90
- 人工関節置換術　p73
- 人工股関節置換術　p64
- 人生会議　p319
- 身体活動基準 2013 の基準値　p211
- 身体的フレイル p184
- 心理社会的疼痛（psychogenic pain）　p130
- 心理社会的疼痛に対する心療内科的治療　p285

す
- 髄内腫瘍　p96
- 睡眠負債　p176
- スクワット　p216
- スタチン（HMG-CoA 還元酵素阻害薬）　p174
- スマートフォン・サム〈親指〉　p116
- スロートレーニング（スロトレ）　p222

せ
- 生活習慣病（lifestyle related disease）　p165
- 生活フィットネス　p226
- 生活不活発病（廃用症候群）（Torpidity or Inactivity Syndrome, Disuse Syndrome）　p192
- 生活不活発病進行の悪循環　p193
- 精神・心理的フレイル　p184
- 正中神経　p113
- 生物学的 DMARDs　p79
- 脊髄後根侵入帯破壊術　p288
- 脊髄硬膜外腫瘍　p94
- 脊髄硬膜内髄外腫瘍　p94
- 脊髄刺激療法（SCS：Spinal Cord Stimulation）　p287
- 脊髄腫瘍　p94
- 脊髄症　p83
- 脊髄髄内腫瘍　p96
- 脊髄損傷　p98
- 脊髄損傷の神経修復（Spinal Cord Regeneration）　p98
- 脊髄半側障害型障害　p121
- 脊椎圧迫骨折（脊椎椎体骨折）　p54
- セメント充填療法（経皮的椎体形成術）　p61
- セレコキシブ（商品名：セレコックス）　p61

た
- 体格指数（BMI：Body Mass

Index）（ボディマス指数） p174
・大後頭神経三叉神経症候群（great occipital trigeminal syndrome：GOTS） p133
・体脂肪率 p173
・体性感覚誘発電位検査 p123
・大腿外側皮神経障害 p119
・大腿骨近位部骨折 p62
・大腿骨頚部骨折 p63
・大腿骨転子部骨折 p63
・大腿四頭筋 p217
・大臀筋 p218
・ダイナミックフラミンゴ運動 p215
・大脳運動野刺激療法（EMCS：Electrical Motor Cortex Stimulation） p287
・多価不飽和脂肪酸 p174
・立ち上がりテスト p142
・多発神経障害 p110
・短期間の入所 p311
・単神経障害 p110

ち
・地域完結型医療 p299
・地域包括ケアシステム p294
・地域包括支援センター p302
・地域密着型介護老人福祉施設入所者生活介護 p313
・地域密着型サービス p312
・地域密着型通所介護 p314
・貯筋 p204
・貯筋運動 p224
・貯骨 p204
・中心性狭窄／馬尾型 p87
・中枢神経（脳、脊髄）障害によるしびれ p120
・肘部管症候群 p114
・治療後神経障害 p110

つ
・椎間孔拡大術／マックＦ p102
・椎間板ヘルニア（intervertebral disc hernia） p83
・痛覚過敏 p131
・通所サービス p311
・痛風（高尿酸血症） p82
・２ステップテスト p144

て
・定位放射線治療（ガンマナイフ、サイバーナイフ） p137
・低 HDL コレステロール血症 p172
・低栄養 p230
・定期巡回・随時対応型訪問介護看護 p312

・ティネッティ（Tinetti）のバランス評価　p265

・ティネッティの歩行評価　p265

・ティネル（Tinel）徴候　p113

・転移性脊椎腫瘍　p94

・電気生理学的検査　p121

・転倒　p261

・転倒後症候群　p266

・転倒とビタミン D　p270

・転倒に関与する薬の副作用　p279

・転倒の主な外因性危険因子　p264

・転倒の主な内因性危険因子　p265

・転倒防止　p268

と

・糖化（グリケーション）　p52

・橈骨遠位端骨折（コレス骨折、スミス骨折）　p262

・橈骨神経麻痺　p115

・糖尿病　p168

・糖尿病性末梢神経障害　p110

・（糖尿病の）小血管合併症　p169

・（糖尿病の）大血管合併症　p169

・特定疾病　p308

・ドケルバン病　p116

・ドミノ骨折　p42

・トリガーポイント注射　p90

な

・内科的疾患による末梢神経障害　p109

・内視鏡下低侵襲脊椎固定術（XLIF、MIS-TLIF：エムアイエスティーリフ）　p102

・内臓脂肪型肥満（りんご型肥満）　p175

・ながら運動　p233

に

・二次性サルコペニア　p190

・21 世紀における第二次国民健康づくり運動〔健康日本 21（第 2 次）〕　p209

・二重エネルギー X 線吸収測定法　p192

・日常生活でできるレジスタンストレーニング　p223

・日本サルコペニア・フレイル学会診療ガイドライン（2017）　p189

・ニューロモデュレーション治療　p287

・妊娠糖尿病　p171

・認知行動療法（Cognitive Behavioral Therapy：CBT）

p130
・認知症高齢者の日常生活自立度
　判定基準　p163
・認知症総合戦略（新オレンジプ
　ラン）　p200
・認知症対応型共同生活介護（高
　齢者グループホーム）　p313
・認知症対応型通所介護　p312

の
・脳幹障害　p120
・脳深部刺激療法（DBS:Deep
　Brain Stimulation）　p287
・脳深部刺激療法、大脳運動野刺
　激療法　p288
・望ましい食生活（食生活指針）
　p245
・ノルディックウォーキング
　p277

は
・バクロフェン髄腔内投与（髄注）
　療法（IBT:Intrathecal Baclofen
　Therapy）　p287
・パタカラ　p255
・8020（はちまるにいまる）運動
　p250
・馬尾腫瘍　p94
・ばね指　p116

・バレー（Valleix）の3圧痛点
　p137

ひ
・ヒアルロン酸膝関節内注入　p72
・皮下脂肪型肥満（洋なし型肥満）
　p175
・非 感 染 性 疾 患（NCD:Non-
　Communicable Disease）　p165
・腓骨神経障害　p119
・膝のスポーツ障害　p68
・微小血管減圧術（microvascular
　decompression:MVD）　p136
・非ステロイド性抗炎症薬（エ
　ヌ セ イ ズ ／ NSAIDs：Non-
　Steroidal Anti-Inflammatory
　Drugs）　p79
・ビスホスホネート系製剤　p48
・ビタミンB_6　p240
・ビタミンB_{12}　p240
・ビタミンD　p239
・ビタミンK　p239
・ヒッププロテクター　p266
・ヒ ト 型 抗 RANKL（Receptor
　Activator of NF-. kB Ligand）モ
　ノクローナル抗体製剤　p48
・ヒト人工多能性幹細胞（iPS細
　胞）由来神経幹細胞の脊髄損傷
　部移植　p99

・肥満外科手術　p176
・肥満・肥満症　p174
・貧困　p185
・貧乏ゆすり（ジグリング）　p76

ふ
・ファーレン（Phalen）徴候
　p113
・+10（プラス・テン）から始め
　よう！　p232
・フリック（Flick）徴候　p113
・フリードのフレイル基準5項目
　p186
・フレイル（Frailty）　p183
・フレイル総合対策　p200
・フレイルの悪循環（負のスパイ
　ラル）　p187
・プレガバリン（商品名：リリカ）
　p61
・プレシジョン・メディシン
　（precision medicine：精密医療）
　p99
・フロントランジ（front lunge）
　p218
・分子標的合成 DMARDs
　（tsDMARDs）　p79

へ
・閉塞性血栓性血管炎（TAO：

Thromboangiitis Obliterans）
p124
・閉塞性睡眠時無呼吸症候群・肥
　満低換気症候群　p178
・閉 塞 性 動 脈 硬 化 症（ASO：
　Arteriosclerosis Obliterans）
　p124
・ペインクリニック　p285
・ペコぱんだ®　p255
・ヘ モ グ ロ ビ ン エ ー ワ ン シ ー
　（HbA1c）　p53
・変形性頚椎症、頚椎椎間板ヘル
　ニアによる神経根圧迫　p116
・変形性股関節症　p75
・変形性脊椎症：spondylosis
　deformans　p86
・変形性膝関節症　p67
・変形性腰椎症　p86
・ペントシジン（pentosidine）
　p53

ほ
・膀胱直腸障害　p124
・訪問型ロコトレ　p212
・訪問サービス　p310
・歩行支援ロボット Free Walk®
　p99
・ボツリヌス療法　p288

ま

・マグネシウム　p240
・末梢神経障害（ニューロパチー）によるしびれ　p108
・末梢動脈疾患（PAD：Peripheral Arterial Disease）p88
・慢性腎臓病（CKD）　p165
・慢性疼痛（chronic pain）　p126
・慢性閉塞性肺疾患（COPD）p165

む

・無酸素運動　p275

め

・メタボ（メタボリックシンドローム　Metabolic Syndrome：Mets）（代謝症候群）　p177
・メタボリックドミノ　p178
・メトトレキサート（MTX）　p79
・免疫再構築症候群（Immune Reconstitution Inflammatory Syndrome：IRIS）　p81

も

・モノクローナル抗体製剤　p48

や

・夜間対応型訪問介護　p312
・ヤヌスキナーゼ（JAK）阻害薬　p79

ゆ

・有酸素運動　p275
・誘発点（トリガーポイント　trigger point）　p135

よ

・葉酸　p240
・腰椎コルセット　p120
・腰椎変形による神経根圧迫　p119
・腰部脊柱管狭窄症　p86
・腰部脊柱管狭窄症の治療法　p88
・腰椎椎間板ヘルニア　p84

ら

・ラクツカテーテル法（硬膜外神経癒着剥離術）　p286
・ラセーグ徴候（Lasegue sign）　p85
・ランニング障害　p221

り

・立位での運動　p228

- リハビリテーション栄養（リハ栄養）　p200, 230

れ
- レーザー照射、近赤外線照射療法　p286
- レジスタンス運動　p192
- レジスタンストレーニング　p212
- レスパイト（respite）　p318
- レスパイトケア　p318

ろ
- 老化症候群（Aging syndrome）　p182
- 老年症候群（加齢症候群）（Geriatric Syndrome）　p182
- ロコチェック（ロコモの簡便自己チェック法）　p152
- ロコトレプラス　p218
- ロコモ（ロコモティブシンドロームの略称、和名：運動器症候群）　p26
- ロコモコール　p31
- ロコモーショントレーニング（ロコトレ）　p212
- ロコモスキャン　p150
- ロコモと関連する病態　p179
- ロコモと認知症の関係　p202
- ロコモ度テスト（ロコモの判定法）　p140
- ロコモチャレンジ　p31
- ロコモ 25　p146
- ロコモによる慢性疼痛（慢性痛）　p282
- ロコモ・認知症・メタボは厄介者トリオ　p203
- ロコモの痛み　p281
- ロコモの介護体制　p293
- ロコモの原因　p35
- ロコモの神経症状　p105
- ロコモの頻度　p34
- ロコモの予防と対策　p208
- ロコモを来す主な疾患　p101
- 肋間神経痛　p133

わ
- ワシ手　p114

A

・AGEs（糖化最終産物） p52
・Asian Working Group for Sarcopenia:AWGS p190

B

・BCAA（分岐鎖アミノ酸） p214
・BIA 法（Bioelectrical Impedance Analysis：生体電気インピーダンス法） p192
・BMD：（Bone Mineral Density） p40

C

・CHS（Compression Hip Screw）法 p64
・Cortical bone trajectory（CBT；皮質骨軌道） p102

D

・dependent（ディペンダント：要介護） p186
・DHA（ドコサヘキサエン酸） p174
・DXA 法（Dual-energy X-ray Absorptiometry） p40

E

・EPA（エイコサペンタエン酸） p174

G

・G-CSF（顆粒球コロニー刺激因子） p99
・GLFS-25 p148

H

・HbA1c（NGSP）値 p169
・HGF（肝細胞増殖因子） p99

I

・IL-6 = Interleukin-6 ／インターロイキン p80

J

・JAK 阻害薬 p79

L

・Love 法 p85
・lower back pain（腰痛） p43

M

・MD 法 p40
・METs p211

N
・NGSP = National Glycohemoglobin Standardization Program ／国際標準値 p169

O
・Osteoporosis Liaison Service（OLS）（骨粗鬆症リエゾンサービス） p51

P
・PCSK9 阻害薬 p174
・prefrail（プレフレイル：前虚弱） p185

R
・robust（ロウバスト：健常） p185

S
・Saturday night pulsy（土曜の夜の麻痺） p115
・SERM：Selective Estrogen Receptor Modulator p48

T
・T スコア p40
・T2T（treat to target の略） p78

・3m Timed Up and Go test p152
・TNF（Tumor Necrosis Factor／腫瘍壊死因子） p80
・TNF α 阻害薬（抗 TNF α 抗体） p79
・25-question geriatric locomotive function scale（GLFS-25） p148

Z
・Z スコア p40

本文デザイン　落合雅之
編　集　協　力　青　龍　堂

●著者略歴

梶川 博（かじかわ ひろし）

　広島県江田島市・広島市出身　　1957年修道高等学校卒業、1963年京都大学医学部卒業。1964年聖路加国際病院でインターン修了。1964年アメリカ合衆国臨床医学留学のためのECFMG試験合格。1968年京都大学大学院修了（脳神経外科学）。1970年広島大学第二外科・脳神経外科（助手）、1975年大阪医科大学第一外科・脳神経外科（講師、助教授）。1976年ニューヨーク　モンテフィオーレ病院神経病理学部門（平野朝雄教授）留学。1980年梶川脳神経外科病院（現医療法人翠清会・翠清会梶川病院、介護老人保健施設、地域包括支援センター）開設、現在会長。医学博士。1985年槙殿賞（広島医学会会頭表彰）、1996年日本医師会最高優功賞。2016年修道医会社会功労賞。日本脳神経外科学会認定専門医、日本脳卒中学会認定専門医。日本脳神経外科救急学会・日本神経学会・日本認知症学会会員。広島県「認知症サポート医」、広島市難病指定医、日本医師会＆広島県医師会＆広島市医師会会員。著書多数。

森 惟明（もりこれあき）

　大阪府立北野高校を経て、1961年京都大学医学部卒業。大阪北野病院でインターン修了。1961年アメリカ合衆国臨床医学留学のためのECFMG試験合格。1967年京都大学大学院修了（脳神経外科学）医学博士。1968年日本脳神経外科学会認定専門医。1969年京都大学脳神経外科助手。1971年シカゴノースウエスタン大学脳神経外科レジデント。1975年京都大学脳神経外科講師。1979年京都大学脳神経外科助教授。1981年高知医科大学（現・高知大学医学部）脳神経外科初代教授。1992〜1999年厚生省特定疾患難治性水頭症調査研究班班長。1992年第2回高知出版学術賞受賞。1996〜2000年高知県医師会理事。1999〜2001年国際小児神経外科学会倫理委員会委員長。2000〜2001国際小児神経外科機関誌「Child's Nervous System」編集委員。2000年高知医科大学（現・高知大学）名誉教授。著書多数。

かいていばん
改訂版
ロコモに負けないために
知っておきたい、予防と治療法

2019年10月1日　第1刷発行

著　者　梶川 博／森 惟明
発行人　久保田貴幸

発行元　株式会社 幻冬舎メディアコンサルティング
　　　　〒151-0051　東京都渋谷区千駄ヶ谷4-9-7
　　　　電話　03-5411-6440（編集）

発売元　株式会社 幻冬舎
　　　　〒151-0051　東京都渋谷区千駄ヶ谷4-9-7
　　　　電話　03-5411-6222（営業）

印刷・製本　シナジーコミュニケーションズ株式会社
装　丁　江草英貴